HÉROS

VIVRE
AVEC
L'INSUFFISANCE
RÉNALE :
100
TÉMOIGNAGES

1re impression, 1998
2e impression, 2000

Données de catalogage avant publication (Canada)

Vedette principale au titre :
Héros : Vivre avec l'insuffisance rénale : 100 témoignages

Traduction de : Heroes: 100 Stories of Living with Kidney Failure
ISBN 1-895-995-19-1

Publié par :
        Éditions Grosvenor inc.

1456, rue Sherbrooke Ouest   King West Centre
3e étage   2 Pardee, Suite 203
Montréal (Québec)   Toronto, Ontario
H3G 1K4   M6K 3H5

Éditions Grosvenor inc.

AU POUVOIR GUÉRISSEUR DES TÉMOIGNAGES

Afin de faire paraître *Héros : Vivre avec l'insuffisance rénale : 100 témoignages,* l'équipe responsable du projet a recueilli des fonds auprès du personnel de l'hôpital, de personnes ou d'organisations impliquées dans le domaine des maladies rénales et du milieu des affaires. Sans le soutien obtenu, ce projet n'aurait pas été possible.

B.G.L. Brokerage Ltd.
Le groupe pharmaceutique
    Bristol Myers Squibb
Nellie Cecilia Brayne
Fresenius Medical Care
Fujisawa Canada Inc.
Les Éditions Grosvenor inc.
Hoffman–LaRoche Inc.
Hospal–Gambro
À la douce mémoire de Eddie Hymovitch
Janssen-Ortho Inc.
La Fondation du rein, Hôpital Royal Victoria
La Fondation canadienne du rein,
    succursale du Québec
Merck Frosst Canada Inc.
Novartis Pharmaceuticals Canada Inc.
Pegasus Healthcare International
Hyman Rabinovitch
Hôpital Royal Victoria :
    Service de l'audiovisuel
    Comité des patients
    Comité d'information aux patients
Somiper
The Kendall Company, fabricant et
    distributeur des cathéters pour la dialyse
    de marque Quinton® et Accurate
Trenmore Printing

Merci!

Avant-propos (seconde impression)

Depuis le lancement du livre « Héros » à Montréal en juin 1998, nous avons distribué à travers le Canada, approximativement 19 000 exemplaires gratuits, en français et en anglais, à des personnes souffrant d'insuffisance rénale. Nous nous sommes efforcés de remettre une copie gratuite du livre à toutes les Canadiennes et à tous les Canadiens qui, au moment de sa publication, étaient en dialyse ou avaient subi une greffe du rein. Nous sommes reconnaissants à toutes celles et tous ceux qui ont rendu possible cette distribution, notamment nos commanditaires mentionnés plus haut, et plus particulièrement la société Kendall (The Kendall Company), laquelle a mis son personnel des ventes à notre disposition pour le transport et la distribution des ouvrages. Nous remercions également toutes les personnes qui nous ont fait part de leurs opinions, dont la plupart étaient extrêmement favorables. Quelques omissions ont été corrigées. Les récits n° 25, 30, 52, 54, 55, 60, 62, 67, 69, 72 et 73 étaient à l'origine rédigés en français. Les autres récits étaient à l'origine rédigés en anglais.

Nous avons aussi distribué le livre à d'autres personnes à qui il pourrait être utile : les néphrologues et nutritionnistes en néphrologie partout au Canada, la clinique pré-dialyse de l'Hôpital Royal Victoria, le personnel infirmier de dialyse et des greffes, ainsi que les étudiants en médecine.

Cette seconde impression est rendue possible grâce à la générosité d'un unique commanditaire, Janssen-Ortho Inc., qui a payé les frais d'impression et de distribution d'exemplaires additionnels à l'intention des personnes qui entreprendront un traitement pour l'insuffisance rénale chronique au Canada au cours des trois prochaines années.

Nous sommes reconnaissants du soutien et de l'encouragement formidables que nous avons reçus et nous espérons que ce même «esprit» sera communiqué aux personnes atteintes d'insuffisance rénale qui recevront un exemplaire de « Héros ».

Tom Hutchinson
Sandra McCallum
Helen Bocti

Montréal
le 10 décembre 1999

Avant-propos (première impression)

L e présent ouvrage comprend 100 témoignages relatés par des personnes souffrant d'insuffisance rénale chronique (et parfois par des membres de leur famille). Bien que ces témoignages aient été recueillis auprès d'une unité de dialyse en particulier, ils représentent un échantillon des expériences dont pourraient faire part des personnes traitées dans des unités de dialyse de partout au Canada ou d'ailleurs dans le monde. Certaines personnes ont choisi d'écrire elles-mêmes leur histoire, d'autres ont préféré être interviewées et faire par la suite les révisions nécessaires au texte de l'enregistrement. Toutes ont partagé ouvertement leurs luttes, leur douleur, leur joies, et les stratégies mises au point pour composer avec la situation, afin que d'autres puissent en tirer profit. Bien qu'une révision des textes ait été effectuée, on a mis le plus grand des soins à demeurer fidèle au compte rendu de première main fourni par chacun des auteurs.

Ce projet, nous l'espérons, pourrait entraîner des répercussions positives de toutes sortes. En premier lieu, on y rend hommage aux personnes qui y témoignent de leur expérience. Les personnes qui souffrent d'insuffisance rénale en phase terminale font face à des difficultés et à des risques aussi accablants que ceux auxquels sont confrontés les soldats sur le champ de bataille, les explorateurs dans l'Arctique ou les cosmonautes dans l'espace. La reconnaissance de cette forme d'héroïsme donne à leur combat une signification qui autrement pourrait passer inaperçue. En second lieu, les lecteurs peuvent tirer profit de la lecture de l'ouvrage. Nous sommes convaincus que certains, plus particulièrement d'autres patients, trouveront soutien et inspiration en prenant connaissance des expériences de personnes placées dans une situation similaire et en apprendront sur des aspects de la question souvent laissés de côté dans les descriptions «d'experts» (telles que celles que l'on trouve dans les ouvrages médicaux ou que peuvent faire les spécialistes des maladies rénales). Le projet comporte enfin une troisième dimension — c'est surtout par la possibilité de raconter leur expérience que les personnes peuvent commencer à se construire une culture commune et à partager un sentiment d'appartenance à une communauté. Le présent livre pourrait contribuer à améliorer la qualité de vie des personnes souffrant de maladies chroniques en ouvrant la voie à un soutien mutuel plus fort, en constituant un plaidoyer en faveur de traitements plus efficaces, et en servant à faire reconnaître publiquement les besoins des patients.

Certains des témoignages sont joyeux, d'autres sont empreints de tristesse, la plupart d'entre eux font état de défis et de difficultés. Ils se caractérisent tous par l'héroïsme, l'espoir et le courage. Voyez-y une offrande des Héros et de l'équipe du projet Héros.

1

Brian E. Ditty, un homme âgé de 34 ans, entreprit il y a 15 ans un traitement dont les modalités ont été l'hémodialyse et deux greffes du rein.

J'avais 15 ans lorsque l'on m'informa que mes reins s'atrophiaient et j'ignorais bien sûr ce qu'était la dialyse, si bien que l'on me suggéra d'aller visiter une unité de dialyse. À l'âge de 16 ans, on créa une fistule dans mon bras gauche à l'Hôpital de Montréal pour enfants. Ces fistules sont créées sous anesthésie locale et servent de voie de communication avec l'appareil de dialyse. Je les trouvais pas mal amusantes à cause du bourdonnement qu'elles émettaient et parce que je pouvais faire des blagues à mes amis. Je leur racontais qu'il s'agissait d'un moteur permettant à mon sang de continuer à circuler, et que cela me rendait plus fort et plus rapide. Ça m'amusait beaucoup.

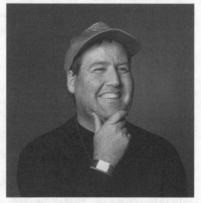

Lorsque j'étais en 11ᵉ année on me recommanda de me rendre sans plus tarder dans une unité de dialyse car mon taux de créatinine était trop élevé. Ma mère se chargea de prendre rendez-vous pour que je puisse visiter une unité de dialyse. Elle m'emmena manger une pizza dans le coin, et puis on alla visiter l'unité. On se présenta à l'unité, et tout ce que je vis c'étaient des personnes âgées, et qui étaient dans une forme épouvantable. Je me dis en moi-même : «Est-ce cela qui m'attend?» Je quittai rapidement les lieux et, aussitôt à l'extérieur, je vomis sur le trottoir. Je suppose que j'étais pas mal plus bouleversé que je ne le croyais. Je cessai donc complètement d'y penser, terminai mes études secondaires et entrepris mes études collégiales. À 18 ans, on m'envoya dans un hôpital où je

continuai à me rendre pour des analyses sanguines une fois par semaine;
on me surveillait très étroitement maintenant. J'avais 19 ans lorsque mon
médecin m'appela pour m'informer qu'il était temps que je commence la
dialyse. Je lui répondis : «Non, je ne crois pas, ce n'est pas pour moi.»

Ce à quoi il répliqua : «Qu'est-ce que tu racontes, de quoi tu parles?»
Je lui répétai : «Ce n'est pas pour moi, ça ne va pas avec mon mode de
vie.» Il me dit alors que si je ne commençais pas la dialyse je mourrais
en quelques semaines. Je lui répondis que c'était parfait, que j'avais eu
une vie bien remplie.

Lorsque je raccrochai ma mère me demanda qui c'était. Je lui
répondis que c'était le médecin et qu'il voulait que je commence la dialyse et qu'il n'en était pas question. Mes parents conjuguèrent alors leurs
efforts et exercèrent sur moi des pressions. Je me rendis compte qu'ils
étaient très perturbés, et décidai donc de commencer les traitements, et
rappelai le médecin pour lui annoncer ma décision. Il fut très soulagé.

Je pris rendez-vous pour un premier traitement à l'unité de dialyse.
Ma mère et moi sommes arrivés sur les lieux et nous avons jeté un coup
d'œil. Les personnes qui se trouvaient là étaient d'âge moyen mais à mes
yeux c'étaient des personnes âgées. On me trouva un fauteuil inclinable
et on m'installa entre deux des patients les plus sympathiques, Ray et
Armando. Ces deux gars m'aidèrent à me familiariser avec ce qui
m'attendait en dialyse et tout ce que cela implique. Ils eurent recours
d'emblée à l'humour. Ils me dirent que je pourrais maintenant boire autant
de bière que je le voudrais.

Je m'assis et on me brancha au dialyseur. Ils utilisaient tout le temps
des aiguilles gigantesques — elles étaient comme des clous. C'est la raison
pour laquelle on crée une fistule, pour élargir les veines afin qu'on puisse
y placer les aiguilles. L'une des aiguilles sert à prendre le sang, et l'autre
à le réintroduire. Une minute après la mise en marche de l'appareil, je
m'évanouis et, lorsque je repris connaissance, je me demandai : «Est-ce
cela qui m'attends?» Ray et Armando tournèrent le tout en une plaisan-
terie, et je pensai : «Bien, ce n'est pas si mal après tout, ces gars-là sont
pas mal pour des vieux.»

J'étais en dialyse depuis plus de deux ans lorsque je subis ma
première greffe. Pendant cette période on m'enleva mes deux reins car
on croyait qu'ils pourraient causer une infection. Rétrospectivement, il

me semble que cette intervention est la plus douloureuse et celle dont il est le plus difficile de se relever, même comparativement aux deux greffes et à tous les tests et interventions que j'ai subis. Je n'y ai pas pensé à ce moment-là mais à l'heure actuelle je souhaiterais les avoir conservés, au cas où des développements de la médecine moderne permettraient en quelque sorte de les faire «revivre». En outre, durant cette période mes parents et mon frère aîné subirent des tests à titre d'éventuels donneurs. Mon plus jeune frère voulait aussi le faire mais il était trop jeune.

Personne ne se révéla être un donneur approprié, pour des raisons qu'il n'importe pas de mentionner ici. Ce que j'appris de plus important à mon sujet pendant cette période, ce fut que je ne devais pas compter sur des donneurs vivants. À partir de ce moment, je décidai que je ne pourrais accepter que les organes de patients décédés. C'est une question sur laquelle on devrait prendre position tôt. Pour ma part, je crois qu'il s'agit d'une responsabilité et d'une dette émotionnelle énormes qu'il serait impossible de rembourser.

J'ai toujours été en hémodialyse. L'idée de la DPCA ne me plaisait pas. Je ne voulais pas que ma maladie me suive 24 heures par jour. La DPCA doit être pratiquée quatre fois par jour et les fournitures nécessaires doivent être entreposées à la maison. Il faut aussi s'assurer de créer un environnement stérile pour chaque traitement. Ce n'était pas pour moi. J'apprécie la liberté que me procure le fait de pouvoir me rendre à l'hôpital à tous les deux jours, de subir mon traitement puis de ne plus y penser jusqu'à la prochaine séance. De cette manière je peux continuer de voir à mes affaires. Cependant il faut tenir compte du fait que chaque traitement était alors pour moi d'une durée de six heures.

Je tentais de poursuivre mes études collégiales mais cela s'avérait très difficile. La dialyse me demandait beaucoup. Je me souviens d'un jour d'hiver au cours duquel je rentrais à la maison par autobus après un traitement, alors que je me sentais pas mal lessivé. Je me tenais debout dans l'allée centrale, aggripé à la rampe. Je m'évanouis et, alors que je revenais à moi, j'entendis des personnes âgées qui se chuchotaient l'une à l'autre : «Regardez-moi ce jeune en état d'ébriété, n'est-ce pas dégoûtant? Voyez ce qui arrive à ces jeunes dont les parents ne s'occupent pas et qui n'ont aucun avenir.» J'aurais voulu dire quelque chose mais on m'a appris à toujours respecter mes aînés. Je m'étonnai cependant en moi-même que les gens soient enclins à porter aussi rapidement des jugements sur des situations au sujet desquelles ils ne connaissent rien.

Pendant ma première expérience de dialyse, je fis la connaissance d'une femme. Je commençai à sortir avec elle et elle fut à mes côtés pendant toute la durée de ma dialyse et de ma première greffe, que j'ai subie à l'âge de 21 ans. Lors de la transplantation, le stress que cela provoqua chez mes parents fut considérable, et j'en vins à penser qu'ils ne pourraient pas en supporter davantage, si bien que cette femme que j'avais rencontrée (mon amie à présent) me demanda de cohabiter avec elle. Elle fit tout pour moi et plus encore. Étant donné qu'elle travaillait à l'hôpital elle pouvait m'en dire plus long sur mon état, me prévenir du moment où l'on m'appellerait, et me rappelait de ne pas m'en faire pour ceci et pour cela. Elle prenait soin de moi lorsque je me sentais mal et m'expliquait tout ce qui allait m'arriver. Je suis quelqu'un qui a besoin de connaître les raisons pour lesquelles les choses arrivent, sinon je me sens mal à l'aise. Éventuellement, on en vint à rompre car je sentais que j'avais une dette énorme envers elle et que je ne pourrais jamais, de toute ma vie, rembourser cette dette.

Après la greffe, je terminai mes études secondaires et entrai à l'université. Puis je commençai à travailler dans l'entreprise de mon père, jusqu'à ce que je décide de fonder ma propre entreprise de design et de construction.

Environ 10 ans après la greffe, une hypertension artérielle se développa et je commençai à prendre des médicaments. Cela se produit souvent chez les patients ayant subi une greffe. Mais ma tension artérielle continuait à augmenter. Pendant cette période je fis une chute à travers un toit, ce qui endommagea ma fistule de manière irréparable. Trois semaines plus tard, mon médecin m'apprit que des interventions invasives s'avéraient nécessaires pour réduire ma tension artérielle. Le médecin me donna trois choix. L'un d'eux consistait à ne rien faire, l'hypertension artérielle en viendrait alors à compromettre définitivement le rein. Le deuxième choix consistait en une angioplastie qui présentait quelques risques, et le dernier choix, en un pontage. Je rentrai à la maison et discutai de la question avec mes parents. Ces derniers se contentèrent de m'écouter car ils savaient que la décision me reviendrait et que j'aurais à vivre avec les conséquences de celle-ci. J'optai pour l'angioplastie; cela semblait une solution efficace, simple et rapide.

Allongé sur la table d'opération, j'eus un pressentiment malheureux. L'intervention dura en tout à peu près une heure, puis on me remonta à ma chambre, où l'artère dilatée se rompit et tout le côté gauche de mon corps commença à enfler à cause de l'hémorragie. On fit donc appel à un chirurgien vasculaire, son équipe me descendit en chirurgie pour «réparer» l'artère, puis on me ramena à ma chambre où l'artère éclata de nouveau. On me redescendit en chirurgie, on m'anesthésia une fois de plus, on fit quelques réfections et on me retourna à nouveau à ma chambre. Étant donné le traumatisme causé à mon appareil vasculaire, il fut décidé qu'un pontage s'imposait sans tarder pour éviter que je perde mon rein.

Je fus donc anesthésié pour la troisième fois ce jour-là. À ce moment-là, ma signature sur le formulaire de consentement était devenue en quelque sorte comme un idiome ancien. Je perdis mon rein pendant l'opération parce que l'apport sanguin au rein fut interrompu pendant une trop longue période. La décision de pratiquer une angioplastie avait été un risque calculé. Voilà pourquoi il faut prendre ses propres décisions, car on est seul à devoir vivre avec leurs conséquences par la suite.

Je demeurai à l'unité des soins intensifs, inconscient et en dialyse, pendant environ deux semaines. Ma famille crut vraiment que je ne m'en sortirais pas, une impression dont mon père fit part à certaines de mes ex-petites amies. Quelques-unes d'entre elles, dont certaines que je n'avais pas revues depuis cinq ou six ans, vinrent donc me rendre visite. Je ne savais même pas pourquoi elles se trouvaient là. Tout cela me semblait plutôt drôle.

La perte de mon rein et mon retour en dialyse fut le plus difficile moment de ma vie, mais je dus y faire face. Lorsque j'ai commencé le traitement, j'étais juste un adolescent et je n'en savais pas très long. Mais cette fois c'était différent. Lorsque je me rendis à l'unité de soins intensifs et que l'on m'apprit que je devais retourner en dialyse, j'ai pleuré pendant une demi-journée. J'appelai à la maison, parlai à mon frère aîné qui me calma un peu et m'assura que les choses iraient pour le mieux. Je savais en mon for intérieur qu'une greffe, ce n'est pas «pour toujours», bien que les médecins aimeraient bien qu'il en soit ainsi lorsqu'on la subit.

La dialyse devait avoir lieu, mais puisque j'avais perdu ma fistule on dut me dialyser par une artère du cou au moyen d'un cathéter appelé «Sorensen». On tenta de créer une autre fistule dans mon bras droit mais sans succès. Puis on m'apprit que la dialyse devrait se pratiquer au moyen d'un cathéter permanent, en fait un Sorensen dont les tubes qui sortent de la poitrine sont permanents et moins apparents. Une fois la dialyse ainsi pratiquée, je compris que je n'aurais sans doute pas supporté de revenir à l'emploi d'aiguilles. Ce n'était finalement pas si mal. Je me rendais en dialyse à tous les deux jours pendant quatre heures consécutives, et on n'avait qu'à dévisser les bouchons à l'extrémité des tubes pour ensuite me brancher à l'appareil.

Tout se passa bien jusqu'à ce que je contracte une première infection contre laquelle je pris des antibiotiques, puis une seconde infection, et une troisième. En bref, je me trouvai finalement avec cinq cathéters permanents et mon organisme devint résistant à presque tous les antibiotiques. On retirait simplement le «vieux» cathéter pour en introduire un nouveau. Voyez-vous, c'est comme un cercle vicieux; si une infection affecte votre système, elle se propage aussi au nouveau cathéter, mais vous ne pouvez enlever celui-ci car il vous faut un emplacement permanent à partir duquel pratiquer la dialyse.

L'une des réactions à l'infection survint immédiatement après que l'on me brancha à l'appareil; l'infirmière se trouvait encore à proximité de l'appareil, effectuant quelques derniers ajustements, lorsque je commençai à me sentir vraiment mal. Je commençai à vomir et à respirer avec difficulté. Peu de temps après, je cessai de respirer et une urgence cardiaque fut lancée. J'appris par la suite que j'avais cessé de respirer pendant un peu plus d'une minute et que tous les préposés dans l'unité se précipitaient dans tous les sens pour tenter d'empêcher les autres patients de perdre connaissance à cause de l'agitation ambiante. Je suppose que j'ai lancé une mode. Tout ce dont je me souviens, c'est de la voix de mon médecin me chuchotant à l'oreille de revenir à moi, qu'elle refusait de perdre un patient.

Je me retrouvai finalement à l'unité des soins intensifs et revins le lendemain à l'unité de dialyse pour rassurer tout le monde quant à mon état. On me dit : «Qu'est-ce que tu fais ici, tu devrais être aux soins intensifs. Hier, tu étais mort.»

On me donna mon congé peu de temps après mais je contractai à nouveau une infection. On m'administrait un traitement mais mon organisme avait à ce moment-là développé une immunité aux antibiotiques. Je me trouvais à la maison lorsque je commençai à nouveau une réaction à une autre infection. C'était le jour du vote pour le référendum sur la séparation du Québec. J'étais à la maison lorsque je commençai à faire de la fièvre. Celle-ci atteint 42 °C et j'étais agité de tremblements, transpirant abondamment et vomissant. Mon frère et ma mère me dirent de me rendre à l'hôpital. Je leur répondis : «Non, non, pas avant d'avoir voté». En fin de compte, j'allai voter et me rendis directement à l'hôpital.

Je me rendis à l'unité de dialyse parce que c'était plus rapide que l'urgence. Je me souviens que l'infirmière préparait pour moi la salle d'examen lorsque je perdis connaissance juste devant elle, assis dans ma chaise roulante. Je revins à moi rapidement et pus monter sur la civière, où je commençai à cesser de respirer par intermittence, agité de tremblements et transpirant abondamment dans les moments où je respirais. Le médecin décida alors de faire appel à l'équipe de réanimation car il était trop dangereux de me transporter à l'unité de soins intensifs en l'absence de l'équipe de réanimation et des appareils dont elle dispose, ce qui se révéla être une décision judicieuse, car je cessai à nouveau de respirer lorsque l'on tenta plus tard de m'y transporter. On m'injecta un médicament directement dans le cœur, une intervention si douloureuse que l'on ne pouvait faire autrement que respirer.

J'avais l'impression que les médecins n'arrivaient pas à déterminer la raison pour laquelle je cessais de respirer, mais ils en «créèrent» une selon laquelle les agents infectieux à proximité de mon cathéter étaient en quelque sorte «libérés» lorsque l'on me branchait à l'appareil de dialyse, et s'en prenaient alors à mon système respiratoire. À ce moment-là, ils avaient décidé de retirer complètement mon cathéter permanent pendant quelques semaines jusqu'à ce que tous les signes d'infection aient disparu. Pendant cette période, la dialyse s'effectuait par l'aine. Un cathéter était introduit pour chaque traitement et retiré une fois le traitement terminé. On procéda de cette manière à tous les deux jours pendant une semaine et demie.

Il était alors question de DPCA. Je refusai, et ils furent d'accord pour introduire un autre cathéter. En salle d'opération, le chirurgien m'apprit que je sortirais de là muni, soit d'un cathéter pour l'hémodialyse, soit d'un cathéter pour la DPCA. C'étaient à ce moment-là deux «peut-être». Le cathéter pour la DPCA est introduit par l'estomac et on ne pouvait probablement atteindre le péritoine en raison du tissu cicatriciel présent.

Je déclarai alors qu'il ne vaudrait pas la peine de me réveiller si l'on ne réussissait pas à introduire le cathéter pour l'hémodialyse. On me répondit qu'on ne pouvait pas faire cela et je répliquai : «Alors je laisserai tout simplement tomber la dialyse.» Deux de mes médecins furent appelés à mon chevet et ils me parlèrent, et je décidai de les laisser faire ce qu'ils pouvaient. La première chose que je fis lorsque je me retrouvai dans la salle de réveil fut de tâtonner autour de moi pour déterminer d'où sortaient les cathéters. Je sentis le cathéter permanent pour l'hémodialyse et en fus très heureux.

À ce moment-là mes médecins étaient en communication avec la Société québécoise pour les greffes et tentaient de me faire inscrire sur la liste pour les greffes d'urgence étant donné que tous mes sites de ponction vasculaires étaient inutilisables, que je souffrais d'infections récurrentes et que je manifestais une immunité à tous les antibiotiques. Je n'avais plus d'autre choix.

Mes médecins m'informèrent que l'on m'avait accepté sur la liste et je reçus trois mois plus tard un appel concernant mon rein. Cela mit fin à une période d'attente de plus de deux ans et demi. On ne peut savoir à quel moment on disposera d'un rein et cela peut aussi bien ne jamais se produire, ce qui fait qu'il vaut mieux accepter l'idée de la dialyse, que l'on ait ou non subi une greffe. On ne peut se permettre de mettre sa propre vie «en attente», bien que l'on puisse aisément être tenté de le faire, comme ce fut mon cas durant ma seconde expérience en dialyse, jusqu'à ce qu'une «collègue» me fasse part de tout ce qu'elle faisait de sa vie. Ce fut là le catalyseur qui m'incita à retourner aux études en informatique.

Huit heures après la greffe, je me levai. Je voulais faire avancer les choses. J'étais fier d'être déjà «sur mes deux pieds». J'avais des gens à voir et des trucs à faire et, de plus, je voulais être hors du lit avant que les infirmières ne me le demandent. Le rein ne commença pas à fonctionner immédiatement, c'était ce que l'on appelait «un rein paresseux». Ce terme est utilisé par les médecins parce qu'en fait ils ignorent pourquoi certains reins greffés fonctionnent immédiatement alors que d'autres mettent des jours, parfois même des semaines, à le faire.

En ce qui me concerne, le rein greffé commença à fonctionner quelques deux jours plus tard et je reçus mon congé de l'hôpital six jours après. J'aurais voulu battre le record du séjour le plus bref mais finalement j'«arrivai ex-æquo». À partir de ce moment-là, tout se passa bien. Il suffit de prendre soin de soi et de prendre ses médicaments. Je ferais preuve de négligence si je ne mentionnais pas les changements dans l'apparence physique qu'entraînent les effets secondaires des médicaments que je dois prendre pour garder mon rein vivant. Cela peut sembler peu important comparativement au cadeau de vie obtenu, mais c'est un facteur avec lequel je dois composer.

J'en suis arrivé à penser que l'on fait ce que l'on doit faire pour rester en vie. On me demandait récemment pourquoi les petits inconvénients de la vie ne me dérangeaient plus désormais. J'ai répondu à la personne qui me posait cette question de se faire greffer un rein.

Je considère toujours le côté positif des choses à présent car, si la dialyse n'avait pas été inventée et les greffes n'avaient pas été possibles, je serais mort à 19 ans; alors, tout le reste, c'est pour moi comme un gros bonus.

2

Sabrina Kriegs, une femme âgée de 39 ans, a entrepris il y a un an et demi un traitement dont les modalités ont été la dialyse péritonéale, l'hémodialyse et une greffe rénale.

J'ai récemment subi une greffe rénale après 16 mois de dialyse péritonéale et huit semaines d'hémodialyse. Dans la perspective de ma situation actuelle, je suis quelqu'un de très chanceux. Je parlais il n'y a pas si longtemps à un homme en hémo, un patient qui comme moi souffre depuis longtemps de diabète. Sa vision est très faible, il ne peut voir que des formes, sans aucun détail, il se sert d'une canne pour s'aider à marcher. On lui avait dit qu'il n'était pas en mesure de recevoir une greffe du rein et qu'il serait en hémodialyse pour le reste de ses jours. Alors que je l'écoutais me raconter son histoire, je ne pouvais m'empêcher de compatir. Son histoire, à l'exception de la séquence des événements, aurait pu être la mienne, ou l'était presque.

Il y a quatre ans moi aussi ma vision faiblissait, avec l'un de mes yeux je ne distinguais que des formes, et avec l'autre je ne voyais pas beaucoup mieux. Il m'arrivait de prendre toutes les photos de mon fils, qui avait cinq ans à l'époque, et de scruter chaque détail de son visage avec une loupe, tellement j'avais peur de ne pouvoir le voir grandir. Je me disais en moi-même : «C'est impossible que ça m'arrive à moi!» Tout s'était passé si rapidement. Je souffrais de diabète depuis plusieurs années mais ma santé était bonne, et lorsque mon état de santé a commencé à s'altérer je n'ai pas compris qu'il s'agissait des signes avant-coureurs de l'insuffisance rénale. Le premier signe ça a été mes yeux. J'ai commencé à trébucher sur les rebords de trottoirs, et à mal juger les distances. Des lignes noires flottantes ont commencé à envahir mon champ de vision. À partir de là les choses ont commencé à aller rapidement de mal en pis. Dans un intervalle de un mois je ne pouvais plus distinguer mon fils d'un groupe se trouvant à deux mètres de moi. On diagnostiqua que je souffrais d'insuffisance rénale et de rétinopathie. On a entrepris le traitement au laser pour les yeux. Je ne prenais pas l'insuffisance rénale très au sérieux à ce moment-là car le problème avec mes yeux éclipsait tout le reste. Je me disais : «Au moins le problème rénal a été décelé à temps et il s'agira simplement de le traiter et tout s'arrangera.» La dialyse ne me venait même pas à l'esprit à ce moment-là. J'essayais de faire bonne figure auprès de tout le monde, mais mon moral chutait. Je me sentais très seule même si j'étais entourée de ma famille et de mes amis. Comment pouvaient-ils comprendre ce qui m'arrivait, l'épreuve que je traversais, et ce que je perdais? Je m'abstenais d'exprimer une grande part de la peur que je ressentais. Je ne voulais pas qu'en plus de tout le reste les gens éprouvent de la pitié pour moi. Je n'aurais pas pu supporter cela. Cela m'aurait fait «perdre la face».

La prochaine étape consistait à accepter l'éventualité de la dialyse, plus rapprochée que je ne l'avais prévu. Je me souviens de mon médecin me disant : «Vous êtes une personne très malade.» J'avais répondu : «Vous parlez comme si je vais devoir commencer la dialyse dans six semaines, ou six mois.» Ce qu'elle n'avait pas nié. Je lui ai demandé : «Qu'est-ce qui va m'arriver? Est-ce que je vais devenir aveugle et devoir être branchée à une machine toute mon existence?» Encore une fois elle n'a pas nié. Un autre médecin m'avait dit que je n'étais pas une bonne candidate pour la greffe parce que j'étais diabétique et que l'hémodialyse était pour moi la seule possibilité.

J'avais très peur. Je n'étais pas encore prête à choisir le jour qui serait «le premier jour du reste de ma vie». On a tendance à confondre «possibilité» et «contrôle». Aussi longtemps que je pouvais choisir de remettre la dialyse à plus tard, j'avais l'impression d'avoir encore la situation en mains. J'ai donc continué à travailler et à tenter de composer avec mes habiletés changeantes, laissant mon état s'aggraver de plus en plus. C'est étonnant ce que l'on est prêt à s'infliger simplement en raison de la peur que l'on ressent. C'est alors que j'ai décidé que, si je n'avais pas le choix du traitement, j'aurais au moins le choix de l'hôpital et de mes médecins traitants. Ce fut la meilleure de toutes les décisions prises depuis un bon moment. J'étais très mal en point lorsque je me suis présentée à l'urgence. Mais les choses ont rapidement pris une autre tournure. On m'a dit que plusieurs possibilités s'offraient à moi, des possibilités de traitement, la possibilité de subir une greffe, des possibilités quant à ma vie. Ces informations n'ont pas fait disparaître mes problèmes rénaux, mais mon moral s'est amélioré, ce qui était justement ce dont j'avais besoin pour surmonter le prochain obstacle et me permettre d'entreprendre le traitement dont j'avais désespérément besoin.

J'ai commencé la dialyse en mai 1995, et j'ai commencé immédiatement à mieux me sentir, étant donné que toutes les toxines qui s'étaient accumulées pouvaient finalement être éliminées. Ma vie commençait à redevenir normale. J'étais de retour au travail. Le travail m'importait beaucoup. C'était l'une de ces choses qui faisaient que ma vie semblait «normale» — même si je n'avais pas toujours l'énergie nécessaire. Avant de revenir au Canada en 1994 à cause de mon état de santé, j'avais vécu en Californie pendant 16 ans. J'avais alors deux emplois, je travaillais 55 heures par semaine (avant la naissance de mon fils) et j'avais encore l'énergie nécessaire pour sortir avec des amis. À présent je finissais de travailler et je m'écroulais dans l'autobus sur le chemin du retour.

Les choses s'aggravaient pour moi. J'ai commencé à avoir pas mal d'ennuis avec mes jambes et marcher est devenu difficile. Je trouvais parfois difficile de coordonner mes muscles. J'avais mis au point une très curieuse façon de marcher. Outre cela, après avoir été en dialyse péritonéale pendant 16 mois, j'ai contracté une infection et en plus de cela mon cathéther s'est obstrué. Tout cela mis ensemble m'a conduit à l'hôpital pour une semaine. J'allais devoir entreprendre l'hémodialyse. J'ai senti mon moral sombrer à nouveau. Je m'éloignais de plus en plus de ma vie soi-disant «normale», et je me reconnaissais de moins en moins, tant physiquement que mentalement. C'est étrange, mais j'ai observé que, parfois, lorsque je me trouvais à l'hôpital je me sentais en sécurité. Je pouvais baisser ma garde, je n'avais pas à m'efforcer d'avoir l'air en forme, ce qui représentait une lutte constante. C'est «okay» de ne pas avoir l'air bien à l'hôpital, mais lorsqu'on est «dehors» à se sentir mal en point, à tenter de s'accrocher à sa vie de tous les jours et à la personne qu'on avait l'habitude d'être, alors on prend conscience à quel point on se sent différent.

J'ai été en hémodialyse pendant huit semaines. C'était très dur les quelques premières fois. Les infirmières travaillaient si vite, à abouter des tubes les uns aux autres, à pomper ceci dans cela. J'en étais donc là, ma vue sauvée par le traitement au laser, avec la possibilité de subir une dialyse péritonéale et mon nom sur la liste des personnes en attente d'une greffe, et maintenant, essayant de garder le moral au sujet de mes jambes. Un médecin formidable a essayé très fort de me faire inscrire sur une liste d'urgence, mais comme je ne représentais pas un cas de vie ou de mort cela n'a pas été possible. Je me sentais perdue dans une mer de noms et de groupes sanguins qui comme moi attendaient un rein. Je ne pouvais faire face à l'éventualité d'une hémodialyse à long terme, alors je plaidai ma cause pour retourner en dialyse péritonéale. L'intervention fut prévue pour le vendredi d'après. Le mercredi matin à 4 heures la sonnerie du téléphone m'a réveillée. Une voix de femme m'a dit : «Nous avons un rein pour vous», sans plus. Je ne pouvais en croire mes oreilles. Même maintenant alors que je me remémore ces mots, mon cœur tressaille. C'étaient les paroles les plus encourageantes que j'aie entendues depuis longtemps.

Je suis entrée toute souriante dans la salle d'opérations. Une infirmière m'a dit : «C'est une opération majeure, vous pourriez au moins être un peu nerveuse.» Je lui ai répondu : «Je suis totalement prête pour ceci.» J'avais découvert que mon nom était sur la liste des personnes en attente d'une greffe depuis dix mois, mais en ce qui me concerne cela faisait quatre ans que j'attendais ce rein. Le matin suivant la greffe, j'avais l'impression d'être une nouvelle personne. Je ressentais bien peu d'inconfort. Même la cicatrice avait l'air pas mal. C'est ma cicatrice «heureuse». Ce même jour, j'étais assise, le lendemain, je me promenais de long en large dans la salle commune, prête à rentrer à la maison. C'était en quelque sorte comme si je disais : «Laissez-moi sortir, j'ai une vie à vivre!» J'étais sortie en une semaine.

Même si j'ai cessé d'annoncer quand «je dois y aller», je me surprend à expliquer à de parfaits étrangers, en autobus, au magasin d'alimentation, dans les ascenseurs : «Je viens tout juste de subir une greffe rénale il y a quelques semaines et je me sens en pleine forme, parce que quelqu'un avait le cœur de faire le don d'un rein et de me donner cette chance.» Parce que l'on ne vous fournit pas d'information sur le donneur, j'ai l'impression qu'à chaque fois que j'en parle à quelqu'un je remercie à haute voix mon donneur.

Mon fils me disait : «Si je pouvais y changer quelque chose je m'arrangerais pour que tu n'aies pas été diabétique et tu n'aurais donc pas perdu tes reins.» C'est merveilleux comme les enfants peuvent avoir le mot qu'il faut au moment approprié. Max me dit un jour, alors que je m'installais pour la dialyse : «Maman, tu as de la chance qu'ils aient inventé la dialyse car autrement tu ne serais peut-être pas ici avec moi.» J'avais eu tendance à m'apitoyer un peu sur moi-même et il l'avait sans doute perçu. Ses paroles sonnaient juste. Ce qui me privait de ma vie, ce n'était pas la dialyse, mais bien l'insuffisance rénale. La dialyse, elle, me redonnait une vie.

Le soutien et l'amour que m'ont fournis ma famille nous ont aidé Max et moi à traverser cette période, et maintenant les choses vont de mieux en mieux. À la minute où je suis revenue de l'hôpital, Max m'a tout de suite dit : «As-tu plus d'énergie maintenant Maman? Est-ce qu'on peut aller prendre une très longue marche, ou faire une promenade à vélo?» J'ai trouvé un dessin qu'il avait fait lorsque j'étais à l'hôpital. On était à vélo, mes cheveux flottaient à l'horizontale derrière moi tellement on roulait vite.

Est-ce que j'ai la même perception de la vie que j'avais avant de tomber malade? Je crois que oui. J'ai toujours essayé d'être positive. Si quelque chose me déprime, j'essaie de ne pas trop m'y attarder. Je passe la situation en revue en mon for intérieur jusqu'à ce que j'aie une perception plus positive de ce dont il est question. Mais j'apprécie davantage les petites choses de la vie, comme d'être capable de transporter un sac d'épicerie, de marcher un mille en 20 minutes plutot qu'en une heure, la fatigue ressentie à la fin d'une journée parce que l'on a eu l'énergie d'accomplir quelque chose de véritablement épuisant et non pas parce que l'on était épuisée d'avance, le fait de pouvoir boire toute l'eau qu'on veut, de manger des bananes, de ne pas avoir à sucer de glaces, de prendre des marches avec Max, même de faire du ménage. Il y a tellement de choses que l'on prend pour acquises chaque jour... ce sont celles-là que je trouve les plus gratifiantes. J'ai toujours cru à la destinée et même si ma croyance a été mise à l'épreuve pendant ces quatre années, je crois qu'il existe un plan pour chacun de nous. On n'en a pas toujours la preuve comme ce fut mon cas, on doit demeurer fidèle à sa voie et faire confiance à sa voix intérieure. J'ai été si près de perdre tant de choses. À présent j'ai ma vision personnelle, j'ai un rein et je me souviens à peine de comment j'avais pu en arriver à marcher d'aussi étrange façon. Je suis quelqu'un de très chanceux. Je me dis toujours : «J'ai neuf vies, comme un chat.»

3

Dimitra Boufonos, une femme âgée de 29 ans, entreprit il y a trois ans un traitement dont les modalités ont été l'hémodialyse et une greffe rénale.

Vingt mois après le début de la dialyse, j'ai reçu un appel pour une greffe rénale. J'ai subi cette greffe il y a 16 mois, et je me sens très bien. En fait, je me sens formidablement bien! Et ma vie continue. Je suis encore aux études en vue d'obtenir mon baccalauréat en droit. J'ai toujours su que je voulais étudier et pratiquer le droit commercial et, à vrai dire, je ne me sentais pas vraiment malade lorsque j'étais en dialyse car je n'ai pas éprouvé tous les symptômes habituellement manifestés.

Néanmoins, la dialyse a eu un impact sur un aspect particulier de ma vie. Elle a affecté ma vie personnelle, en ce qui concerne la possibilité d'avoir une relation intime avec un homme. Pendant la dialyse, je ne suis pas sorti avec un garçon et je n'ai pas eu de petit ami. Même lorsque quelqu'un s'intéressait à moi, je ne voulais pas m'engager parce que je ne voulais pas que qui que ce soit soit «coincé» avec moi alors que j'étais en dialyse. Par ailleurs, même s'il m'était possible de voyager, j'ai décidé de ne pas le faire car j'estimais que de se trouver quelque part branché à un appareil ne constituait pas de vraies vacances. Mais maintenant que j'ai reçu la greffe, je peux à nouveau faire toutes ces choses.

Toutefois, la greffe a posé certaines difficultés. Pendant le premier mois suivant la greffe, je me suis sentie dans une forme épouvantable. C'était parce que mon rein ne fonctionnait pas bien, et il m'était difficile de composer mentalement avec cela. Je savais que si ma greffe ne s'avérait pas une réussite, la seule autre option consistait à retourner en dialyse. Je n'avais pas un très bon moral dans les quelques premiers mois suivant la greffe parce que les médicaments que je prenais entraînaient des effets secondaires (changements hormonaux, gain de poids et poils faciaux). Après cela, tout s'est bien passé et, heureusement, tout continue à bien se passer. Malgré ces changements, je m'estime chanceuse d'avoir subi une greffe rénale et d'avoir bénéficié d'une seconde chance de mener une vie normale.

Je vois la vie sous un jour plutôt optimiste, et je n'ai jamais vraiment été pessimiste en ce qui concerne ma maladie. Je savais qu'un jour je recevrais éventuellement une greffe, et que ma vie redeviendrait normale. J'ai également reçu un soutien important de ma famille, qui s'est toujours montrée disponible, et de mes amis, qui ne m'ont jamais considérée comme étant malade. En ce qui concerne les personnes qui commencent leur traitement de dialyse, je leur recommande de demeurer optimiste. C'est difficile de composer avec une situation telle que celle-ci, particulièrement lorsque l'on est jeune et que le tout survient si brusquement. Dans mon cas, je n'ai même jamais su que je souffrais d'insuffisance rénale, mais à peine neuf mois après l'établissement du diagnostic, je commençais les séances de dialyse. C'est arrivé si vite que j'ai eu du mal à le croire. J'étais vraiment terrifiée à la pensée que, si je ne commençais pas la dialyse, je mourrais. Mais je crois qu'il est important de conserver une perspective résolument optimiste, et de prier qu'un jour on recevra un rein. Après quoi je trouve que la vie revient à la normale. Cependant, bien que les choses se soient ainsi déroulées pour moi, et que ma vie soit maintenant redevenue normale, je ne pense pas que je me considérerai jamais comme une personne «normale» à nouveau. Un organe qui «appartenait» à une autre personne est maintenant à l'intérieur de mon corps, et pour cette raison je crois que ma vie ne sera jamais plus vraiment la même.

Nota : J'aimerais remercier tous les médecins et infirmières de l'unité d'hémodialyse pour leur gentillesse et leur soutien durant mon séjour à l'hôpital.

4

Maria Ciampanelli, une femme âgée de 49 ans, a entrepris l'hémodialyse il y 10 mois et demi.

J'ai la maladie des reins polykystiques, une maladie dont ma mère souffrait. À 23 ans, on a trouvé quelques kystes sur mon rein mais on m'a donné l'impression qu'il ne s'agissait pas là de quelque chose dont je devrais vraiment me soucier. J'ai toujours été en bonne santé. J'ai toujours travaillé. Tout a commencé lorsque j'ai commencé à me sentir étourdie et fatiguée. Lorsque l'on m'a informée que j'étais malade, cela ne m'a pas réellement étonnée parce que ma mère avait eu la même maladie. Elle n'a jamais reçu de traitements de dialyse. Elle est tombée dans le coma et est morte à l'âge de 50 ans.

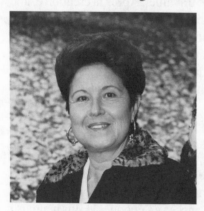

Avant que je débute la dialyse, on a créé une fistule mais cela n'a pas marché parce que mes veines étaient de très petite taille. Après environ trois semaines, on a implanté une veine artificielle dans mon bras. À plusieurs reprises, lorsque certaines infirmières faisaient moins attention, mon bras enflait et devenait violacé aux sites d'insertion de l'aiguille le long de la veine. Mon mari a subi, pendant huit mois, des tests pour établir s'il pouvait être un donneur compatible. On a découvert que c'était le cas. L'hôpital a communiqué avec moi et on a prévu la greffe rénale pour le 21 février 1996. Deux semaines avant cette date, j'ai subi une autre échographie pour voir si tout « était en règle » avant la greffe. Les médecins, toutefois, ont trouvé plusieurs calculs dans ma vésicule biliaire. Afin d'éviter des complications, les calculs devaient être extraits, et la greffe a été remise à plus tard. Les néphrologues ont décidé de ne pas pratiquer la greffe mais plutôt de faire l'ablation des deux reins. Mes reins étaient si énormes que c'était comme si j'étais enceinte.

Le 2 juin, au cours d'une intervention qui a duré entre sept et neuf heures, on a fait l'ablation de mes deux reins et de mes calculs biliaires. Après l'intervention, on a placé un tube à l'intérieur de moi. La couleur du liquide s'écoulant dans ce tube a alerté le médecin au fait que quelque chose n'allait pas. Pour établir ce dont il s'agissait, les médecins ont retiré les points de suture et m'ont «rouverte». En retirant les points de suture, le médecin a découvert sous le foie une large masse de kystes que personne n'avait vus auparavant. La masse a été retirée parce qu'elle aurait pu devenir cancéreuse quelques années plus tard. Un mois après cette intervention, j'ai remarqué que de la bile suppurait de l'incision pratiquée lors de l'intervention. On m'a fait passer plusieurs tests jusqu'à ce que les médecins découvrent un orifice dans mon intestin. J'ai dû subir une troisième opération. Je suis demeurée à l'hôpital pendant trois mois et une semaine. J'ai beaucoup souffert mais j'ai toujours gardé un bon moral. À ce moment-là, mon désir constant était de rentrer à la maison et d'être avec ma famille. Mon mari m'a aidée et m'a donné beaucoup de soutien.

Ma vie a changé. J'ai dû cesser de travailler. Après la création d'une fistule, j'ai retardé la pratique de la dialyse de sept à huit mois en me montrant très prudente et en adoptant un régime alimentaire adéquat. Mais après un certain temps, j'ai commencé à moins bien me sentir. J'ai commencé à avoir des «impatiences» dans les jambes et mes chevilles se sont mises à enfler. Mon sang est devenu contaminé et finalement j'ai dû commencer la dialyse. Après plusieurs séances de dialyse, j'ai commencé à me sentir en pleine forme.

Ce qui m'aide à composer avec la situation c'est le soutien que m'apporte ma famille, mon bon moral, et mon espoir d'avoir une greffe. J'ai traversé beaucoup d'épreuves, et je veux avoir un rein pour me sentir mieux. Je pense toujours à ma mère et au fait qu'elle est morte à l'âge de 50 ans. Les choses n'étaient pas aussi avancées à l'époque. Je suis heureuse de pouvoir au moins rester en vie grâce à l'appareil de dialyse qui est en quelque sorte un robot mais qui me tient en vie. Ma vie a changé en ce sens que j'étais autrefois très indépendante, mais à l'heure actuelle j'ai parfois besoin de beaucoup d'aide.

L'hôpital est devenu ma seconde maison. Les gens ici donnent beaucoup de soutien. Ils sont si humains. Ils sont tous si gentils et je voudrais les remercier tous.

5

Siméon Likhoray (1917-1997) a reçu l'hémodialyse pendant huit mois.

Et bien, je n'arrivais pas à respirer, alors mon frère a composé le 911 et ils sont venus. Alors on m'a transporté à l'hôpital et j'ai été à l'urgence, et on m'a fait passer des tests et tout, et on m'a fait passer des analyses sanguines et quoi encore. Et puis on m'a emmené à l'étage et on m'a placé sous «monitoring» aux soins intensifs parce que je présentais aussi des problèmes d'ordre cardiaque. Quoi qu'il en soit je suis resté là pendant quelques jours et le médecin m'a dit qu'on allait me transférer parce que j'avais besoin de recevoir la dialyse et qu'ils n'avaient pas là l'équipement nécessaire. Puis, lorsque je suis arrivé ici, on m'a fait passer toutes sortes de tests et tout. Après cela on m'a donné mon congé et on m'a dit ce qui n'allait pas. On m'a dit que j'allais avoir besoin de traitements de dialyse, mais seulement dans l'avenir immédiat. On m'a dit que mes reins ne fonctionnaient qu'au tiers. Je suis resté à la maison pendant deux ou trois semaines, et puis j'ai eu un autre problème respiratoire. Il s'est produit à nouveau la même chose, on m'a envoyé à l'hôpital et on m'a donné de l'oxygène et j'ai recommencé à respirer, et puis on m'a renvoyé ici.

Lorsque je suis arrivé ici, on a décidé qu'il était temps que je commence la dialyse, alors on m'a introduit «une bébelle» dans le cou et on a commencé les traitements de dialyse. Après cela, le médecin (la chirurgienne) est venu et elle a créé une fistule. Elle m'a indiqué que cela prendrait à peu près six à huit semaines et dans l'intervalle j'ai été dialysé par le cou. Puis on a commencé dans le bras. Quelques-unes des infirmières ont des problèmes parce que mes veines, lorsqu'elles aperçoivent une infirmière, elles se cachent. Les infirmières ont pas mal de difficulté, ce n'est pas un processus très «confortable».

J'avais toujours essayé, avant ce jour, de boire un verre d'eau par heure de réveil. Et bien, ils disent que l'on devrait boire beaucoup d'eau, mais le médecin dit que ce n'est pas vrai. C'est une «histoire de ma grand-mère». Maintenant je dois simplement m'assurer que je ne consomme pas trop de liquides chaque jour et cela comprend tout comme par exemple de l'eau ou du café, ou du jello. En dialyse j'ai ce régime alimentaire. C'est pas mal difficile. Je suis veuf, voyez-vous, ma femme est morte en 1984, alors je dois préparer mes propres repas. Et je suis pas mal doué avec le poêlon alors j'aime bien manger les mets que je prépare. Depuis que je suis en dialyse, je pense avoir perdu 40 livres. J'ai cessé de fumer en février. La première fois que j'ai eu du mal à respirer c'était en février.

Je ne me considère pas comme un héros, je me considère comme malade et c'est tout. Je l'accepte, je n'ai pas d'autre choix, n'est-ce pas? Et je ne peux envisager d'aller où que ce soit pour deux semaines. Comme en vacances ou quelque chose. Il faut s'en tenir à la routine. Il ne m'est même jamais venu à l'esprit d'aller où que ce soit. Je pense que c'est là la restriction la plus importante pour moi.

Et bien, la dialyse est simplement une réalité. Qu'est-ce que je peux y faire? Je dois subir ces traitements, mais je me sens vraiment mieux avec. Il suffit d'écouter son médecin et éviter de considérer la dialyse comme une maladie. C'est une réalité, vous y êtes condamné, vous n'allez pas y échapper. C'est après la première séance que les personnes comprennent que le fait d'être branché à l'appareil n'entraînera rien de mauvais. L'appareil est là, on peut regarder les numéros qui se baladent, mais à part ça... il ne vous dérange tout simplement pas.

6

Laureen Bureau-Gould, une femme âgée de 38 ans, a entrepris un traitement il y a 11 ans. Il s'agissait d'une greffe du rein. Jacqueline Bureau, la sœur de Laureen, a fait don d'un rein à Laureen.

Laureen : À quatre ans, je souffrais souvent d'infections de la gorge. Ma mère m'emmenait consulter des médecins à gauche et à droite, et à un moment donné elle en est arrivée à la conclusion que je devais souffrir d'autre chose parce que je manifestais d'autres symptômes à part les infections de la gorge. Elle m'a emmenée voir un pédiatre et, à ce moment, j'avais déjà développé une néphrite chronique. Le traitement a commencé au Nouveau-Brunswick où nous habitions. C'était il y a 34 ans et le système de soins de santé n'était pas développé comme il l'est de nos jours, si bien qu'on a dû à plusieurs reprises me transporter par avion à un hôpital où j'ai eu la grâce d'être vue et traitée par un médecin. J'étais suivie par des professionnels du Nouveau-Brunswick et de temps en temps je venais à Montréal. Il y a eu des problèmes parce qu'à l'époque, il y a 34 ans, on ne savait pas grand chose sur les reins, et j'ai servi de cobaye pour de nombreux médicaments dont plusieurs n'ont eu aucun effet. Il n'y avait pas de guérison possible. Enfant, j'étais fortement allergique à la pénicilline mais, à une époque où c'était la panacée, je ne pouvais pas y toucher. Alors ils ont essayé plein d'autres choses qui n'ont pas non plus eu d'effet. Enfant, j'ai reçu pas mal de stéroïdes. Pendant deux ans j'ai reçu de fortes doses de stéroïdes. J'ai reçu de la cortisone et ma croissance a été interrompue pendant deux ans, de six à huit ans, une période de croissance cruciale. J'ai perdu tous mes cheveux. Je souffrais de rétention d'eau; on écoulait cette eau vers ma cavité péritonéale, et puis je devais me rendre à l'hôpital et subir une ponction afin qu'on puisse vider mon estomac de l'eau qu'il contenait. Puis c'était le tour de mon torse. Cette intervention devait avoir lieu toutes les deux à trois semaines. Lorsque j'atteignais un certain poids, je devais me rendre à l'hôpital. Cela semble bien archaïque mais c'est là une des choses que je devais subir. J'ai manqué la moitié de mon année scolaire. Je faisais constamment le va-et-vient entre l'hôpital et la maison. Maman était enceinte de Jacqui pendant l'une des périodes pendant lesquelles j'ai été le plus gravement malade. J'ai dû alors me rendre à l'hôpital mais ma mère n'a pu m'accompagner à cause de sa grossesse. On m'a transportée en avion. J'ai fait alors l'expérience de la solitude et de la peur. J'avais de la parenté à Montréal, et mon père me rendait visite à toutes les deux semaines et éventuellement m'a ramenée à la maison. Mais tout cela c'est du passé, c'est un souvenir qui m'a fortement marquée, parce que j'étais seule et que la maison me manquait terriblement quand j'étais forcée de m'éloigner. C'est là un souvenir pénible pour nous tous d'une manière ou d'une autre. J'y pensais en venant ici. Surmonterons-nous vraiment un jour les répercussions émotionnelles de tout cela? Parce que ça a eu un véritable impact sur toute la famille.

Lorsque j'étais jeune j'étais un peu à part des autres parce que j'étais malade et que je manquais souvent l'école. Bien entendu, ma mère me protégeait beaucoup vu qu'elle se faisait tant de souci à mon sujet. Toutes les fois que je touchais quelque chose j'avais un bleu. Personne ne refusait d'admettre le fait que j'étais malade. Je me souviens que ma mère, après en avoir fini avec mon abdomen, disait toujours : «Regardez-moi ça» et montrait du doigt les vergetures. C'était sa façon à elle de composer avec la situation.

Jacqui : Il fallait qu'on fasse preuve d'ouverture d'esprit. Nous sentions tous en quelque sorte que tu étais un membre spécial de la famille. Je me souviens d'avoir dit à mes amies que ma sœur était malade et qu'elle était vraiment spéciale. Cela peut sembler étrange, mais il nous semblait qu'elle était comme un atout pour notre famille, car sa présence nous rendait différents des autres, en ce sens que nous devions faire face à quelque chose de plus important que ce à quoi les familles normales devaient faire face. À mon point de vue, ça a toujours été quelque chose de positif pour nous.

Laureen : L'autre jour j'ai dit à ma mère que, lorsque j'étais enfant, je croyais que Dieu me punissait. Alors elle m'a dit : «Voyons Laureen». Elle ne comprend pas que cela ait pu avoir cet effet sur moi. Je croyais vraiment que j'étais malade parce que j'avais fait quelque chose de mal et qu'on me punissait. Lorsque j'étais enfant, j'étais consciente que la situation était très difficile pour mes parents. On essayait souvent de se protéger les uns les autres. J'essayais de faire bonne figure. Les enfants font preuve d'une telle sagesse et d'un tel courage.

Jacqui : Il me semble que tu étais toujours ainsi.

Laureen : Je ne me plaignais jamais. À 18 ans, chaque fois que je rendais visite à mon médecin, je lui disais que tout allait bien et que rien ne clochait. Huit ans plus tard, lorsqu'on m'a interviewée pour la première fois pour une greffe rénale, le médecin qui se trouvait à la tête du service des greffes m'a fait la peur de ma vie.

Il m'a dit : «Tu es extrêmement malade, sinon tu ne serais pas ici.» C'était m'obliger à regarder la réalité en face. J'ai alors pensé : «Oh, mon Dieu, ça doit être vrai, alors.» Je savais que j'étais malade mais je ne voulais pas me laisser abattre par ce fait. C'était ma manière de composer avec la situation. J'ai toujours eu une attitude positive. J'ai toujours pensé que c'était okay, que la situation pourrait être pire. J'ai grandi à l'hôpital, si bien que j'ai cotoyé la réalité de la maladie et expérimenté ce que cela fait de voir, un jour, un ami dans le lit d'à côté et, le lendemain, de ne plus l'y voir.

Lors de mon premier séjour à l'hôpital, le médecin a dit à ma mère qu'elle me gâtait trop et que j'avais mauvais caractère. Il lui a dit qu'elle devait me traiter comme elle traitait mes frères et sœurs. C'était là une bonne leçon pour nous tous. Après ça on s'est retrouvé sur la bonne voie. Je suis donc redevenue semblable à n'importe lequel de mes frères et sœurs. C'était ainsi

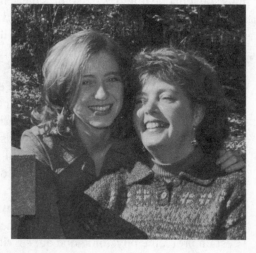

Héros

que je voulais me voir. Je ne voulais pas que les gens disent : «Oh ! elle est malade.» Je voulais être comme tout le monde. Comprenez-vous ce que je veux dire ? Ma famille m'a donné tant d'amour. Voilà ce qui faisait de moi quelqu'un de normal. J'avais une famille si aimante.

Nous étions tous aimés et tous égaux. Nous étions six. Imaginez, six filles. J'avais des amies à l'école secondaire. Je suivais le groupe mais je restais un peu à l'écart. Je pense que c'était dû au conflit intérieur causé par le fait de souffrir d'une maladie, au fait que je ne voulais pas que tout le monde à l'école sache que j'étais malade. Seules mes amies intimes le savaient. J'étais comme tous les autres en ce sens que je suivais certains cours et que j'essayais de prendre certaines décisions en ce qui concernait mon avenir. Ma maladie était en cause mais tout le monde fait l'expérience d'un certain malaise associé à la croissance tout le monde fait de 12 à 21 ans l'expérience d'un certain malaise.

Je travaille maintenant à temps partiel comme secrétaire dans une église. Je vais à l'école, c'est vrai. Je suis inscrite à un programme de niveau collégial de trois ans en intervention pastorale et c'est absolument fascinant. J'ai aussi deux enfants.

Et puis je vends des produits Avon. Je me tiens occupée. J'aimerais travailler dans un hôpital auprès des enfants. Lorsque je m'imagine dans un environnement professionnel, le fait de devoir me rendre à l'hôpital plus souvent que d'autres personnes me semble un obstacle. Ma maladie a encore un impact sur ma vie. Tout d'abord, je ne peux obtenir d'assurance-vie. Par ailleurs, j'ai travaillé à temps partiel dans une université pendant cinq ans, mais on m'a refusé un poste à temps plein à cause de ma maladie. Cela me pose encore un problème.

L'affaire avec l'insuffisance rénale, c'est que ce n'est pas si évident. C'est une maladie très personnelle et intime qui fait que vous êtes contrainte de discuter de vos fonctions urinaires alors que vous êtes à l'hôpital. On ne se comporte pas ainsi dans le monde réel. Grandir avec cette maladie a souvent suscité chez moi de la honte. Lorsque, jeune adulte, je voyais le médecin et qu'il pratiquait des analyses sanguines, ces analyses ne révélaient pas toute la gravité de l'insuffisance rénale, alors que mes symptômes le faisaient. J'avais des impatiences dans les jambes. C'était un cauchemar. C'est comme un tremblement à l'intérieur. C'est un problème physiologique qui survient à cause de l'urémie. Cela affecte toutes les parties de votre corps. J'avais des symptômes graves.

Je devais porter des chandails à col roulé à des températures de 90 °C en plein milieu de l'été. Ma circulation était mauvaise. J'avais des démangeaisons. Mon teint était orangé.

J'ai commencé alors à éprouver certains problèmes de concentration. Une chercheure qui travaillait ici en 1983 et 1984 dans le cadre d'une étude de sept ans fut pour moi une véritable bénédiction. Son rôle était de donner une éducation à une moitié des patients, et de n'en donner aucune à l'autre moitié. Je faisais partie du groupe recevant cette éducation et j'ai alors appris que mes symptômes étaient dûs à l'insuffisance rénale. On m'a fait voir un vidéo et remplir d'innombrables questionnaires, et on m'a demandé si j'avais des impatiences dans les jambes. À ce moment-là, je ne connaissais pas le nom de cette maladie. Je «vivais avec» depuis des années. Je suis fermement convaincue du bien-fondé de l'éducation aux patients. Avec l'âge, je suis devenue plus apte à parler avec les gens après bien des tâtonnements, et je suis maintenant capable de donner mon avis et de poser des questions pertinentes.

Jacqui : Je me souviens de l'époque où on te préparait à la dialyse; tu étais alors terriblement dépressive parce que tu ne pouvais imaginer vivre branchée à une machine.

Laureen : Mes parents ont toujours su qu'éventuellement je devrais subir la dialyse. Moi je pensais que je préférerais mourir plutôt que de subir la dialyse.

Jacqui : À ce moment-là, personne dans notre famille ne savait vraiment ce qu'était une greffe du rein.

Laureen : C'est vrai. Il n'en avait jamais été question parce qu'on avait toujours dit à mes parents que je devrais subir la dialyse, un point c'est tout. En 1984, je suis revenue un jour de chez le médecin et j'ai annoncé que je ne serais pas obligée de subir la dialyse. Trois de mes sœurs et moi-même avons pris rendez-vous avec le médecin, pour une rencontre à laquelle je ne pouvais être présente parce que je ne cessais de répéter que tout allait bien. J'étais dépressive et très léthargique. La maladie était en train de me consumer complètement.

Jacqui : Notre sœur Terry a pris les choses en mains et nous a emmenées au bureau du médecin, et ce dernier s'est organisé pour que des analyses sanguines soient effectuées. C'est moi la donneuse, car il y a eu compatibilité sanguine parfaite pour ce qui concerne les huit critères, si bien que ce choix s'imposait. J'avais 20 ans. Je n'étais pas mariée. Je n'avais pas d'enfants. Je pouvais le faire. Laureen m'a appelée au travail et m'a demandé : «Veux-tu toujours être donneuse s'il y a compatibilité?» J'ai répondu : «Oui, bien sûr; ça veut dire qu'il y a compatibilité, n'est-ce pas?» J'ai raccroché et fondu en larmes. Ça a été un moment rempli d'émotion. J'avais eu un pressentiment. Je suppose que chacune d'entre nous pensait être choisie.

Finalement la greffe a eu lieu le 8 août 1985. Deux jours avant l'intervention, on a joué au backgammon jusqu'à minuit et on a regardé les émissions de fin de soirée. En fin de compte, on s'est bien amusées. Mais la veille, alors qu'on me préparait pour l'intervention, il m'avait semblé que j'avais perdu toute dignité. Après m'avoir rasée, on avait installé une intraveineuse et on m'avait fait un lavement. C'était dégradant. C'était atroce; tout le monde s'était entassé dans la chambre alors que mon désir le plus cher était que tous quittent les lieux. J'avais peur qu'au réveil ma vie ne soit différente. J'avais peur qu'on me traite par la suite comme une personne malade. J'avais mon propre appartement et je vivais seule. Je tentais alors d'affirmer mon indépendance et de prouver à mes parents que je pouvais me débrouiller. J'avais peur de perdre tout cela. Au matin, on s'est tenu les mains puis on est allées uriner. On nous avait donné notre piqûre de bonne humeur alors on était détendues. On nous a allongées sur la civière, on nous a emmenées dans le couloir, puis on nous a laissées face à la fenêtre où on a continué à se tenir les mains. Les gens s'approchaient de nous alors que nous attendions et nous disaient : «Vous avez des yeux magnifiques.» Et puis l'intervention a eu lieu. Ça a été chose faite. La seule chose que j'ai remarquée cependant, et qui m'a profondément troublée, ça a été la différence entre la façon dont on m'a traitée, et la façon dont on a traité Laureen lorsque nous étions à l'hôpital. On me traitait comme une personne douée d'intelligence. Étant donné que j'étais en bonne santé, on me posait des questions différentes de celles qu'on posait à Laureen. Toi, on te traitait comme si tu étais dénuée d'intelligence.

Laureen : C'est ce qui arrive quand on se trouve dans une situation nouvelle. On peut faire preuve d'objectivité mais c'est autre chose quand on se trouve dans cette situation depuis longtemps. En fin de compte, tu remets ton corps entre les mains du système.

Jacqui : Après la greffe, ça a été une période étrange pour moi parce que j'avais 20 ans et que j'avais l'impression d'avoir accompli ce que j'avais à accomplir sur cette terre. C'était une impression bizarre. Je ne savais vers quoi m'orienter. Vous savez ce que c'est que de penser à son avenir, à sa destinée? Depuis ma tendre enfance, je m'interrogeais souvent sur ce que je faisais ici-bas, et à présent la réponse s'imposait à moi : «Voilà pourquoi tu es ici.» C'est précisément ce pourquoi tu es née. Ma mère était enceinte de moi lorsque Laureen était au plus mal. Ça fait bizarre de repenser à tous ces événements. Il m'a fallu quelques années pour cesser de voir ainsi les choses, tenter de me fixer d'autres buts, et décider qu'il devait y avoir d'autres raisons à ma présence sur cette terre, sans quoi j'aurais été victime d'un accident de la route dès le lendemain de l'intervention. L'accueil que m'a fait la communauté de notre église a été si chaleureux. C'était quasiment gênant parce que j'avais l'impression qu'on me plaçait sur un piédestal. On me disait : «Tu es si bonne, ce que tu as fait est un acte d'une telle générosité», alors qu'il y avait là mes sœurs, surtout ma sœur Jill qui avait elle aussi subi les analyses sanguines et n'aurait pas non plus hésité une seule minute à donner un rein. On lui accordait peu d'attention alors qu'on m'en accordait tellement. J'avais l'impression de ne pas mériter tout cela. Jusqu'à l'an dernier encore, je n'arrivais pas à formuler cela en mots.

L'an dernier, lors de notre 10e anniversaire, j'ai prononcé un discours car j'en étais finalement arrivée à comprendre ce qui s'était passé. Deux semaines plus tôt, j'étais troublée, car je voulais dire ce que j'avais à dire mais je ne savais pas ce dont il s'agissait. C'est alors seulement que j'ai pris conscience de ce que c'était. On m'accordait beaucoup d'attention et on me louangeait mais je n'étais pas la seule à avoir donné. Je n'étais qu'un des morceaux du casse-tête. J'ai été bénie et je sais que j'ai reçu ma récompense, et j'espère que mes autres sœurs ont elles aussi reçu leur récompense. C'est comme si un petit ange me guidait, c'est vrai.

Laureen : Tu es un ange.

Jacqui : Un nombre de plus en plus grand de personnes reçoivent des conseils professionnels pour les aider à composer avec la maladie. Lorsqu'on a subi une greffe rénale, ce n'est pas comme si on pouvait dire : «C'est beau, tu es en bonne santé maintenant», et puis voilà. Au début on a peur que le rein soit rejeté et que les choses ne se déroulent pas comme elles le devraient, mais après quelques années on se débrouille seule. Ça ne se passe pas comme ça. Comment arriver à s'adapter et passer de l'état de grande malade à celui de personne normale?

Laureen : J'ai mis 10 ans à comprendre que, premièrement, je suis encore malade. Une greffe du rein ce n'est pas une guérison. Je dois me rendre à l'hôpital une fois tous les trois mois. Je dois vivre comme une personne en bonne santé mais en même temps faire face à la maladie. J'arrive à accepter cela mais il a fallu que je fasse la transition. Le fait d'être malade était quasiment comme une béquille pour moi. Il faut plier la béquille et la ranger dans le placard. Il faut continuer à vivre mais, parce qu'on n'a jamais songé à l'avenir à cause de la gravité de la maladie et de la peur du lendemain, on a du mal à reprendre confiance. C'est comme si on m'avait donné une autre chance, que je dois me prouver à moi-même que je vaux quelque chose et qu'il y a une raison pour laquelle on m'a fait ce cadeau de vie. J'avais beaucoup à guérir à l'intérieur. Physiquement, je me porte à merveille. Le problème c'étaient les trucs à l'intérieur, les mauvais souvenirs de l'enfance, toutes les pensées intimes et les rappels des situations vécues à l'hôpital. On ne nous traite pas normalement. On est malade, alors on n'est pas une personne entière. Lors de l'anniversaire de la greffe, j'ai pu me lever et remercier toutes les personnes qui nous sont chères. Il fallait que je leur dise à toutes combien leurs prières, leurs pensées et leur simple présence importaient pour moi. Certaines personnes étaient là pour ma mère et mon père et d'autres étaient là pour nous. Nous étions toutes là les unes pour les autres. Ça a fait partie de mon cheminement. Il fallait que je passe par là. Même mon héros, mon médecin, se trouvait là. C'était incroyable. C'était quelque chose qu'il fallait que je fasse et je remercie Dieu d'avoir pu le faire. Les personnes de l'unité de dialyse sont tellement proches les unes des autres.

J'éprouve un fort sentiment d'appartenance. Les médecins ont été si formidables, de même que la diététiste et la travailleuse sociale. Je ne peux en dire assez sur ces personnes qui m'ont donné des soins. En publiant ce livre, nous souhaitons conscientiser les gens. Il faut informer les gens. La technologie médicale a connu de tels progrès que je me compte chanceuse d'avoir été malade à cette période. Chanceuse au point d'avoir pu devenir mère. Ma fille Amie a neuf ans et mon fils Jacob a trois ans et demi. Ce sont des enfants merveilleux. J'ai subi la greffe alors qu'il y avait à peine un an que j'étais mariée. Mon mari ne savait absolument pas à quel point j'étais malade car je le lui avais caché. Mes parents lui avaient dit : «Cette femme que tu veux épouser est très malade : veux-tu toujours l'épouser et en mesures-tu les conséquences?» Il a compris cette affirmation car c'est un homme qui sait faire preuve de logique, mais n'ayant pas vécu avec moi comme mes parents l'avaient fait, comment aurait-il pu comprendre ce que cela signifiait réellement? Et puis j'étais là à affirmer que je me sentais bien. Cela n'a guère facilité les choses. Mais il m'a tout de même épousée. Il est resté à mes côtés dans la santé comme la maladie et est toujours là pour moi.

Jessie Quirk, une femme âgée de 73 ans, a entrepris l'hémodialyse il y a sept mois.

Après une visite chez mon médecin, on m'a informée que mes reins ne fonctionnaient pas bien et on m'a recommandé la dialyse. Je suis diabétique depuis l'âge de 40 ans et c'est peut-être ce qui est à l'origine de mon insuffisance rénale.

Lorsque mon médecin m'a dit que je devais commencer la dialyse je n'en étais pas très heureuse car ce traitement impliquait de se présenter à l'hôpital trois fois par semaine. Dernièrement j'ai fracturé mon os de la hanche et j'ai eu à passer les derniers cinq mois à l'hôpital. Je suis ce qu'ils appellent une patiente chronique et cela n'aide pas du tout ma situation. Je trouve que l'hémodialyse prend beaucoup de temps, et le fait de rester allongée dans mon lit pendant trois heures dans la même position m'occasionne des maux de dos. Je me sens un peu fatiguée et nauséeuse lorsque j'en ai fini avec la dialyse. La seule chose que je trouve positive avec la dialyse c'est que je suis encore en vie.

Ma sœur, qui vivait avec moi, a fait une grosse différence en ce qui concerne le fait de composer avec la dialyse. Elle s'est montrée très positive et m'a donné un support moral. Elle m'a parlé et m'a réconfortée lorsque j'avais «le moral à terre». Ma sœur se chargeait de faire la cuisine presque en totalité. Nous avions l'habitude de la faire à tour de rôle jusqu'à ce que je n'y arrive plus parce que ma main gauche est devenue paralysée. Maintenant que je suis à l'hôpital ma sœur vient me rendre visite à tous les deux jours. Je lui ai dit de ne pas venir parce que selon moi c'était trop exigeant pour une femme de 85 ans, mais elle insiste pour le faire car elle m'aime vraiment beaucoup. Mes deux autres sœurs de Toronto viennent me rendre visite à presque tous les étés et cela me réconforte beaucoup. Je ne peux à présent voyager comme je le faisais autrefois à cause de la dialyse.

Ceux qui sont sur le point de commencer la dialyse devraient l'accepter et s'y adapter. Lorsque j'ai aperçu pour la première fois l'appareil de dialyse cela m'a fait peur, mais il n'y avait pas vraiment de raison d'avoir peur. L'hémodialyse demande du temps et c'est fatigant mais il faut faire preuve de patience. Je devrais me compter chanceuse parce que je suis toujours en vie. J'espère que la dialyse me permettra de rester en vie pour voir mes petits-enfants grandir et se marier.

8

Un homme de 67 ans qui souhaite garder l'anonymat entreprit une hémodialyse il y a 20 ans.

J'avais 33 ans lorsque l'on m'a appris que l'insuffisance rénale en phase terminale était pour moi une éventualité prochaine. Lorsque ce fut le cas, alors que j'étais âgé de 47 ans, nous n'étions à vrai dire pas du tout prêts à y faire face. Nous savions que des cathéthers devraient éventuellement faire partie de ma vie, mais nous nous trouvions soudain confrontés à de nombreux problèmes physiques, des problèmes de santé, auxquels je n'étais évidemment pas préparé. Je m'adapte en général rapidement, si bien que, compte tenu de l'aide que me fournirent les infirmières et des documents informatifs que l'on mit à ma disposition ainsi que de mes ressources personnelles, et bien entendu de l'assistance et du support de ma femme et de mes enfants, je fus capable de «passer à travers les premiers mois». Les premiers six mois sont les plus difficiles, on doit composer avec des expériences physiques et émotionnelles imprévues, mais lorsque les personnes de l'entourage ont à cœur les progrès de la personne malade et lui apportent l'aide dont elle a besoin, elle peut s'en sortir. Une fois passée la période initiale de six mois, je crois que les choses deviennent considérablement plus faciles, on s'est en gros habitué aux changements physiques et mentaux auxquels il faut faire face.

J'avais certains autres atouts en main. Sur le plan professionnel, j'occupais une position avantageuse. J'étais capable de travailler à temps plein et de diriger sans difficulté l'entreprise dont j'avais la charge. Une fois terminée la période initiale de six mois, que j'eus compris ce qui se passait autour de moi et que j'eus adapté mon emploi du temps de manière à tenir compte du temps consacré à la dialyse, les choses ne furent en fin de compte pas si difficiles. J'avais évidemment de la chance car ma famille était très présente, mes enfants et ma femme étaient à mes côtés, et mes collègues de travail étaient formidables et prêts à faire leur part pour m'aider. Je ne voulais pas m'apitoyer sur ma maladie, je voulais aller de l'avant et accomplir ce que je souhaitais accomplir. J'étais capable de voyager, nous nous sommes rendus en Europe à maintes reprises alors que j'étais en dialyse, j'étais capable de travailler à temps plein, et d'adapter mon emploi de temps en fonction de mes besoins. Ce n'était pas facile, mais c'était faisable.

La question de savoir si je souhaitais une greffe rénale surgit, mais je ne retins pas cette option car, vu que je me sentais bien, quelle était l'utilité de subir une greffe? J'étais fermement convaincu de la véracité d'une vieille expression française selon laquelle le mieux est parfois l'ennemi du bien. Il faut savoir qu'à l'époque les échecs étaient beaucoup plus fréquents qu'aujourd'hui, et je ne voyais aucune nécessité de tenter le destin si je me portais bien.

Il serait injuste de laisser entendre que je suis «dans le même bateau» que certaines autres personnes. Je bénéficiais d'une certaine sécurité financière et professionnelle, je dirigeais une entreprise de bonne taille, et j'arrivais à me débrouiller sans trop de difficulté. De ce point de vue je ne suis pas vraiment représentatif. Les gens tombent malades, ils font face à la situation, ils n'ont pas les moyens financiers, cela pose problème. Je n'ai jamais eu ce type de problèmes. Bien sûr, il y eut une adaptation majeure aux défis physiques, aux défis posés sur le plan de la santé, mais une fois mon état stabilisé après six mois, je compris ce avec quoi je devais composer. Écoutez, je ne veux pas dire par là que la dialyse est une partie de plaisir, on a dû surmonter plusieurs obstacles sur le plan physique, mais je me suis adapté à ceux-ci et suis allé de l'avant. Dans la vie, chacun doit faire face à des défis et à des obstacles, et on doit aller de l'avant, on ne peut se permettre de se laisser aller et de s'apitoyer sur soi-même. Je ne l'ai jamais fait et ne le ferai jamais, et nous sommes tous allés de l'avant.

Je ne crois pas que la maladie entraîne quoi que ce soit de positif. J'affirmais autrefois que le fait d'avoir dû travailler pour payer mes études avait été une bonne chose, mais ce n'est pas vrai. Je crois que les jeunes qui ont fréquenté l'université, se sont bien amusés et ont fait des voyages ou autre chose, sont en dernière analyse les gagnants. Lorsque je travaillais pour payer mes études, je disais que cela formait le caractère, mais c'était une rationalisation, ce n'est pas la vérité. Par conséquent, si vous affirmez que j'ai tiré des avantages du fait d'avoir souffert de cette maladie et d'avoir surmonté cet obstacle, je répondrai qu'en réalité il aurait été préférable que je n'en souffre pas. J'aurais pu passer plus de temps auprès de ma femme et de mes enfants, être plus productif, accomplir davantage pour la société et pour ma famille, si je n'avais pas eu à traverser cette épreuve.

9

Wesley Martin, un homme âgé de 36 ans, commença il y a sept ans un traitement dont les modalités ont été l'hémodialyse, la dialyse péritonéale et une greffe rénale.

Trois jours après Noël, en 1989, je me suis retrouvé à l'urgence parce que mes reins ne fonctionnaient plus, que mon taux de créatinine était au-dessus de 1000 et que j'étais en difficulté. J'ai donc subi un traitement d'hémodialyse et je suis resté à l'urgence pendant trois jours. J'ai visité l'urgence plusieurs fois. L'hémodialyse n'a pas semblé trop bien fonctionner pour moi, c'était trop exigeant pour mon cœur, et après la dialyse j'avais du mal à respirer. L'un des médecins m'a dit que je buvais trop après la dialyse, mais ce n'était pas du tout le cas, en réalité je buvais moins. C'était mon cœur, c'était la raison pour laquelle j'avais des difficultés. Après deux mois en dialyse, mon médecin m'a dit qu'il n'était pas question que je continue l'hémodialyse, alors on fixa un cathéter dans mon abdomen. Cela se passait en février 1990. Quatre jours plus tard, le cathéter s'est obstrué et j'ai dû retourner en chirurgie pour qu'on le «répare». Je suis demeuré à l'hôpital environ 10 jours. Toute cette intervention fut très douloureuse. Une infirmière spécialisée dans les soins en DPCA s'est rendue à mon domicile pour la première fois pour m'aider à tout mettre en place et m'enseigner comment procéder.

Si je devais revivre toute cette expérience, je choisirais sans hésiter la DPCA de préférence à l'hémodialyse. Bien que l'on doive fermer les fenêtres et arrêter le ventilateur, se laver les mains pendant trois minutes et se nettoyer les ongles, la dialyse elle-même ne dure que 30 minutes. Il faut simplement apprendre à s'adapter. Ce n'est pas un procédé difficile, c'est en fait très facile.

Lorsque je suis passé de l'hémodialyse à la DPCA, mon nom était encore sur la liste des patients en attente d'une greffe du cœur et du rein, mais pendant les traitements en dialyse ma fonction cardiaque s'est améliorée. Lorsque mon cœur fut assez fort, mon nom fut inscrit sur la liste des patients en attente d'une greffe du rein. J'ai attendu seulement trois semaines, parce que mon sang est d'un type rare, seuls quatre pour cent de la population ont du sang de ce type, alors c'était simplement une question de s'assurer qu'il y avait compatibilité des tissus, ce qui rendait les choses beaucoup plus faciles. Lorsque mon nom fut inscrit sur la liste, j'ai eu un pressentiment que mon heure était arrivée, et j'ai eu de la chance d'être resté à la maison ce samedi soir-là. J'avais l'intention de sortir, mais finalement j'ai décidé de rester à la maison et de me coucher, et le dimanche matin j'ai reçu un téléphone à 6 h 45. J'étais surpris, on m'a dit de ne rien manger, de ne pas 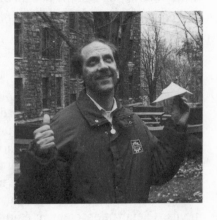 m'inquiéter et de ne pas me hâter, mais simplement de me rendre à l'hôpital. C'était un jour d'automne ensoleillé, le 16 septembre. Lorsque je suis arrivé à l'hôpital, je me suis rendu à la chambre que j'allais occuper après l'intervention, et on m'a préparé à l'intervention. J'ai subi une radiographie pulmonaire et puis on m'a transporté dans la salle d'opération, et ensuite j'ai perdu conscience à 11 h 15, pour me réveiller à 16 h 15. Je ne me rappelle pas grand chose de ce réveil. Je parlais à mes parents, j'étais éveillé, mais je n'arrivais pas à garder les yeux ouverts, j'étais si fatigué, même si j'étais conscient de ce qui se passait et que tout s'était bien déroulé. Je me suis réveillé à nouveau pour de vrai à 21 h 15 le lendemain, je ne ressentais aucune douleur. C'était étonnant.

On se sent différent après une greffe. Lorsque l'on sort de l'hôpital, on reprend ses activités petit à petit un jour à la fois, et on est sur pied assez rapidement. Les premiers jours j'avais peur. Est-ce que le rein fonctionnait bien? Est-ce que mon organisme allait le rejeter? Est-ce que je faisais de la fièvre? Est-ce que mon urine était normale? Je m'inquiétais de savoir si mon rein allait fonctionner adéquatement, ou s'il allait être rejeté. Avec le temps on se fait moins de souci. Je suis retourné au travail, ça c'était la prochaine étape. Au travail c'est la même chose, on a peur de se blesser en travaillant. Avec le temps on apprend à s'adapter.

Je n'ai eu aucun problème avec mon employeur ou avec mes collègues de travail, ils m'ont même remis une carte et des chocolats pendant mon séjour à l'hôpital. Je n'ai pas beaucoup de famille ici, seulement ma mère et mon père, mais ils ont été présents en tout temps depuis le début de ma maladie. Je ne peux en demander plus.

Un an et demi après la greffe, j'ai subi un léger rejet. J'ai été hospitalisé pendant 10 jours au cours desquels j'ai pris des immuno-suppresseurs. Ça a été pire que l'intervention chirurgicale, il me semble. On souffre de maux de tête et on a des nausées, on se sent fatigué et fiévreux et affaibli. Mais ce n'était pas payer trop cher le fait de conserver mon rein. Si j'avais à revivre cette expérience, je le ferais.

J'ai appris à vivre au jour le jour, à apprécier la nature, le soleil et les oiseaux. Je suis devenu plus nerveux et plus stressé. J'ai fait face à toutes ces situations, et je ne souhaite pas «retomber aussi bas» qu'avant, je souhaite toujours demeurer au sommet de la pente. J'ai à l'heure actuelle une très bonne qualité de vie. J'aimerais remercier tout particulièrement les médecins qui m'ont traité, ainsi que tous les membres de l'équipe de l'unité des greffes et des troubles rénaux, qui m'ont aidé dans le passé et qui me prodiguent encore des soins aujourd'hui.

10

Moses Baker, un homme âgé de 76 ans, commença l'hémodialyse il y a 11 ans.

Il y a plus de 11 ans, j'ai commencé à remarquer la présence d'un peu de sang dans mon urine. Après les premières analyses sanguines et d'urine, le néphrologue me dit que j'avais contracté une infection rénale, appelée néphrite, par le biais d'une infection de la gorge dont je souffrais à ce moment-là. Je commençai à me rendre régulièrement à la clinique de néphrologie. Deux ans après le début du traitement, le personnel de l'hôpital me conseilla de commencer la dialyse et je le fis. Je n'étais pas sûr de mon affaire au début parce que je ne savais pas à quoi m'attendre. Mais jour après jour, je m'apercevais que j'avais pris la bonne décision car la dialyse réduisait considérablement la douleur, les nausées, la dépression que j'éprouvais, et je recommençai à vivre une vie acceptable. À quelques reprises, les médecins ont mis mon nom sur la liste des personnes en attente d'une greffe, mais je leur ai demandé de l'enlever, car j'aurais dans ce cas été obligé de prendre des médicaments immunosuppresseurs très puissants, et je n'étais pas prêt à souffrir davantage.

J'étais marié à ma seconde femme à l'époque où je commençai la dialyse, et elle me donna beaucoup de courage et de soutien. Parfois, je me sentais inconfortable parce que mes mains et mes pieds enflaient, mais une fois que l'on m'avait branché à l'appareil de dialyse et que l'on avait enlevé les liquides en excès, je me sentais beaucoup mieux. Je suis les recommandations du médecin le plus fidèlement possible car je suis conscient que, si je ne le fais pas, je vais mourir, et je ne suis pas encore prêt à mourir.

Mes quatre enfants et six petits-enfants m'ont donné aussi beaucoup de courage. Je rends visite à trois de mes enfants à Toronto et à Ottawa, et j'ai une fille qui vit ici à Montréal. Je reçois beaucoup de soutien de ma famille et je crois que ma famille est ma principale raison de vivre. Je place presque chaque jour un appel interurbain pour converser avec l'un ou l'autre des membres de ma famille, et je leur rends visite le plus souvent possible, que ce soit par autobus, par train ou par avion.

Les jours où je ne me présente pas à l'hôpital, je m'occupe. Je m'occupe des tâches domestiques à la maison et je fais mes emplettes. J'essaie de rester en communication avec mes amis et parents.

Aux personnes comme moi qui n'ont pas eu de chance, je dis : «Ne renoncez pas, faites preuve de courage et combattez.» L'hémodialyse, ça pose de nombreux défis. Il y a de bons et de mauvais jours. Si vous respectez le plus fidèlement possible les recommandations des diététistes et des médecins, votre vie s'améliorera. J'ai subi plusieurs interventions chirurgicales après avoir commencé la dialyse, y compris un double pontage coronarien au cours duquel on m'a installé deux «valves» métalliques au cœur. On m'appelle l'homme bionique. Le fait que je sois un batailleur ainsi que ma volonté de vivre m'ont aidé à composer avec toutes ces interventions chirurgicales et ont fait que mon cœur bat toujours. J'ai 76 ans maintenant; j'estime que, si je continue à me surveiller le plus fidèlement possible, j'ai peut-être bien encore quelque cinq à 10 ans à vivre. Cela me permettrait de voir grandir mes merveilleux petits-enfants, de voyager un peu et de faire toutes les choses que j'aime faire.

Je pense que mon expérience en est une de courage et d'espoir. Si les informations me concernant et concernant ma façon de composer avec l'insuffisance rénale peuvent aider d'autres personnes, alors peut-être que je me considérerai comme un héros.

11

Sadie Golland, une femme âgée de 72 ans, entreprit l'hémodialyse il y a trois ans.

Je suis diabétique depuis un certain nombre d'années, et je pense que le diabète est à l'origine de mon insuffisance rénale. Avant de commencer l'hémodialyse, je souffrais de nausées et je ne me sentais pas très bien, mais après une certaine période de temps j'ai commencé à mieux me sentir et, plus important encore, je suis encore en vie.

Au départ, lorsque mon médecin m'a appris que je devais subir des traitements de dialyse, cela ne m'a pas particulièrement réjouie car je n'avais jamais entendu parler de l'expérience de qui que ce soit, et j'ignorais ce que cela pouvait être. Mais après quelques séminaires au cours desquels l'équipe soignante nous a fait visiter la salle prévue pour l'hémodialyse et nous a montré les appareils, mes craintes se sont atténuées. Je n'en sais toujours pas très long sur les appareils de dialyse mais je sais que la dialyse me fait du bien. Je ressens une légère fatigue les jours de dialyse. Une fois rentrée à la maison, j'ai l'habitude de m'allonger et de faire une petite sieste, et au réveil je me sens beaucoup mieux. Les restrictions alimentaires ne me posent pas de problème, et j'essaie de les respecter le plus fidèlement possible. J'essaie d'oublier la dialyse lorsque je ne suis pas branchée à l'appareil mais dans mon for intérieur je ne cesse d'y penser. Je dois me souvenir de venir en dialyse trois fois par semaine, ce qui fait que c'est difficile de ne pas y penser.

Ma famille m'a beaucoup aidée à composer avec la dialyse. Mon mari, mon frère et mes enfants m'ont grandement encouragée tout au long de ma maladie, et je leur suis reconnaissante de m'avoir apporté tout ce soutien. J'ai une aide domestique maintenant, qui se charge de toutes les tâches domestiques. J'ai travaillé fort toute ma vie alors je suppose que le temps est venu pour moi de me reposer. Je suis également reconnaissante à l'équipe de la clinique d'hémodialyse parce qu'ils ont été merveilleux pour moi.

La dialyse a fait une grande différence dans ma vie. J'avais l'habitude de voyager beaucoup mais je ne peux plus me le permettre. En fait, il y deux ans, j'ai séjourné en Floride pendant trois semaines, avec la conviction que tout irait bien. Mais je n'ai pas reçu les traitements appropriés là-bas, car on m'a branchée à l'appareil de dialyse pour une séance de deux heures seulement alors que les séances prescrites devaient durer trois heures et demie. Je me suis trouvée très mal en point et je suis revenue à l'hôpital le plus rapidement possible. Ma vie est pas mal différente de ce qu'elle était auparavant. J'avais l'habitude d'accomplir un bon nombre de tâches par moi-même, mais je me rends compte à présent que je me fatigue rapidement, particulièrement après une séance de dialyse. Toutefois, je me sens beaucoup mieux le lendemain et je compte sur la dialyse.

Je suggère aux personnes qui souffrent de troubles rénaux de subir la dialyse parce que c'est la meilleure solution dans leur situation. La dialyse entraîne une certaine fatigue parce que l'on doit demeurer assis pendant près de quatre heures mais c'est votre vie qui est en jeu et l'on ne plaisante pas avec cela. Le mot «dialyse» fait peur au début. Mais une fois l'hémodialyse commencée, et une fois que l'on comprend de quoi il s'agit et quels sont ses effets, les craintes disparaissent et on est reconnaissant de l'existence d'un tel appareil. La dialyse vous accompagnera partout où vous irez et il vaut mieux que vous l'acceptiez et continuiez à vivre.

12

Toby Williams, un homme âgé de 21 ans, entreprit l'hémodialyse il y a un an et demi. Après l'entretien qui suit, Toby a subi une greffe rénale.

Cela fait maintenant un an et demi que je suis en dialyse. Au début, lorsque j'ai commencé les séances, j'étais vraiment en colère. Je devais me rendre aux États-Unis pour jouer au football niveau collégial, et soudain je suis tombé malade. Je n'arrivais pas à croire que cela m'arrivait à moi, de toutes les personnes. Lorsque j'ai entendu parler de la fistule que l'on devait créer, cela a empiré les choses encore davantage. Et puis un jour, ma grand-mère est venue me voir et m'a apporté une Bible qu'elle avait à la maison. J'ai commencé à la lire, et cela m'a beaucoup apaisé. Cela m'a fait voir les choses sous un autre angle. Ma grand-mère m'a recommandé de lire le Livre de Job, et j'ai suivi son conseil. Une phrase de ce livre m'a particulièrement marqué : «Le Seigneur donne et le Seigneur reprend». Étant donné que j'ai de fortes convictions religieuses, le fait de lire la Bible m'a beaucoup encouragé.

Depuis que j'ai commencé la dialyse, certaines choses ont changé dans ma vie. Auparavant, jamais je n'avais réfléchi à ce qu'était la maladie ou au sort des malades, et mes visites à l'hôpital ont définitivement changé tout cela. Un autre aspect de ma vie qui a subi des modifications importantes c'est mes habitudes alimentaires. Lorsque je suis venu à l'hôpital pour la première fois, j'ai dû rencontrer une diététiste, et elle m'a apprit qu'il y avait un bon nombre d'aliments que je ne pourrais plus consommer. En fait, environ la moitié de ces aliments étaient mes aliments préférés, et j'avais consommé plusieurs d'entre eux le matin même! Et bien, avec le temps, j'ai appris comment composer avec les problèmes que les restrictions alimentaires entraînent.

En fait, des choses bien positives sont survenues dans ma vie depuis que j'ai commencé la dialyse. L'une de ces choses positives, c'est que j'ai toujours bien du plaisir lorsque je viens à l'hôpital pour la dialyse. Les infirmières sont très gentilles, et les autres personnes le sont aussi.

L'atmosphère est excellente, c'est comme une grande famille. En fait, depuis que j'ai commencé la dialyse il y a une chose qui s'est améliorée comparativement à ce qu'il en était auparavant. Cela date du moment où j'ai rencontré Brian, un autre patient dialysé. Bien qu'il soit de plusieurs années mon aîné, nous nous entendons bien. Souvent, lorsque ma séance de dialyse est terminée, je vais le voir et on discute. On discute et on plaisante constamment, ce qui parfois «énerve» un peu les infirmières. Avant de le rencontrer, j'étais plutôt timide, mais maintenant cela a vraiment changé. Je suis beaucoup plus à l'aise avec les gens maintenant, particulièrement avec les femmes.

Mes amis m'ont aussi apporté un grand soutien, et cela s'est révélé très important. Ils m'acceptent tous, et ils ne me traitent pas différemment d'auparavant. Il n'y a eu aucun changement dans nos rapports sauf que, trois fois par semaine, je ne suis pas avec eux, et que je ne peux pas manger les mêmes aliments qu'eux. Je joue encore au football, et je fréquente tous mes amis de l'équipe de football.

L'une des questions qui est survenue récemment, c'est la question de la greffe rénale. Je me suis informé à ce sujet, mais c'est une chose à laquelle je veux réfléchir très sérieusement. La raison principale pour

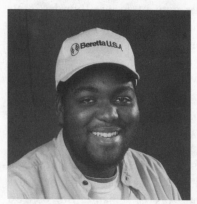

laquelle je tiens à le faire, c'est que les médecins m'ont dit que, si je recevais une greffe rénale, je ne pourrais plus jouer au football. C'est parce que le football est un sport de contact, et que le fait de subir une greffe m'empêcherait de participer à tout sport de contact. Mais dans l'immédiat, en ce qui concerne la dialyse, j'ai un petit secret. Lorsque je suis en dehors de l'hôpital, je ne pense tout simplement pas à la dialyse. Lorsque je quitte l'hôpital, je continue simplement à vivre une vie normale. Lors d'une journée type, je me rends au terrain de basketball, je m'entraîne, je retourne à la maison et je regarde la télé. Je ne pense pas une seule minute à la dialyse. Cela demande pas mal de discipline, mais de quelque façon je réussis toujours à le faire. Lorsque je dois me présenter pour une séance de dialyse, je suis toujours de bonne humeur pendant la séance parce que, s'il fallait que je me laisse abattre, la séance serait tout simplement encore plus pénible. Ces temps-ci, je suis très rarement triste, ou même en colère. Je ne sais pas pourquoi je suis heureux, c'est tout simplement ainsi. D'après moi, lorsque l'on se fait trop de souci à propos de quelque chose, on a des cheveux gris. Et je pense que je suis trop jeune pour en avoir.

13

Une femme âgée de 68 ans qui souhaite garder l'anonymat a entrepris l'hémodialyse il y a cinq mois. Sa fille raconte son histoire.

Nous savions que ma mère souffrirait d'insuffisance rénale parce que deux ans et demi plus tôt elle avait subi un pontage coronarien et que l'on nous avait dit que l'insuffisance rénale pouvait en être l'un des effets secondaires. C'est l'été dernier que nous nous sommes aperçus que son état de santé se détériorait. Ses reins fonctionnaient de moins en moins et le médecin a suggéré qu'elle entreprenne la dialyse. Ça a été un choc lorsqu'elle l'a appris. Nous sommes venus visiter l'unité de dialyse et elle a tout de suite pensé que sa vie était terminée. Parce qu'elle est très forte, au fur et à mesure que son état s'est amélioré, elle a commencé à accepter davantage la situation et à se sentir encouragée. Au début, mon père ne venait pas à l'unité de dialyse parce qu'il n'acceptait pas vraiment la situation et ne voulait pas montrer à ma mère que cela lui posait problème. Lentement, à mesure qu'il voyait son état s'améliorer, il a commencé à venir. À présent, il vient une fois par semaine. Mon père est très indépendant. Il a toujours fait sa part à la maison même si nous sommes Italiens!

Je pense que le temps qu'exigent les séances de dialyse est ce qui a été le plus difficile à accepter, ainsi que le fait que ma mère ne pouvait plus voyager. Cela nous a tous affecté d'une manière ou d'une autre parce que cela a été une adaptation. Ma mère est une femme active et elle aime beaucoup voyager, et cela a cessé. Elle se sent mieux maintenant qu'elle est en dialyse, mais je la crois un peu déprimée à l'heure actuelle car elle a perdu un peu de ses cheveux à cause des stéroïdes qu'elle a dû prendre. Elle a toujours eu une chevelure fournie. Cela rend les choses un peu difficiles. Même si nous lui disons que ses cheveux vont repousser, je crois qu'elle n'y croit pas.

On rencontre ici des gens dont le frère ou la sœur subissent par exemple des traitements de dialyse depuis un bon moment. Ils vous racontent leur histoire, vous la comparez à la vôtre et vous commencez à mieux vous sentir. C'est comme un groupe de soutien. Le fait de venir ici en vient à faire partie de votre vie et vous sentez que vous faites partie de la famille. Ma mère nous dit qu'elle se sent faible alors qu'elle était auparavant pleine d'énergie, mais au moins elle en rit.

Au début, il y a une foule de tests à passer. Nous avons rencontré la diététiste, la travailleuse sociale et le psychiatre. Ma mère a trouvé amusant le fait de rencontrer le psychiatre parce qu'elle se demandait si la dialyse allait la rendre folle! Elle ne comprenait pas ce que ses questions avaient à voir avec la dialyse. Alors ma sœur et moi avons parlé au psychiatre. À ce moment-là nous avons beaucoup ri, peut-être parce que nous étions fatiguées. Il a probablement pensé que c'était nous qui avions besoin d'un psychiatre!

14

Karen Smith, une femme âgée de 24 ans, entreprit il y a trois ans un traitement dont les modalités ont été l'hémodialyse, la dialyse péritonéale et une greffe rénale.

On n'a jamais mis en lumière la raison pour laquelle j'ai contracté une maladie rénale, bien que j'aie des antécédents familiaux de lupus. On ne m'avait jamais dit que je souffrais de lupus, mais on m'a prescrit un traitement semblable à celui que l'on réserve aux personnes souffrant d'une maladie similaire au lupus. Il n'y a apparemment eu qu'une seule exacerbation, mais ma fonction rénale a diminué de façon continue. J'avais 18 ans lorsque j'ai commencé à mal me sentir. Ma fonction rénale a commencé à décroître, mais à un niveau qui n'était pas décelable pour moi, seuls les médecins pouvaient s'en rendre compte.

J'ai commencé la dialyse péritonéale à l'âge de 21 ans. J'avais au début une idée générale de ce que cela pouvait être, mais je ne connaissais personne qui ait été dialysé. À l'hôpital où j'étais suivie, on m'a donné tellement d'information sur l'hémodialyse et la dialyse péritonéale. On a commencé à m'y préparer lorsque mon taux de créatinine a atteint 400, mais on m'a dit que l'on ne commencerait que lorsque ce taux aurait atteint 600. J'étais en communication étroite avec l'un des médecins, et il m'a tellement facilité les choses, simplement en dessinant des diagrammes pour illustrer ce qui se passait avec ma créatinine. Même lorsque j'ai commencé la dialyse, j'étais encore pas mal «traumatisée» cependant. On m'a dit que j'allais être dialysée ce jour-là, dans 45 minutes en fait, et ça a été tout un choc, même si je savais de quoi il s'agissait. Me remémorant cette époque, je suis en quelque sorte contente que j'aie été naïve à ce sujet. J'avais beaucoup de connaissances sur la dialyse, mais on ne sait jamais comment l'on va se sentir lorsque l'on sera branché à la machine, ou lorsque l'on pratique la dialyse à la maison, ou lorsque l'on se rend compte des modifications au mode de vie que la dialyse va entraîner. Ça a définitivement été une période pendant laquelle j'ai beaucoup appris sur moi-même, mes forces et faiblesses, et mon indépendance.

Je pense qu'au moment où j'aurais pu commencer à mal me sentir face à la dialyse, j'étais maîtresse de la situation, si bien que les choses n'ont jamais évolué au point où j'ai été vraiment malheureuse d'être en dialyse. Mais il y avait toujours des moments où... comme lors du mariage de ma meilleure amie. J'étais demoiselle d'honneur, et j'ai dû m'absenter de la réception pour une séance de dialyse à la maison. Lorsqu'on est aux prises avec une telle situation, quel est le choix possible? Si on ne le fait pas, on meurt. Pour moi, en tout cas, il me semblait que c'était simplement ainsi que les choses devaient être.

J'ai bien apprécié le fait d'avoir la possibilité de choisir la dialyse péritonéale plutôt que l'hémodialyse. L'hémodialyse m'a causé vraiment beaucoup de problèmes, étant donné mon âge, le fait d'être à l'hôpital, certaines des personnes qui sont branchées sur les machines ont l'air vraiment malades, et je sais que cela m'aurait déprimée. J'ai besoin d'être autonome. La dialyse péritonéale peut se pratiquer à la maison, et s'intègre bien à mon mode de vie. Je suis toujours active. Je pouvais prendre mes affaires avec moi et me rendre chez une amie pour y pratiquer ma séance de dialyse, et en voyage je pouvais le faire en voiture.

Au moins je pouvais mener une vie ayant une quelconque ressemblance avec la vie à laquelle j'aspirais. Je me suis vraiment efforcée de ne pas laisser la dialyse me limiter dans mes activités. Cela n'a pas été facile parce que j'ai dû y aller par étapes. La première chose que j'ai faite, ça a été de faire un voyage d'une nuitée, et puis la deuxième fois je me suis absentée quelques jours, et puis j'ai essayé de traverser la frontière, ce qui semblait présenter plus de risques sur le plan psychologique, parce que si quelque chose clochait pendant mon séjour là-bas, ce serait plus difficile pour moi d'obtenir de l'aide. Simplement me fixer des objectifs pas trop difficiles à atteindre, et puis accroître la difficulté. J'ai vécu à Atlanta un été, et à ce moment-là j'avais l'impression que je pouvais tout faire en dialyse. Ironie du sort, car juste au moment où j'ai atteint ce stade, j'ai reçu ma greffe. Je pense que ce fut là une leçon que j'avais besoin d'apprendre de la vie.

Ma famille m'a apporté un soutien significatif étant donné ses antécédents médicaux. Ma mère est morte du lupus alors que mon frère et moi étions encore jeunes, si bien que mon père était habitué au milieu hospitalier. Mon père m'a apporté un grand soutien, mais je crois que c'était parfois difficile pour lui à cause de ce à quoi il avait dû faire face avec ma mère, et parce que tout semblait devoir se répéter comme un cycle. Mes amis m'ont beaucoup aidée. Ils ont été à mes côtés pour la dialyse et la préparation à la dialyse, et maintenant que j'ai eu la greffe. Tout s'est bien passé. Je pense que, si je n'avais pas eu accès à ce réseau, tout serait beaucoup plus difficile pour moi. Lorsque l'on a eu à faire face à un certain nombre d'épreuves, on a tendance à s'en remettre largement à ses propres forces. Je pense qu'il y a des moments où tous nous avons besoin de nous appuyer sur notre prochain, mais lorsque l'on jette un coup d'œil sur le passé et que l'on constate que l'on a surmonté pas mal d'obstacles importants sur le plan de la santé, parfois on a l'impression que l'on peut s'en remettre à soi-même plutôt que de se tourner vers les autres, et cela c'est pas mal fort. Cela procure un grand sentiment de bien-être. Cela peut sembler une chose étrange à dire, mais parfois je me demande ce qui se serait passé si je n'avais pas eu à vivre cette expérience. Bien que je ne souhaite jamais la revivre, je suis en quelque sorte heureuse que cela soit arrivé. J'ai l'impression de disposer de pas mal d'outils qui me serviront pour le reste de mon existence.

J'ai commencé à Kingston, et le fait de fréquenter l'université dans ma ville natale ne m'a pas posé de problèmes. Aussitôt que j'ai commencé à repousser mes limites, j'ai compris que l'université Queens n'était pas «le nec plus ultra»; je me suis demandée où j'aimerais vivre, et la réponse, ça a été Montréal. Mon déménagement ici a eu plus à voir avec la ville de Montréal qu'avec l'université McGill, mais le fait de pouvoir fréquenter une bonne université avait aussi beaucoup d'importance pour moi. Il n'y a jamais vraiment eu de conflit avec mes études. J'ai trouvé que, particulièrement à McGill, on m'a apporté une aide véritable. Si on leur fait savoir que l'on pourrait occasionnellement avoir besoin d'aide, ils te font vraiment sentir qu'ils vont te donner un soutien. Je n'ai pas souvent eu besoin d'avoir recours à leurs services car heureusement ma dialyse se déroulait sans anicroche, mais si j'avais été malade, je sais que cela n'aurait pas entraîné pour moi de problèmes à l'école, et cela avait pour moi une grande importance. En ce qui concerne ma décision de poursuivre ou non mes études, la dialyse n'a jamais vraiment constitué un obstacle. Un ami à moi voulait aussi venir étudier à Montréal, et donc nous avons décidé de partager un appartement.

J'ai toujours étudié à temps partiel. Durant mon premier semestre, je me suis inscrite à deux cours seulement, et ensuite je me suis régulièrement inscrite à trois cours. Avec la dialyse, on doit vraiment apprendre à s'organiser, parce que le traitement comporte quatre séances par jour, et que cela oblige à s'organiser davantage que l'on ne le ferait normalement. J'ai trouvé que j'accomplissais davantage lorsque j'étais forcée d'en accomplir davantage. Il y a définitivement eu des moments où je me suis sentie dépassée et où j'ai dû abandonner des cours pour des raisons médicales. L'été dernier, j'ai ressenti une grande fatigue parce que je faisais pas mal de théâtre et que je suivais un cours en même temps. Je brûlais vraiment la chandelle par les deux bouts, je souffrais d'infections au niveau des sites d'insertion du cathéter et je prenais des antibiotiques. La combinaison de ces facteurs a posé quelques difficultés, et j'ai dû abandonner un cours, mais lorsqu'une telle chose arrive, on doit se demander : «Qu'est-ce qui est le plus important, le fait de m'occuper de moi-même et de ma santé, ou la valeur monétaire du cours, et les crédits auxquels je devrai renoncer?» On apprend ainsi à ne pas être dur avec soi-même.

J'ai mis longtemps à accepter l'idée de recevoir une greffe. J'avais du mal à accepter le fait de devoir dépendre à ce point des médicaments immunosuppresseurs, et ce, pour le reste de mes jours. Il me semblait que je manifestais tous les effets secondaires possibles. À fortes doses, je planais, mais à doses plus faibles, je souffrais de dépression. Pendant longtemps, je n'étais tout simplement pas prête à faire face à nouveau à cette situation. J'ai mis un moment à prendre la décision de recevoir une greffe. Certaines personnes prennent cette décision de manière quasi automatique et je n'arrive pas à comprendre comment elles peuvent le faire. J'ai 24 ans, et il me semblait que ce ne serait sans doute pas la seule greffe que j'aurais à subir, et que si je faisais attention le rein greffé pourrait fonctionner pendant de nombreuses années, mais j'espérais vivre assez longtemps pour faire face à la possibilité d'avoir à revivre cette expérience. Je voulais donc être tout à fait prête à vivre l'expérience pour la première fois, afin que ce soit une expérience tout à fait positive, que je sois psychologiquement prête à composer avec la question des médicaments. Je ressentais une certaine peur et de l'incertitude car il s'agit d'une intervention majeure et je n'en avais jamais subi auparavant. Les médecins disent que c'est une intervention de routine, et c'est peut-être routinier pour eux, mais pas pour moi. Même après avoir pris ma décision, je n'étais plus «sûre de mon affaire», et j'ai eu bien besoin de ces huit mois à y penser, à me balader avec mon télé-avertiseur dans l'attente qu'il se déclenche, ce qui m'a permis de composer avec l'idée qu'un jour il se déclencherait effectivement et que je m'acheminerais vers l'hôpital pour y subir une greffe.

J'étais avec mon copain Freddie, on prenait le petit-déjeuner au centre-ville, et mon télé-avertisseur s'est déclenché juste au moment où j'enfourchais sa moto. Il a jeté un coup d'œil sur le numéro affiché et m'a annoncé que c'était l'hôpital. Je pensais qu'il plaisantait. C'est lui qui a composé le numéro car j'en étais incapable, et j'ai échangé quelques mots avec la secrétaire de l'unité de DPCA, qui m'a informée que je devais me rendre à l'hôpital. Elle m'a dit : «Nous avons un rein pour toi.»

Coïncidentiellement, mon père venait justement de Kingston ce jour-là pour me rencontrer à l'hôpital où j'avais rendez-vous. C'était vraiment une coïncidence, parce que mon père venait me rendre visite à chaque trois mois, et le fait qu'il soit venu précisément le jour où j'ai reçu l'appel était tout à fait extraordinaire. Il était là, ce qui a été formidable, et mon copain était là aussi. L'une de mes meilleures amies, Zina, qui avait séjourné aux Bermudes tout l'été, était revenue la veille. Il semblait que tout un ensemble de circonstances coïncidaient pour me permettre d'avoir accès à un réseau qui me permettrait de surmonter l'épreuve. J'ai reçu un soutien important.

Je me suis sentie différente lorsque je me suis retrouvée en salle de réveil, même si j'éprouvais des douleurs dues à l'intervention chirurgicale. Je me sentais en quelque sorte différente, sans que je puisse définir en quoi. J'ai été vraiment chanceuse que mon rein fonctionne d'emblée. J'ai réellement de la chance que tout se soit aussi bien déroulé. Je pense qu'en partie cela est dû aux personnes de mon entourage et au fait que j'étais véritablement prête à recevoir cette greffe. Je crois que si j'avais commencé la dialyse et subi immédiatement la greffe, je n'aurais pas occupé une position aussi avantageuse pour faire face à ce type d'événement traumatique. Après la première semaine ou à peu près hors de l'hôpital suivant la greffe, il m'arrivait encore de penser : «Oh, il est temps que j'aille à la maison pour ma séance de dialyse.»

L'un des aspects de la situation qui m'apparaissait difficile à accepter, aussi forte que je puisse être, c'est que je sois forcée de vivre cette épreuve à mon âge. Si vous souffrez d'une maladie chronique dans l'enfance, vos parents vous apportent de l'aide en ce qui concerne les rendez-vous et les décisions à prendre. De même, si vous êtes une personne plus âgée, particulièrement un adulte marié, votre conjoint vous soutient, et il constitue un appui stable sur lequel vous pouvez compter. En tant que jeune adulte indépendante, il m'arrive souvent, lorsque j'ai besoin de soutien sur le plan intime, de me sentir passablement seule. Même les copains ou les meilleurs amis ne peuvent toujours être là lorsqu'on a besoin d'eux, étant donné l'instabilité caractéristique de la vie des jeunes adultes (début de carrière, études, autres relations interpersonnelles, degrés de maturité divers, et ainsi de suite).

La greffe m'a apporté un regain d'énergie et un puissant sentiment de productivité. On peut comparer cela au fait d'avoir à accomplir une tâche particulière, et de se faire dire qu'elle comporte dix étapes, pour ensuite soudainement apprendre que ces étapes ont été réduites à trois. Je vise toujours les mêmes objectifs, mais c'est maintenant simplement plus facile. Je peux concentrer mes efforts sur d'autres éléments qui vont aussi mieux me préparer à atteindre ces objectifs. À mes yeux c'est formidable. Ce n'est pas que j'ai eu l'impression que mes horizons s'élargissaient, mais simplement qu'il deviendrait plus facile d'atteindre mes buts.

15

Harry Goldner, un homme âgé de 77 ans, a entrepris l'hémodialyse il y a quatre ans.

Ma fonction rénale a commencé à se détériorer en 1958. Je souffrais de la goutte. En février 1992, mes reins m'ont laissé tomber à deux heures du matin. Ça a été la plus horrible sensation qu'une personne puisse ressentir. Et puis j'ai commencé la dialyse.

Le premier mois de dialyse, j'ai trouvé difficile de m'adapter. Il fallait que j'ajuste mon poids, mon attitude mentale, et éventuellement j'en suis venu à adopter une attitude selon laquelle cela allait être toute ma vie, et que je n'allais pas être attristé, et que j'allais m'efforcer d'être le plus compatible possible. Ça a été très difficile pour ma femme qui est à mes côtés depuis tant d'années, mais elle s'est elle aussi adaptée, et nous avons continué le combat. Mais nous avons dû accepter le fait que nous ne 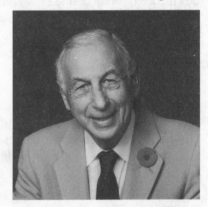 pourrions plus faire les voyages que nous faisions autrefois, que nous ne pourrions plus nous permettre les dîners que nous savourions autrefois. Ma femme et moi avions exercé le métier de représentant commercial depuis près de 45 ans, nous vivions à l'hôtel, dans les salles à manger des hôtels, et naturellement nous avons dû mettre un terme à cela.

Alors où pouvais-je aller à partir de là? Et bien, on adopte une attitude au sujet de l'hôpital, où l'on se présente trois fois par semaine, cela devient comme un second «chez-soi». Cela peut sembler idiot, car qui voudrait d'un hôpital comme «chez-soi», mais si on adopte l'attitude qu'il s'agit bien là de son second «chez-soi», si on rencontre les infirmières qui sont les personnes les plus généreuses et les plus dévouées du monde, ensuite on peut continuer à partir de là.

Or la dialyse que je subissais depuis plusieurs années me demandait beaucoup. Ma numération globulaire était à un bas niveau, j'avais besoin d'une transfusion, et voilà qu'un formidable nouveau médicament appelé «X» est apparu sur le marché. Ce médicament «X» était un médicament miracle, et mon médecin m'a demandé si j'accepterais de participer à une étude sur ce médicament, et j'ai immédiatement consenti. Pour moi, c'est la meilleure chose qui me soit arrivée depuis que je subis la dialyse. Pourquoi? Parce qu'à 6 heures ou 6 heures et demi tous les matins, je me lève, marche un mille et demi, et puis je rentre à la maison prendre mon petit-déjeuner. Cette marche matinale est une si bonne idée qu'elle m'a permis de renforcer les muscles de mes jambes. Avant la dialyse, j'avais l'habitude de faire de la marche, mais dans la période pendant laquelle mes reins ne fonctionnaient pas je n'en avais pas la force.

Toute ma vie j'ai été une personne très autonome, et je me suis toujours dit que, si les choses n'allaient pas aujourd'hui, elles iraient mieux demain. On vit tous des déceptions, on a de bons et de mauvais moments, et donc il faut prendre les choses comme elles viennent, si bien que lorsque mon insuffisance rénale est survenue, j'ai dû l'accepter et composer avec la situation.

Pour moi, un héros c'est quelqu'un qui se jette à l'eau pour sauver un enfant qui se noie, ou quelque chose du genre. Être un héros subissant la dialyse et rester en vie... peut-être que je peux arriver à me considérer comme un héros. Ma femme me donne toujours un soutien, ma famille me donne un soutien. Mes amis me disent toujours : «Et bien, tu as l'air en pleine forme!» Je réponds : «Ouais, je suis en meilleure posture que toi.» Ce à quoi ils répondent à leur tour : «Pourquoi?» «J'ai 77 ans, on me «purifie» trois fois par semaine, tu es dans la soixantaine et tes reins fonctionnent à 30 ou 35 pour cent. Alors tu vois, je suis en meilleure posture que n'importe lequel d'entre vous.» Ils me regardent et se disent que j'ai perdu la boule, mais c'est la vérité! Alors, si vous voulez me considérer comme un héros, je veux bien être d'accord avec vous.

16

Andor Lekay, un homme âgé de 88 ans, a entrepris l'hémodialyse il y a sept mois.

Après plusieurs analyses sanguines et d'urine, mon médecin m'a dit que l'un de mes reins ne fonctionnait qu'à moitié et que l'autre avait cessé de fonctionner. J'ai dû attendre environ trois mois avant de commencer la dialyse parce que l'on a dû créer une fistule dans mon bras. Malheureusement les veines de mon bras n'étaient pas assez fortes et les médecins ont finalement introduit un cathéter dans la région thoracique et c'est ainsi que, depuis, je reçois la dialyse.

Lorsque les médecins m'ont appris que je devais commencer les traitements de dialyse, je ne savais pas que je devrais me rendre à l'hôpital trois fois par semaine. Je croyais que peut-être je n'aurais à me présenter qu'une seule fois par semaine. Je ne peux rien faire pendant ces trois jours mais qu'est-ce je peux y changer? Ou c'est la dialyse trois fois par semaine ou c'est ma vie. En fait, je suis prêt à mourir, mais ma femme qui est plus jeune que moi de 12 ans n'est pas d'accord, et c'est la raison pour laquelle j'ai entrepris la dialyse.

Je sais à présent que je dois suivre ce traitement pour le reste de mes jours et je l'accepte. Tous les autres patients qui reçoivent la dialyse se présentent trois fois par semaine alors comment serais-je justifié de me plaindre? Je suis une personne réaliste et je sais qu'à mon âge ce genre de choses arrivent.

Je ne m'attarde pas trop à penser à la dialyse et j'essaie de m'occuper en lisant, en écoutant de la musique ou en prenant chaque jour une marche d'une demi-heure autour de l'immeuble où j'habite lorsque ce n'est pas trop glissant. J'ai quelques amis qui m'appellent à la maison et qui discutent avec moi de leur vie familiale. Toute ma vie j'ai été architecte. En fait, je suis l'un des architectes qui ai conçu le Pavillon Ross de l'Hôpital Royal Victoria. J'ai toujours dessiné des plans et me suis arrangé pour m'organiser. La dialyse a été une autre façon de m'organiser et peut-être est-ce pour cela que je compose si bien avec elle.

La dialyse est un peu difficile les deux premiers mois mais après quelque temps on s'y habitue. Lorsque l'on commence la dialyse on doit savoir à quoi s'attendre. Pour que vous demeuriez en vie vous devez suivre ce traitement et ne pas perdre d'énergie à vous rebeller. Les résultats de la dialyse dépendront de la personne qui reçoit le traitement. Je ne peux arriver à convaincre une personne qui ne veut pas de la dialyse, mais je peux lui dire que la dialyse est le seul moyen de rester en vie. C'est tout.

17

Un homme de 43 ans qui souhaite rester dans l'anonymat a entrepris il y a 20 ans un traitement incluant l'hémodialyse et une greffe rénale.

Cela fait 20 ans que je suis en dialyse. Mon «aventure» débuta alors que j'étais âgé de 22 ou 23 ans. À l'époque, j'étais encore à l'université, et comment je m'aperçus qu'il y avait un problème, c'est que à un moment, je suis allé uriner et mon urine était foncée. Auparavant, j'avais aussi éprouvé à certaines occasions une grande fatigue qui était présente la plupart du temps. Je décidai donc de consulter mon médecin et ce dernier découvrit que ma tension artérielle était élevée. Je me rendis chez un spécialiste qui m'hospitalisa. Pendant mon séjour à l'hôpital, on me fit passer des tests pour mettre au jour ce qui pouvait bien causer une hypertension artérielle chez un jeune homme de 22, 23 ans. Tout ce que l'on put établir, c'est que l'hypertension artérielle avait endommagé mes reins, et que lorsque les reins subissent des dommages additionnels l'hypertension artérielle s'accroît, et que c'est comme un cercle vicieux.

Je me souviens que je me trouvais à l'hôpital et que j'avais affaire à un jeune interne qui ne connaissait rien à la dialyse et qui me dit que je devrais rester branché à une machine pour le reste de mes jours. Aucune explication, rien de rien, seulement me trouver branché à une machine pour le reste de mes jours, voilà ce que je pensais. Ce soir-là, je pleurai à chaudes larmes, je pleurai toutes les larmes de mon corps. Qu'allait-il m'arriver? À l'époque j'étais un jeune adulte et à cet âge on se croit invincible. Peu de temps après, le médecin qui me traitait m'expliqua plus en détail ce qui se passait. Donc, comparativement au choc initial, la situation m'apparut sous un meilleur jour. Il m'expliqua que je n'aurais à venir à l'hôpital qu'une fois de temps à autre, et non à être tout le temps branché à un appareil. Même à la lumière d'informations plus conformes à la réalité, c'est tout de même un événement de vie traumatisant.

Ma famille, je veux dire mes frères et sœurs, ce sont des gens qui ont peur de la maladie. Ils aiment en rester éloignés. Ils n'aiment pas en parler. J'avais à l'époque une amie qui était infirmière. Elle comprenait donc mieux de quoi il était question et elle m'aida à «passer au travers». Elle y arriva en me rappelant constamment que ma vie n'était pas finie et que j'avais encore beaucoup à contribuer et à donner et à accomplir. Elle avait l'habitude de dire que, si quelqu'un te lance une balle courbe, tu ne restes pas dans sa trajectoire, tu n'attends pas qu'elle te frappe en plein visage.

Je fus en dialyse pendant environ huit à 10 ans, je ne me souviens pas exactement. Et puis je subis la greffe et le rein fonctionna pendant environ trois ans, après quoi je fus de nouveau en dialyse. Avant de commencer la dialyse, il arrive que les médecins la retardent un peu, mais si on la retarde trop longtemps, la maladie s'aggrave. Une fois la dialyse commencée, le premier traitement ou les premières semaines sont difficiles je suppose, mais ensuite on commence à se sentir mieux. La dialyse est là pour vous aider, c'est une relation amour et haine. On doit se hâter de se rendre à l'unité et on déteste cela mais ensuite on prend conscience que, si l'on n'était pas en dialyse, on ne serait tout simplement pas là. C'est ce type de relation.

Les premiers cinq ans, j'enseignais et je pus continuer à travailler, mais après un moment cela devint trop difficile parce que je devais me rendre au travail le matin et partir vers environ 4 ou 4 h 30 de l'après-midi. Je me hâtais de me rendre en dialyse et je faisais moi-même le «montage» de l'appareil et tout ce qu'il fallait. La dialyse comme telle commençait à environ 5 ou 5 h 30, si bien que je ne retournais pas à la maison avant 11 h alors que je devais me lever tôt le lendemain matin. J'ai donc décidé de laisser tomber l'enseignement, et maintenant je fais du vitrail, j'ai monté une affaire de vente par catalogue et j'ai un chien pour me tenir occupé.

Si l'on considère cette situation, la seule autre option c'est la mort alors je ne crois pas que l'on puisse me considérer comme un héros. Voyez-vous, si la mort effraie davantage que cette situation, et si cette situation est la seule option possible à part la mort, alors on ne peut véritablement se considérer comme un héros. D'un autre côté, on peut considérer sa qualité de vie. Voyez-vous, si on s'efforce quand même d'avoir une vie sociale, cela s'appelle composer avec la situation. On peut donc dire, j'imagine, que j'ai composé avec la situation. Je sais que certaines personnes se plaignent et disent qu'elles ne peuvent boire ou manger ce qu'elles veulent, alors elles ne sortent pas. Et bien, boire et manger, ce ne sont pas les seules choses qui font que la vie vaut d'être vécue. Tu sors, tu bois avec modération, tu manges avec modération, tu as quelques contacts sociaux ou bien tu manges un peu moins pendant la journée.

Pour la personne qui croit que, voilà, c'est la fin, c'est la fin de tout, il n'y a rien d'autre, je lui dirais que dans mon expérience ce n'est pas la fin. Durant les années pendant lesquelles j'ai été en dialyse, je me suis rendu dans les Phillipines, au Japon et à Hawaï au cours du même voyage. C'est faisable. Il suffit de faire les arrangements nécessaires avec les hôpitaux de là-bas. Il y a aussi les préoccupations d'ordre financier, surtout pour la personne qui agit comme pourvoyeur de la famille. C'est un véritable problème, parce que la dialyse demande du temps et que la possibilité de travailler dépend finalement de la façon dont la personne se sent.

Parfois, lorsque quelque chose nous tombe dessus et qu'on y survit, on devient plus fort. Je suis maintenant plus compréhensif et je ne me mets plus en colère, mon expérience m'a permis d'améliorer certains aspects de ma personnalité. Face aux désappointements, je dis : «Bon d'accord, ce n'est pas possible, mais il y aura une autre fois.» Bien sûr, je ne réagis pas toujours de cette manière, mais la plupart du temps c'est ma façon de voir les choses. Je pense que l'on en vient à accepter la vie comme elle est, avec des hauts et des bas, et à comprendre que si rien ne va plus maintenant, tout ira mieux éventuellement.

En fait, si j'étais un jeune patient commençant en dialyse, je voudrais avant tout savoir si ma vie est finie et, vous savez, ce n'est pas le cas, loin de là. Ma vie est satisfaisante. J'en suis encore étonné, le fait de ne pas avoir de reins, ce sont des organes relativement importants, pas indispensables bien sûr, mais il y a l'appareil de dialyse et si on suit son régime et si on demeure relativement actif, la vie continue. Dans la vie tout a un prix, et ce d'autant plus que l'on est malade, mais on continue, on continue et c'est comme ça. Dans la vie, l'imagination est la seule limite, pour tout le monde, même les personnes qui ne souffrent d'aucune maladie.

18

Maria Franco, une femme âgée de 40 ans, a entrepris il y a huit ans un traitement dont les modalités ont été l'hémodialyse et la dialyse péritonéale.

Cela fait huit ans que je suis en dialyse. Au début, j'étais en hémodialyse, mais éventuellement j'ai opté pour la dialyse péritonéale. La raison pour laquelle j'ai changé, c'est que j'avais un jeune bébé à la maison, et que je ne voulais pas être obligée de me rendre constamment à l'hôpital.

Lorsque j'ai commencé la dialyse, j'avais peur et je ne voulais pas subir l'intervention chirurgicale nécessaire. Mais une fois l'intervention pratiquée et la dialyse commencée, je m'y suis habituée.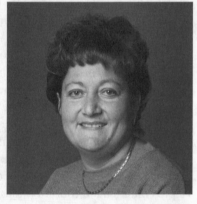

Plusieurs choses ont contribué à rendre la situation moins pénible. J'ai ma mère, et elle me rend souvent visite. Et puis, mon fils vient dîner à la maison tous les midis. Mon mari m'aide, tout le monde m'aide. Bien entendu, il m'arrive de me faire du souci, mais j'essaie de ne pas me laisser dominer par l'inquiétude. Je sais que je suis en dialyse, mais je l'accepte. Je me dis simplement que c'est là ma vie, et d'ailleurs que puis-je y faire? Je pourrais être malheureuse à cause de la dialyse, mais si je me laissais abattre, quelle sorte de vie serait la mienne? Comment arriverais-je à aller de l'avant? De cette manière, je fais face.

Je n'ai pas eu de problème à élever mon fils malgré la dialyse parce que j'ai su m'organiser. Le matin, je me lève et, habituellement, je m'occupe d'abord de mon traitement en dialyse. Puis je me prépare, je prends un café, et je réveille mon fils pour le préparer pour l'école. Je le conduis à l'école et puis je fais ce que j'ai à faire. Plus tard, je vais le chercher. Je prends des vacances, et cela ne pose pas de problèmes dans la mesure où je respecte mon plan de traitement. Je peux aussi sortir le soir, je dois simplement réserver du temps pour mon traitement. Ainsi, la dialyse a toujours été très pratique. Je peux toujours prévoir un traitement lorsque mon fils est à l'école ou lorsque je ne suis pas occupée.

Rien n'a changé dans ma vie. Je réussis à faire tout ce que j'ai à faire, parce que mes traitements ne sont pas très longs. Puisque je ne travaille pas à l'extérieur, j'ai eu le temps de m'impliquer dans un grand nombre d'activités. Je m'occupe une fois par semaine à l'école de l'un des clubs dont fait partie mon fils, et nous emmenons les enfants visiter des endroits intéressants. La seule excursion à laquelle je n'ai pu participer, c'est quand ils sont allés camper, étant donné que c'était trop compliqué d'organiser mes traitements. Je vais moi-même à l'école une fois par semaine, je travaille comme bénévole à la bibliothèque, et j'enseigne le catéchisme aux enfants pour les préparer à la communion.

C'est vrai que ma situation était très difficile au début, et que je ne voulais pas l'accepter. Mais mon fils m'a donné beaucoup de courage, parce que je savais qu'il avait besoin de moi. Éventuellement, une fois l'intervention chirurgicale devenue chose du passé, j'ai été capable de mieux accepter la situation. Lorsque les médecins me parlent d'une greffe du rein, cela ne me semble pas nécessaire parce que j'estime assez bien me porter. La dialyse est définitivement une partie importante de ma vie, et c'est quelque chose de quotidien pour moi. Mais cela ne m'empêche pas de vivre, et j'y vois simplement l'une des tâches qu'il me faut accomplir.

19

Eleanor Hinton, une femme âgée de 58 ans, a entrepris l'hémodialyse il y a cinq semaines.

Il n'y a pas longtemps je suis allée voir mon médecin de famille parce que je souffrais de constipation. Mon médecin m'a dit que mes reins avaient cessé de fonctionner et a parlé de dialyse. Il m'a également appris que mon cœur avait «grossi» et que je devais commencer des traitements de dialyse sans quoi je «tomberais morte». Je n'avais pas d'autre choix que d'accepter ce traitement. Les médecins voulaient mettre mon nom sur la liste des patients en attente d'une greffe. J'ai refusé parce que je suis quelqu'un de réaliste, et que selon moi une personne plus jeune pourrait davantage que moi en tirer profit.

J'ai été un peu bouleversée lorsque le médecin m'a appris que mes reins avaient cessé de fonctionner car je suis encore jeune et j'ai cinq petits-enfants que je veux voir grandir. L'hémodialyse me faisait peur au début à cause de toutes ces aiguilles dans mon bras et de tous ces tubes qui «sortaient de moi». Cependant, après un certain temps, j'ai commencé à m'y habituer. Les jours de dialyse, je n'ai envie de rien faire. Je veux juste rentrer chez moi et m'allonger sur mon lit pendant quelques heures. Les restrictions alimentaires et celles concernant la consommation de liquides m'incommodent passablement. J'aimerais pouvoir boire de plus grandes quantités d'eau mais c'est impossible car mon médecin m'a dit que cela pourrait entraîner une crise cardiaque. Rester allongée sur un lit pendant les quatre heures que dure la dialyse est très difficile et j'ai, depuis peu, commencé à souffrir de maux de dos. Je me lève le matin, et je suis toujours en vie et je devrais me compter chanceuse que cet appareil d'hémodialyse existe.

L'hémodialyse a fait une grosse différence dans ma vie. Je ne peux plus aller rendre visite à mes filles quand cela me tente parce que je dois demander la permission à mon chauffeur. Et lorsque je le fais je ne peux rester qu'une seule nuit parce que je dois revenir le lendemain pour la dialyse. J'ai l'impression que je ne suis plus mon propre patron. Mes petits-enfants me demandent souvent pourquoi je ne joue plus avec eux. Je leur réponds que je suis fatiguée et que je n'ai pas le goût de jouer avec eux. J'espère qu'un jour lorsque j'irai mieux je serai davantage en mesure de jouer avec eux. J'aime fumer des cigarettes mais mon médecin m'a mis en garde contre elles parce que ma santé pourrait se détériorer. Je lui ai dit que j'allais mourir de toute façon et que par conséquent je pouvais bien me permettre de fumer une cigarette et de la savourer. Je fume encore mais moins.

Mes deux filles et mes deux fils font ce qu'il peuvent pour m'aider. Ils viennent me rendre visite de temps à autre mais ils ont leurs propres enfants et cela les tient pas mal occupés. En ce moment je vis avec ma cousine qui fait la cuisine et le ménage de la maison. J'ai toujours eu du courage et, à chaque fois que j'avais un problème, je m'assoyais, y réfléchissais et trouvais une solution. J'ai toujours pensé que ce qui doit arriver doit arriver. J'essaie de garder le moral en lisant beaucoup et en regardant un peu de télévision.

Optez pour la dialyse et remettez-vous-en à une plus haute autorité parce que cela aide parfois. Acceptez la dialyse parce que vous n'avez pas le choix. Faites ce que l'on vous dit de faire. Fiez-vous à vous-même et montrez-vous fort parce que personne d'autre que vous-même ne pourra vous aider à composer avec la dialyse. La vie change lorsque l'on subit la dialyse mais ce n'est pas nécessairement pour le pire.

20

Ayad Kolta, un homme âgé de 62 ans, entreprit il y a quatre ans un traitement dont les modalités ont été l'hémodialyse et une greffe rénale.

En 1978, j'ai eu une crise cardiaque. Lorsque j'ai été hospitalisé, le médecin m'a dit que l'un de mes reins avait cessé de fonctionner. De 1982 à 1987, mon autre rein a cessé de fonctionner et mon nom a été ajouté à la liste des patients en attente d'une greffe rénale. En février 1989, j'ai reçu une greffe rénale et tout a semblé bien fonctionner jusqu'en février 1992, alors que le greffon a à son tour cessé de fonctionner. Il n'y avait qu'une seule solution à mon problème, l'hémodialyse, sans quoi j'allais mourir. Dans l'intervalle, mon nom a été rajouté à la liste des patients en attente d'une greffe rénale, ce que j'attends toujours.

Lorsque le médecin m'a appris que mon rein avait cessé de fonctionner, j'ai accepté cette nouvelle et j'ai continué ma vie. L'hémodialyse présentait des inconvénients parce que je devais me rendre à l'hôpital trois fois par semaine. Les jours pendant lesquels je suis en dialyse, je suis habituellement de mauvaise humeur et j'essaie d'éviter d'engager la conversation avec qui que ce soit. Une fois la dialyse terminée, je me sens très affaibli et je me dirige droit vers mon lit. À mon réveil et une fois que j'ai mangé, je me sens à nouveau en forme. L'autre inconvénient avec l'hémodialyse, c'est que je dois surveiller ma consommation de sel et de liquides. Néanmoins, sauf pour ce qui concerne les trois jours pendant lesquels je suis en dialyse, je me sens très bien le reste de la semaine. Ma femme et mes enfants me donnent toute l'aide possible, ce qui est d'une importance cruciale dans une telle situation.

Lorsque j'ai eu une transplantation rénale, j'étais moins «attaché» à l'hôpital et je pouvais faire ce qui me plaisait. Mais plusieurs choses ont cloché avec la greffe. J'ai commencé à souffrir d'hypertension artérielle et d'hyperglycémie, et à avoir des problèmes avec ma vue. Je prenais aussi plusieurs médicaments immunosuppresseurs et cela a pu être à l'origine des symptômes que j'ai manifestés. Si l'on prend ces facteurs en considération, la greffe rénale et l'hémodialyse s'équilibrent parce qu'elles présentent chacune leurs avantages et leurs inconvénients.

Pour les personnes chez qui un diagnostic d'insuffisance rénale vient d'être posé, la meilleure attitude consiste à accepter la situation, et à essayer de mener une vie normale avec les moyens dont elles disposent. En ce qui me concerne, mes convictions religieuses m'ont été très utiles car elles m'ont aidé à accepter ma situation comme faisant partie de ma destinée.

21

Janice Anthony, une femme âgée de 43 ans, a entrepris l'hémodialyse il y a un an.

En 1988, lorsque j'ai commencé à remplir les formulaires pour obtenir ma résidence permanente au Canada, je me suis présentée pour un examen médical et on a découvert que je souffrais de diabète. On a commencé à me traiter pour le diabète mais je ne prenais pas vraiment soin de ma santé, je ne prenais pas les médicaments que j'aurais dû prendre. En 1994, étant donné que je devais moi-même payer pour les médica-ments et que j'étais toute seule et avais quatre enfants à faire vivre, je ne pouvais acheter les médicaments qu'il me fallait alors mon état s'est aggravé.

On m'a dit que mon problème de rein était dû au diabète et au fait que je ne prenais pas soin de ma per-sonne. J'étais constamment malade, et finalement en août le médecin m'a appelée et m'a dit que j'allais com-mencer la dialyse. On m'a fait passer tous les tests et finalement la dialyse

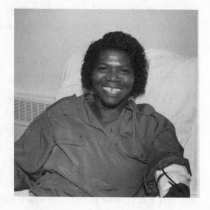

a commencé. À la première séance j'ai pleuré. J'ai tellement pleuré, je suis restée assise ici pendant que j'attendais, j'ai pleuré, j'ai pleuré, j'ai pleuré tellement je ne comprenais pas. Je regardais toutes les personnes qui m'entouraient et je me demandais qu'est-ce qui se passe, je ne comprends pas pourquoi je dois rester branchée à un appareil pendant quatre heures. J'ai pleuré pendant toute la soirée.

Au début je me sentais encore malade et faible mais maintenant c'est une toute autre histoire, je vous le dis, je me sens plus forte. Vous auriez dû me voir lorsque je me suis présentée ici pour la première fois, je ne pouvais même pas marcher et maintenant je peux courir pour attraper l'autobus. Je n'arrive même pas à le croire. Je me contentais autrefois de rester assise à la maison et de me rendre à l'hôpital en taxi, mais maintenant les choses se passent différemment. Je peux faire tout ce que je faisais autrefois. Je fais mon ménage, je cuisine, je vais magasiner mais je ne peux transporter de paquets trop lourds à cause de la fistule dans mon bras. Mais j'y vais, je marche, je fais tout ce que j'ai à faire. Comparativement au début du traitement, je me sens mieux à 100 pour cent.

Le seul espoir c'est la dialyse, et je crois que ça marche pour vrai. Ça a marché pour moi. Ça m'a beaucoup aidée alors j'encouragerais quelque patient que ce soit à entreprendre la dialyse. Je suis une héroïne parce que je me suis battue et me suis encouragée moi-même. Ma famille a aussi été très courageuse, surtout mon fils. Tous mes enfants sont ici maintenant. J'ai un fils de 19 ans qui me donne beaucoup de soutien, c'est la source de tout mon espoir. Il me dit : «Maman tu dois vivre, tu dois vivre pour me voir terminer mes études.» Il me dit encore : «Tu vas me voir entreprendre ma carrière et je vais t'acheter une voiture.» Il s'assoit avec moi et me pose un tas de questions sur ma maladie. Il me donne un courage additionnel parce que je suis heureuse pour lui et qu'il est heureux pour moi. Il veut faire des études supérieures, je sais qu'il va tenir le coup, j'ai tenu le coup. En ce qui me concerne, je suis chrétienne, je crois en Dieu, et j'ai beaucoup d'espoir. Je crois que Dieu était à mes côtés pour m'aider parce que j'étais là toute seule et je sais que tout au long Il était là pendant que je m'encourageais. Je savais que je devais m'en sortir parce que mes enfants n'ont que moi; même si leur père est là, ce n'est pas la personne qu'ils espéraient. Il a été absent pendant une longue période et ils n'ont pas reçu ce à quoi ils s'attendaient, alors ils se tournent vers moi. Je dois vivre. Je dois m'en sortir. Et c'est tout un combat, croyez-moi.

Beaucoup de choses ont changé, mon mode de vie a changé mais je suis toujours la même. Je peux tout faire à cause de la dialyse et à cause de la force et de l'espoir que tout va bien se passer. Au départ je sais que tous vont éprouver de la peur parce qu'ils ne savent pas ce à quoi ils devront faire face, mais je peux vous assurer qu'il y a de l'espoir.

22

Liberato Quieti, un homme âgé de 51 ans, entreprit il y a trois ans un traitement dont les modalités ont été la dialyse péritonéale et l'hémodialyse.

Je me suis rendu à l'hôpital pour un examen de routine en 1992, et le médecin s'est aperçu de mon problème de reins, mais à ce moment-là la maladie en était déjà à un stage avancé. On m'a dit que je devais subir des traitements de dialyse. Il m'était possible d'attendre, mais je devais respecter des restrictions alimentaires très strictes. J'ai décidé de commencer immédiatement la dialyse. C'était à mon avantage parce qu'aucun dommage n'était encore survenu à aucun de mes autres organes. Lorsque j'ai commencé j'avais le choix quant au type de dialyse, soit la DPCA, pratiquée à la maison, soit l'hémodialyse. J'ai essayé la DPCA pendant une année et demie, mais j'ai contracté deux infections, alors j'ai décidé de commencer l'hémodialyse. On m'a enlevé le cathéter et maintenant c'est mon tour en hémodialyse.

Le traitement est efficace, et je n'ai aucun autre problème médical. Je ne pouvais recevoir de greffe plus tôt parce qu'on m'a enlevé mon cathéter, puis on m'a enlevé des pierres dans la vésicule biliaire, mais mon nom est à présent sur la liste des patients en attente d'une greffe, et j'ai bien hâte.

Cela a changé ma vie un brin. Ça a limité ma capacité de travail. Je dois me rendre à l'hôpital pour mes traitements, et cela m'enlève un peu de ma liberté de voyager et de faire ce que j'ai envie de faire. Cela m'affecte un peu sur le plan social aussi. Je ne peux pas toujours me joindre à mon groupe d'amis comme je le faisais auparavant. Les médecins et les infirmières font de leur mieux. Le reste dépend du patient, comment on survit et comment on combat la maladie. En ce qui me concerne, je ne laisse pas la maladie devenir maîtresse de la situation, c'est moi qui demeure maître de la maladie. Je me débrouille de mon mieux avec la santé qui me reste.

Ce dont je m'attends des gens, c'est qu'ils comprennent ce que je vis, pas davantage. On a besoin de gens qui nous respectent et ne nous diminuent pas.

Je conseillerais aux nouveaux patients de demeurer actifs. Ne pensez pas à la maladie, faites des projets, consacrez-vous à un passe-temps, entretenez des rêves qui vous aideront à tenir le coup. C'est très important d'avoir un rêve, de faire quelque chose de sa vie, particulièrement quand on est jeune. Il faut avoir un projet de manière à ne pas se retrouver dans une impasse, et dans cette perspective un rêve c'est très important.

Les personnes qui sont en dialyse ne devraient pas se considérer comme étant malades, leur rein est malade, pas elles. Il est très important de suivre son régime alimentaire, de contrôler sa consommation de liquides et de se reposer, c'est aussi important que la dialyse. On doit parfois être son propre médecin et s'aider soi-même.

Pour ceux et celles d'entre vous qui ne pouvez recevoir de greffes, pour une raison ou une autre, vous ne devez pas perdre espoir. Dans l'avenir, compte tenu de toutes les recherches qui sont menées, un traitement nouveau et plus efficace sera offert et la vie sera moins difficile.

23

Remedios Salvo Roxas, une femme âgée de 72 ans, entreprit il y a sept ans un traitement dont les modalités ont été l'hémodialyse et la dialyse péritonéale.

Je suis en dialyse depuis environ sept ans. En 1982, j'avais l'impression de m'être heurtée à un mur. Je souffrais de maux de dos, de maux de cœur, de crampes abdominales, et mon corps me semblait aussi froid que celui d'une morte. J'éprouvais de manière générale des douleurs intenses. Ma fille, qui est infirmière et qui vit avec moi, m'a emmenée à l'hôpital. Le médecin a découvert que je souffrais d'hypertension artérielle et m'a envoyée en médecine interne. Après une année d'analyses sanguines, une biopsie et des examens, les médecins m'ont appris que je souffrais d'insuffisance rénale.

Lorsque le médecin m'a informée que je devrais commencer la dialyse, je ne m'y suis pas opposée et j'ai suivi ses prescriptions. J'aurais préféré ne pas être malade mais que pouvais-je y faire?

L'une des choses dont je suis certaine, c'est que je suis heureuse d'avoir la chance d'être en dialyse, car si j'avais été dans mon pays d'origine, j'aurais quitté cette terre depuis un bon moment, car je n'aurais pas pu avoir accès aux soins médicaux, aux médecins et aux traitements tels l'hémodialyse. Aussi longtemps que la dialyse me tient en vie et que je peux mener une vie convenable, je n'en demande pas plus. Ma fille a pris soin de moi depuis ma première journée en dialyse. Elle prépare mes repas, m'emmène à l'hôpital et me donne du soutien sous diverses formes. Différemment de ce que j'ai vu avec les autres patients, qui ont souvent été en quelque sorte négligés par leurs propres enfants, ma fille a fait de mon bien-être sa priorité numéro un. Elle se soucie de moi et fait pour moi ce que moi, sa mère, je devrais faire pour elle. Elle ne me laisse faire seule aucune des choses que je veux faire. Elle s'inquiète à mon sujet et elle préfère m'accompagner partout où je vais, ne serait-ce que pour une course anodine. Quand je lui demande pourquoi elle fait tout cela pour moi, elle me répond : «Pourquoi, est-ce que tu es "tannée" de moi?» Certains de nos amis sont devenus jaloux du soutien que me donne ma fille.

Aux personnes qui sont sur le point de commencer la dialyse, je recommande d'être patientes et de suivre les instructions du médecin et de la diététiste. Aussi longtemps que l'on respectera les règles du jeu, tout ira bien. Qu'on le veuille ou non, la dialyse est encore la meilleure solution dans cette situation et il vaut mieux l'accepter et s'estimer chanceux de pouvoir en bénéficier. Il ne vous sera pas possible de faire tout ce que vous faisiez auparavant, mais vous êtes encore en vie, et c'est là tout ce qui compte.

24

Luigi LaRosa, un homme âgé de 67 ans, entreprit la dialyse il y a quatre ans et demi.

Pendant l'hiver 1992, alors que je travaillais dans mon salon de coiffure pour hommes, j'ai commencé à me sentir faible et malade. Après les premières analyses sanguines et d'urine, on m'a dirigé vers l'Hôpital Royal Victoria parce que mon médecin soupçonnait que j'avais peut-être des problèmes avec mes reins. D'autres analyses sanguines et d'urine réalisées à l'hôpital ont révélé que mes deux reins avaient cessé de fonctionner. Le médecin m'a fortement suggéré d'entreprendre immédiatement la dialyse. Initialement il a introduit un tube dans mon abdomen et m'a prescrit des traitements de dialyse péritonéale. Une fistule a été créée dans mon bras gauche et un mois plus tard les séances d'hémodialyse débutaient. On a également inscrit mon nom sur la liste des patients en attente d'une greffe rénale.

Lorsque l'on m'a appris que mes reins avaient cessé de fonctionner, j'ai refusé de le croire et j'ai essayé de nier ce qui m'arrivait. Mais le médecin m'a dit qu'il n'y avait pas d'autre issue possible et que je devais commencer immédiatement les séances de dialyse. Le médecin a ajouté que la dialyse était inévitable, sans quoi mes organes internes allaient se remplir d'eau et j'allais mourir.

Les premiers jours ont été très difficiles pour moi parce que l'hémodialyse m'a imposé bien des restrictions relativement à mon mode de vie. D'une part, je me trouvais obligé de me rendre à l'hôpital trois fois par semaine et je ne pouvais pas faire grand chose après la dialyse. Une fois rentré à la maison après un traitement, je me sentais très fatigué et ne pouvais que me mettre au lit et dormir. D'autre part, je ne pouvais manger ni boire ce que j'avais l'habitude de manger ou boire avant de commencer la dialyse. Nous les Italiens, on aime manger des fruits tropicaux et des légumes, et boire du vin. Cependant, compte tenu des nouvelles restrictions alimentaires, je ne pouvais consommer quoi que ce soit qui contienne du potassium. Toutefois, grâce à la dialyse, je suis encore en vie et j'ai été capable de survivre quatre années et demie additionnelles. Je dois aussi me compter chanceux, parce que dans les pays défavorisés, les gens n'ont pas accès à un appareil de dialyse et meurent généralement peu de temps après avoir commencé à souffrir de troubles rénaux.

Je continue à espérer qu'un jour je serai capable de recevoir un rein, car cela rendrait inutiles les aiguilles plantées dans mon bras, et

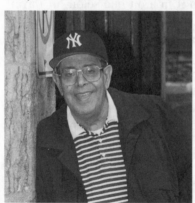

je n'aurais plus besoin de venir à l'hôpital trois fois par semaine. Une greffe rénale éliminerait aussi les restrictions alimentaires, si bien que je pourrais manger et boire normalement. J'ai vu un grand nombre de patients qui se sont sentis vraiment beaucoup mieux, voire rajeunis, lorsqu'ils ont reçu une greffe rénale. Cependant, certains d'entre eux ne se sont pas rendus très loin parce que leur organisme a mal réagi aux immunosuppresseurs.

Aux personnes chez qui des troubles rénaux ont été diagnostiqués depuis peu, je recommande de suivre fidèlement les instructions du médecin et de s'en tenir aux prescriptions alimentaires. La dialyse sera là pour le reste de votre vie et vous devrez vous y habituer. Toutefois, ce qui importe avant tout c'est de ne pas laisser la dialyse vous affecter mentalement. Pour ce faire, vous devez faire preuve de force de caractère et accepter les choses qui se présentent à vous, qu'elles soient bonnes ou mauvaises.

25

Mme Deneka, une femme âgée de 81 ans, entreprit l'hémodialyse il y a quatre ans.

Quand j'ai commencé la dialyse il y a quatre ans, ça a fonctionné rapidement car il ne me restait plus qu'un rein qui ne fonctionnait pas très bien. Le premier rein avait été enlevé quand j'avais seulement 23 ans. Avant que je sache de quoi il s'agissait, j'entendais des voix dans ma tête qui me disaient «Tu vas mourir, tu vas mourir», alors je priais pour que je meure à la maison et pas dans la rue. Un jour, ma mère m'a suggéré de parler au médecin du fait que j'entendais ces voix, parce qu'il y avait peut-être une raison à cela. J'ai consulté mon médecin, il m'a examiné et m'a demandé si j'avais mal quelque part, ce à quoi je lui ai répondu que j'avais très mal au dos. C'est alors qu'il m'a dit que selon lui j'avais quelque chose aux reins. Il m'a fait passer des tests additionnels et m'a conseillé de retourner à la maison et de me reposer. Comme mon état ne s'améliorait pas, il me fit hospitaliser et c'est alors que l'on m'enleva mon rein. Le médecin me dit ensuite que, sans cette intervention, je n'aurais pas vécu longtemps, que j'étais à deux doigts de la mort.

Maintenant j'ai 81 ans, et mon deuxième rein ne fonctionnait pas adéquatement, alors j'ai commencé l'hémodialyse trois fois par semaine. Je prends la vie comme elle vient, pour tout le temps qu'il me reste à vivre. Le docteur me dit que je vais vivre jusqu'à 140 ans, parce que je prends bien soin de ma santé.

En ce moment, j'habite avec ma fille. Elle est très, très bonne pour moi. Elle fait toujours attention à ce que je sois très propre, et elle ne veut pas que j'aie ne serait-ce qu'une petite tache. Pour moi, c'est très important d'être propre. Ma fille fait aussi très attention à ma nourriture, et elle s'assure que je mange bien.

La dialyse a changé beaucoup de choses à ma vie. Maintenant, je ne vais plus nulle part, et je ne vais même plus magasiner. Les magasins sont pleins de gens et de microbes, et comme les gens comme moi pouvons facilement «attraper les microbes», j'évite les foules et les espaces fermés. Mon médecin m'a dit de ne pas aller magasiner pendant l'hiver. En effet, je souffre d'asthme et, comme beaucoup de personnes ont la grippe en hiver, je pourrais aisément attraper une pneumonie, une maladie que j'ai déjà eue trois fois. Voilà pourquoi je fais très attention à cela ainsi qu'à ma santé en général. À part cela, je crois que la dialyse est une chose qui prolonge la vie. C'est une bonne invention, qui qu'en soit l'inventeur. C'est surtout efficace pour ceux qui ont encore de la force, par exemple pour quelqu'un comme moi qui suis encore lucide. D'ailleurs, le médecin m'a dit que je n'avais même pas la voix d'une petite vieille et que je ne parlais pas comme une femme de 81 ans.

Ça fait presque quatre ans que j'ai commencé la dialyse, mais ça a passé vite. Au début, je ne connaissais rien de tout cela, mais j'ai visité l'unité de dialyse, et j'ai vu que les patients étaient assis bien tranquilles. Ça m'a pris du temps à m'adapter, et je commence seulement maintenant à m'habituer. Ce n'est pas précisément une partie de plaisir mais on rencontre ici du monde bien gentil. Il y a un homme qui m'aide toujours quand j'ai de la difficulté à marcher. De toute façon, moi j'aime bien bavarder et donc je parle à tout le monde. Ici, on m'appelle «Madame Ange», parce que je collectionne ces petits anges qu'on peut épingler sur soi et que je les donne à tout le monde ici. À propos, je suis née septième dans ma famille, la septième fille, et j'ai un don du Bon Dieu, bien que je ne sache pas exactement lequel. Apparemment, quand j'étais jeune, j'ai guéri une tante qui était paralysée, et elle a pu marcher à nouveau. Un «Monseigneur» m'a dit que j'avais le don de Dieu. Peut-être parce que je suis une bonne personne, et je ne suis pas méchante envers les autres.

Quand je ne peux pas dormir et que je me réveille au milieu de la nuit, alors je prie pour tout le monde. Je prie pour tout ce monde que je vois à l'hôpital, je prie pour eux tous. Je sais qu'eux n'ont pas le temps de prier, parce qu'ils sont plus jeunes que moi, alors je demande aux anges de veiller sur eux et leurs enfants. Quand les choses ne vont pas trop bien, je parle aussi au Bon Dieu, et je lui demande de «se brasser un peu» là-haut. Je lui demande de regarder dans son livre, pour voir s'il ne peut pas trouver quelque chose dedans pour améliorer notre situation.

26

*Gérard Martineau, un homme âgé de 74 ans, a entrepris l'hémodialyse
il y a cinq mois.*

Je suis allé voir mon médecin, qui me traitait depuis un bon moment. Il
m'a dit que je devais subir une opération parce que je souffrais d'un
cancer du poumon. On a enlevé les tumeurs situées dans la partie supérieure gauche du poumon. Juste avant l'opération, le médecin a déclaré
qu'il ne pouvait la pratiquer parce que mes reins étaient trop faibles. J'ai
passé un autre test pour les reins, mais ils ont cessé complètement de
fonctionner, et donc je n'ai plus de reins. Le médecin qui «s'occupait» de
mes reins a dit que je devrais commencer la dialyse.

Et c'est là toute l'histoire — maintenant je dois vivre avec la
dialyse, que je n'aime pas, mais je n'ai pas le choix. Les séances ont
commencé en juillet seulement, mais devront être poursuivies pour le
restant de mes jours. Ça perturbe ma vie. Je vis avec ma femme, et nous
vivons très bien. Je dois maintenant subir des traitements de trois heures
et demie chacun trois fois par semaine, si bien que cela fait une grosse
différence dans ma vie.

Lorsque l'on m'a appris que je devais commencer la dialyse, je
n'avais aucune idée de ce que c'était. Ça a été pour moi un choc. J'ai
appris ce qu'était la dialyse lorsque je me suis présenté ici. Pendant les
séances de dialyse je tombe habituellement endormi, ou bien je regarde
autour. Parfois c'est long, mais d'autres fois ça passe vite.

La diététiste est venue me voir aujourd'hui, elle m'impose pas mal
de restrictions, mais que peut-on y faire? À présent je dois commencer à
manger les bonnes choses, parce que j'ai maintenant un régime et que je
dois le respecter. Lorsque je suis à l'hôpital, ils me nourrissent, ils me
nourrissent pas mal.

Aux nouveaux patients je conseillerais de passer des tests pour les
reins beaucoup plus tôt. J'ai bien entendu subi des tests, mais malheureusement mes reins ont cessé de fonctionner tout d'un coup. Le médecin
m'a dit : «En un mois, votre fonction rénale a été réduite à zéro.»

27

Hanna Sahinovic, une femme de 42 ans, entreprit il y a 10 ans un traitement pour l'insuffisance rénale dont les modalités ont été la dialyse péritonéale, l'hémodialyse et deux greffes rénales.

J'ai subi depuis 10 ans des traitements d'hémodialyse, de façon intermittente. Lorsque je suis tombée malade, on a entrepris des traitements de dialyse péritonéale mais j'ai eu une infection et on a commencé l'hémodialyse. J'ai subi deux greffes rénales. La première a eu lieu en 1990 et mon corps a rejeté le rein après deux ans et demi. Cela m'a beaucoup déprimée. Je ne voulais pas voir ma famille. Ça a été terrible, mais après un bout de temps, lorsque je suis revenue ici pour la dialyse, tous m'ont redonné le goût de vivre, et ma famille et mes amis en ont fait autant à la maison. La dernière greffe subie remonte à 1995, alors que j'ai eu une infection virale une semaine après l'intervention et que j'ai perdu le rein. J'ai été hospitalisée pour une période de presque trois mois parce que l'on croyait qu'il ne s'agissait pas d'un rejet, que le rein greffé était encore «bon» et qu'il se mettrait à «fonctionner» éventuellement. Je suis prête à subir une troisième greffe rénale. L'intervention chirurgicale n'est pas si pénible. On se sent un petit peu malade le premier jour, mais aujourd'hui on dispose de toutes sortes de médicaments qui peuvent apporter un soulagement, alors il ne faut pas avoir trop d'appréhensions à ce sujet.

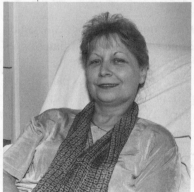

La dialyse m'aide beaucoup et je suis convaincue que, si ce n'était de la dialyse, je serais morte à l'heure actuelle. Avant la dialyse, je ne pouvais même pas boire une gorgée d'eau sans vomir. Je n'arrivais pas à marcher parce que mes jambes étaient terriblement enflées. Mon mari devait me transporter à la salle de bains. Avant la dialyse, ma vie était vraiment pénible. Maintenant j'ai l'impression de mener une vie normale. Je ne peux pas boire de grandes quantités de liquides mais je suis très chanceuse parce que je n'ai pas de problèmes avec mon potassium et mon calcium comme c'est le cas pour certains patients. Je ne sais pas pourquoi, peut-être que mon système fonctionne mieux. Je peux manger normalement sauf en ce qui concerne le chocolat, qui m'est interdit... mais c'est un secret de polichinelle... j'avoue qu'il m'arrive de manger du chocolat de temps en temps sans aucun problème. J'aime aller magasiner, cuisiner et faire le ménage, lire et faire du crochet. J'aime aussi aller faire un tour à la campagne, dans les Laurentides.

Ma famille et mes amis sont une source de soutien important. Mon mari m'aide beaucoup. Ma fille n'avait que six ans lorsque je suis tombée malade. J'ai fait venir ma belle-sœur de Pologne parce que je savais qu'un jour je devrais faire un plus long séjour à l'hôpital, pour plus d'une nuit. Mon mari était occupé au restaurant et il n'avait pas beaucoup de temps pour m'aider alors j'ai fait venir ma belle-sœur et elle s'est occupée de ma fille qu'elle aimait beaucoup, si bien que je n'ai pas eu de problèmes. Elles venaient me voir tous les jours. Ma fille comprend maintenant bien des choses mais lorsqu'en 1990 il a été question que l'on me greffe un rein, elle n'avait que 10 ans; elle s'est jetée par terre en pleurant et en me suppliant de ne pas partir car elle pensait que j'allais mourir, étant donné que l'on croit souvent qu'après une intervention chirurgicale, le malade ne se réveille pas. Maintenant elle voit que lorsque je subis une intervention j'en reviens saine et sauve. Elle se rend compte que ce n'est pas si mal.

Le conseil que je voudrais donner aux nouveaux patients, c'est de ne pas avoir peur des machines, car elles ne sont pas si terrifiantes après tout. Les patients qui souffrent de maladies du foie ou de maladies cardiaques ont plus de raisons de craindre pour leur vie que les patients qui souffrent d'insuffisance rénale. Les patients souffrant d'insuffisance rénale ont le choix. On peut se présenter à l'hôpital plusieurs fois par semaine pendant quelques heures pour ensuite être libre de s'en retourner chez soi et de faire ce qui nous tente, ou encore choisir la dialyse péritonéale à la maison. Je mène une vie normale et je continue à pratiquer les activités qui m'intéressent. Je ralentis la cadence les jours où je dois subir la dialyse.

28

Mary Makaros, une femme âgée de 75 ans, entreprit l'hémodialyse il y a 10 ans.

Cela faisait longtemps que je ne me sentais pas bien et j'étais toujours fatiguée, ce qui ne me ressemblait pas car j'étais une personne pleine d'énergie. Je me rendais au travail et deux heures plus tard je me sentais épuisée. Je suis allée voir mon patron et je lui ai dit que je ne savais pas ce qui n'allait pas, que je n'y comprenais rien. Alors il m'a dit : «Ça va, rentre chez toi.» C'est ce que j'ai fait et je me suis reposée et reposée jusqu'au lendemain matin, et alors je me suis à nouveau rendue au travail. Encore une fois, je me suis sentie à plat. Je suis retournée voir le patron — et à nouveau je suis rentrée chez moi. Le patron m'a dit alors : «Écoute, pourquoi ne restes-tu pas à la maison pendant "une couple de semaines" jusqu'à ce que tu te sentes mieux?» Il ne savait pas que c'était quelque chose de sérieux et moi non plus : il pensait qu'il s'agissait d'une grippe ou quelque chose. Cela dura pendant quelques mois jusqu'à ce que je me dise en moi-même que ce n'était pas normal. Je pris la décision de découvrir ce qui n'allait pas. Je suis donc allée consulter un médecin. Et après plusieurs examens et analyses, on a découvert que l'un de mes reins s'était atrophié, et c'est à ce moment-là que l'on s'est rendu compte que j'avais des problèmes avec mes reins. Et on m'a apprit alors que je devrais subir des traitements de dialyse. J'ai dit : «Pas question, je ne subirai pas de dialyse.» Je suis donc retournée voir le médecin et il m'a dit : «Écoute, il te reste environ quatre semaines à vivre, alors tu le fais sinon...»

Et bien je suis maintenant en dialyse. Ce qui me plaît à propos de la dialyse c'est que l'on me sert le petit-déjeuner au lit. Je me sens beaucoup mieux maintenant que je suis en dialyse, mais il arrive aussi que cela me rende très malade. Je vomis beaucoup et ma tension artérielle baisse.

J'ai attendu jusqu'à la dernière minute, jusqu'à ce que j'en sois quasiment arrivée à me traîner par terre, en ne sachant pas qu'un problème avec mes reins était en cause. On m'a dit que je n'avais plus que quatre semaines à vivre. Je n'avais pas l'impression que c'était le cas, mais je recommanderais aux personnes à qui l'on dit que la dialyse est nécessaire d'aller de l'avant avec les traitements. Personne ne trouve cela agréable au début, cela vous limite dans vos activités et vous ne pouvez faire ce que voulez faire. J'avais l'habitude de voyager et je peux encore le faire. La dialyse demande beaucoup de courage. Je viens ici depuis 10 ans et certaines personnes y viennent depuis 15 ans. Une dame qui venait ici, elle est décédée l'année dernière mais elle était en dialyse depuis 22 ans : en plus c'était une jeune femme et qui avait subi trois greffes, et ça c'est ce que j'appelle du courage, vous savez.

J'essaie de mener la vie la plus normale possible. Il y a certaines choses que je ne peux pas faire, des travaux difficiles comme de repeindre la maison, ça je n'en suis pas capable. Je sors encore beaucoup, je fais tout mon ménage et mes emplettes, et si je n'ai pas envie de m'y mettre un jour donné, et bien j'attends le lendemain. Ne vous y trompez pas, c'est tout de même pas mal pénible, tout n'est pas facile, j'ai dû renoncer à mon emploi et à d'autres activités, c'est drôle parce que cela fait maintenant 10 ans et je me souviens que le médecin m'avait dit qu'il ne s'agirait que de quelques traitements.

Les infirmières et les médecins d'ici sont très bons. Ils font comme partie de la famille. Je pense qu'ils doivent recevoir une formation spéciale pour s'occuper de nous. Ils doivent faire preuve de beaucoup de patience. Tout cela c'est ce qui me permet de vivre, alors c'est comme un cadeau.

29

Une femme qui souhaite garder l'anonymat entreprit l'hémodialyse il y a deux ans.

Au début ça a été vraiment terrible. Lorsque j'ai été mise au courant, j'ai pensé que c'était une erreur, parce que j'étais en santé, il n'y avait pas de maladie dans la famille, ni d'un côté ni de l'autre, si bien que je ne pouvais comprendre ce qui se passait, vous savez. En tout cas, j'ai trouvé cela très très difficile, parce que je fume, j'apprécie le thé et le café, et j'aime bien sortir le soir. Je prends un verre, pas de boisson alcoolisée, mais je fais des rencontres, vous savez, et vous devez faire attention à tout cela. Donc, cela vous coupe le souffle. Je venais juste de prendre ma retraite et je n'avais pas de revenus de retraite, vous savez, les gens, ils prennent leur retraite, ils vont quelque part, ils font quelque chose. Je n'avais rien de tout cela, si bien que le tout n'était qu'un grand vide. Au début c'est une sensation très pénible, car on a constamment mal au cœur et on prend ses médicaments et on essaie de faire face, et on est toujours malade. Les gens vous disent : «Pourquoi ne pas mettre votre nom sur la liste pour recevoir une greffe?» Non, les reins, cela cause bien des problèmes, et je ne pourrais pas accepter un rein pour qu'ensuite il soit rejeté, et que je doive retourner en dialyse. Non, je prendrais un fusil et je me «tirerais».

Je suis mon propre «support». Je m'aide moi-même, personne d'autre ne le fait. Si j'entends parler de l'expérience malheureuse de quelqu'un d'autre, comme si ces personnes me disent qu'elles comptent assister à une réunion avec les autres, je ne veux rien savoir de leur maladie. Je suis malade et prière de garder votre maladie pour vous. Vous ne vous intéressez pas à ma maladie et la vôtre ne m'intéresse pas. Voilà ma façon de voir les choses.

J'ai du courage, mais je ne suis pas une bien grande héroïne. Ma famille me donne du courage. J'ai acheté une maison avec ma fille lorsque j'ai pris ma retraite. J'ai investi mon argent dans cette maison avec elle, alors j'ai cette belle maison. Toutes mes filles m'apportent un soutien, elles me parlent, si je veux aller magasiner ou aller quelque part elles me donnent un coup de main.

Je ne vais plus à l'église, parce que je ne veux pas me donner trop de mal. Je me suis donnée du mal toute ma vie, j'ai travaillé, j'ai élevé mes filles, maintenant j'ai du temps à moi et puis j'ai cette... oubliez ça. Je prends soin de moi et un point c'est tout.

Certaines personnes acceptent la maladie différemment. Pendant ma jeunesse, mon père était d'origine britannique, ma mère, d'origine irlandaise. Et bien, les personnes d'origine britannique, celles de la génération de mon père, lorsqu'elles se marient elles veulent épouser quelqu'un qui soit en santé, avec des cheveux en santé, de bonnes dents, c'est la mentalité britannique. Lorsque j'ai eu huit ou neuf ans, j'ai dû porter des lunettes, parce que j'étais myope, mon père n'arrivait pas à le croire. Il a dit à ma mère qu'il devait y avoir une quelconque imperfection dans sa famille. Juste parce que ma famille était ainsi, cela ne veut pas dire que je suis pareille.

Je ne dis à personne que je suis dialysée. Je suis trop gênée. C'est une maladie. Je n'aime pas cela.

Je conseillerais aux nouveaux patients d'essayer et de faire ce qu'ils aiment. Intéressez-vous à quelque chose que vous aimez, voilà ce que je leur dirais. Essayez de voir les bons côtés des choses, les côtés positifs, même quelque chose comme la télévision, c'est la seule façon. J'aime coudre. Je fais des tabliers ou des linges à vaisselle, des choses bien simples, vous savez. Si je pouvais trouver les mots qu'il faut, aux personnes qui commencent leur vie, particulièrement si elles sont intelligentes, oui c'est davantage cela, je leur dirais de poursuivre leurs études. Vous ne voulez pas être un parasite pour qui que ce soit, ne soyez pas un problème, pour votre mère, votre père, votre sœur, ou un frère, essayez d'obtenir vous-même une bourse du gouvernement. Faites vous-même tout le travail. Oui, définitivement, je suis pour à 100 pour cent, oui voilà ce que je ferais si j'étais jeune.

30

René Ricard, un homme âgé de 71 ans, entreprit l'hémodialyse il y a deux ans.

Au début, les traitements de dialyse ont commencé par la création d'une fistule dans mon bras. J'ai trouvé difficile de supporter le fait que l'on doive me piquer avec des aiguilles plusieurs fois par semaine. Je songeais que l'introduction d'un cathéter dans la poitrine me permettrait d'éviter cela. Dans les premiers temps, on piquait constamment ces aiguilles dans mon bras, et cela ne faisait pas du tout mon affaire. Parfois les aiguilles n'étaient pas bien placées, et il fallait tout recommencer. C'était vraiment douloureux, et ce n'est pas une expérience avec laquelle j'ai aimé composer.

Éventuellement, on a remplacé la fistule par un cathéter, et je suis maintenant beaucoup plus satisfait. La dialyse représente pour moi une expérience bien moins douloureuse à cause de ce changement.

En fait, même avec l'emploi du cathéter, il n'est pas du tout certain que l'installation se fera du premier coup. Parfois le tube n'est pas propre, et les infirmières doivent recommencer. Cela n'implique cependant aucune douleur pour moi, donc cela ne me dérange pas. Lorsque j'avais une fistule, je trouvais que la situation entraînait plus de douleur. Si je devais m'adresser à une personne qui se fait piquer au moyen d'aiguilles, je lui recommanderais de remplacer ce mode de fonctionnement par un cathéter, dans la mesure du possible, car c'est moins douloureux. Je suis maintenant très satisfait de ma dialyse. Je regrette simplement de n'avoir pas changé plus tôt de technique.

Le seul changement notable depuis le début de ma dialyse, c'est que j'éprouve un fort engourdissement de la poitrine, et que je n'éprouve aucune sensation lorsque je la touche. Parce que j'ai maintenant un cathéter, je dois aussi prendre garde de ne pas entrer en contact avec de l'eau. Par ailleurs, le fait de venir en dialyse trois fois par semaine ne me dérange pas. Je ne souffre plus, alors tout est parfait.

31

Antonio Batista, un homme de 57 ans, commença il y a 25 ans un traitement dont les modalités ont été l'hémodialyse, la dialyse péritonéale et une greffe du rein.

Mon cas est une longue histoire. Voyez-vous, en 1971, on m'a greffé un rein sans avoir auparavant essayé la dialyse. Je ne savais pas ce qu'était la dialyse. J'entendis dire par certaines personnes qui étaient en dialyse à ce moment-là que c'était très pénible parce qu'en 1971, on ne disposait pas de certains appareils. Le rein qu'on me greffa, vous savez, je l'ai reçu 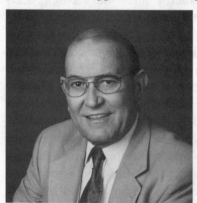 de l'une de mes sœurs, vous savez, il fonctionna bien tout de suite, et il fonctionna adéquatement pendant presque 20 ans. C'était un rein en très bon état, et pendant 20 ans j'ai mené une vie normale, sans problèmes. Lorsque j'ai commencé à m'apercevoir que le rein était fini, vous savez, je commençais à m'inquiéter un peu, j'étais en dialyse trois fois par semaine, vous savez, je n'avais pas le choix. C'était très difficile au début et c'est pourquoi j'ai commencé la dialyse péritonéale chronique ambulatoire, parce que je travaillais et qu'ainsi j'avais plus de liberté, vous savez, et avec mon entreprise, et bien, cela me laissait plus de temps pour m'occuper de mon entreprise. Mais après une infection due à la DPCA, je dus commencer des traitements en hémodialyse, parce que je n'avais pas le choix.

La dialyse a changé ma vie, c'est sûr, je ne suis plus libre à présent. Je dois venir ici trois fois par semaine. Je mène la vie que j'ai toujours menée, un peu différemment, mais je fais mes trucs vous savez. J'aime bien les soins autonomes. D'un certain point de vue, l'hémodialyse autonome est la meilleure façon de faire, parce que vous avez affaire à un appareil, et vous en arrivez à connaître cet appareil. J'ai eu de mauvaises expériences avant de commencer l'hémodialyse autonome. Au début je ne connaissais pas les appareils, alors si quelque chose n'allait pas j'avais peur; mais maintenant que je connais les appareils, ça va beaucoup mieux, car je peux m'occuper de ce qui cloche sans tarder. J'y suis habitué à présent, cela fait maintenant huit ans, pas mal de temps, je peux m'occuper de tout aisément, sans problème.

Je rencontre beaucoup de gens en dialyse. C'est comme une sorte d'assurance, parfois tu demandes aux autres patients s'ils se sentent bien, et ils te répondent, «Ouais, ça va», alors tu te dis que si ça va pour cette personne, ça ira aussi pour toi.

Je fais quasiment tout ce que je faisais auparavant, sauf que si par exemple je dois me rendre à une fête je dois me contrôler, je ne peux pas boire ce que je veux, ou la quantité que je veux, et si je veux manger certains aliments alors je dois m'abstenir de manger certains autres. Il faut faire preuve de maîtrise de soi, parce que si l'on n'en fait pas preuve, on va avoir des ennuis.

Dans un sens je crois que si l'on se tient occupé, à faire n'importe quoi, même un petit boulot pendant quelques heures par jour ou quelques jours par semaine, c'est meilleur pour la santé.

Ces temps-ci je travaille dans un bar quelques jours. Je suis occupé, je parle à beaucoup de gens. La plupart de ces personnes ne connaissent pas mon problème et c'est mieux ainsi. J'ai découvert dans les premiers temps que si je mentionnais ma maladie sur un formulaire de demande d'emploi, on me refusait immédiatement l'emploi en question. Il vaut mieux ne pas révéler ce que j'ai. Je vis ainsi depuis plusieurs années. J'ai eu à un moment donné un emploi intéressant, j'ai travaillé là pendant de nombreuses années, c'était l'un des plus gros magasins de meubles de Montréal. C'était une grosse compagnie et j'ai travaillé là pendant huit ans. Je ne leur ai jamais dit que l'on m'avait greffé un rein, alors je pense que c'est la meilleure façon de faire. Je suis encore l'objet de discrimination. Là où je travaille en ce moment, si je leur dis que je suis en dialyse ils ne voudront pas que je travaille pour eux. Ils diront : «Ce gars-là est malade, il ne peut pas "faire la job" comme les autres.» C'est leur manière de penser.

32

Maurice Khouri, un homme âgé de 72 ans, a entrepris l'hémodialyse il y a neuf mois.

À Noël l'an passé on m'a emmené à l'hôpital d'urgence parce que mes reins avaient complètement cessé de fonctionner. Avant cet incident, les médecins me demandaient depuis plusieurs mois de me préparer à la dialyse mais je leur demandais toujours de remettre cela à plus tard. Grâce à Dieu, je me sens 100 pour cent mieux depuis que j'ai commencé mon traitement et je n'ai pas regretté ma décision depuis ce temps. Les médecins ont mis mon nom sur la liste des patients en attente d'une greffe rénale et j'espère qu'un jour mon tour viendra.

L'hémodialyse a amélioré mon état de santé c'est sûr. Avant l'hémodialyse, j'arrivais difficilement à marcher parce que je me sentais habituellement très fatigué. Mais maintenant je peux marcher en utilisant une canne. Je détestais voir les aiguilles dans mon bras mais je n'ai pas mis beaucoup de temps à m'y habituer. Les restrictions alimentaires ne me posent aucun problème. Le seul inconvénient que je trouve à la dialyse est la période d'attente de quatre heures dans la clinique.

Une fois de retour à la maison je me couche vers 22 heures et je me lève le lendemain matin aux environs de six heures. Je suis propriétaire d'une petite entreprise et j'appelle quelques clients et puis cela fait passer le temps rapidement. L'entreprise me tient l'esprit occupé et de cette manière je pense moins à l'hémodialyse.

L'ironie de la dialyse est que cela me permet de voir mes enfants plus souvent que je ne le faisais avant. Mes enfants se relaient pour m'accompagner à l'hôpital et de cette manière je suis constamment en contact avec ma famille. Je me suis occupé de mes enfants pendant toute ma vie alors je suppose que c'est à leur tour de s'occuper de leur père. Mes petits-enfants sont une autre des raisons pour lesquelles je veux me trouver dans le coin pour les voir grandir. Les infirmières sont très gentilles et très attentionnées avec moi. Je lis la Bible de temps en temps et je remercie Dieu chaque jour d'être encore ici. C'est peut-être l'une des raisons pour lesquelles mon état de santé est si prometteur.

Je recommande à ceux chez lesquels un diagnostic d'insuffisance rénale a été posé de ne pas hésiter lorsque leur médecin leur conseille de commencer la dialyse et d'aller de l'avant. Ils sentiront définitivement la différence lorsqu'ils commenceront la dialyse. Je vais tenir le coup jusqu'à la fin et si j'ai la chance d'avoir une greffe je vais peut-être opter pour cette solution.

33

Un homme âgé de 68 ans qui souhaite garder l'anonymat a entrepris l'hémodialyse il y a deux mois.

J'occupais un poste cadre. Les médecins m'ont dit que, si je voulais vivre, je devais me tenir éloigné des situations stressantes. J'ai quitté mon emploi en 1990 lorsque je suis tombé malade. Il y a deux mois je me suis présenté à l'hôpital pour une pneumonie et j'ai souffert d'un arrêt cardiaque. À partir de ce moment-là, j'ai commencé la dialyse. Je ne sais pas encore si le rein a cessé de fonctionner parce que j'attends toujours les résultats des tests. En août 1990, j'ai dû choisir entre la DPCA et l'hémodialyse, et j'ai opté pour l'hémodialyse. Le médecin a alors créé une fistule dans mon bras. La raison pour laquelle on m'a enlevé le rein gauche, c'est que celui-ci était recouvert par une tumeur. Il ne me reste plus maintenant qu'un seul rein dont le degré de fonctionnement est faible.

Composer avec la dialyse dépend fondamentalement de l'attitude du patient. J'ai dû l'accepter. Je n'avais pas le choix. Moralement, j'ai l'impression d'avoir perdu ma liberté. Je suis lié à des appareils de dialyse. On a le choix entre faire face à la vie ou mourir. Lorsque je ne suis pas en dialyse, je profite du temps que je passe en famille. J'ai une femme, deux filles et des petits-enfants.

Je ne peux plus pratiquer de sports. J'ai cessé de jouer au tennis il y a deux ans, et j'ai aussi abandonné la natation. Je continue à pratiquer la marche mais je ne peux le faire lorsqu'il fait froid. Les patients qui commencent des traitements de dialyse ne devraient pas avoir peur, mais ils devraient être renseignés quant aux divers types de dialyse avant d'opter pour le type qui leur semble le plus pratique. Les horaires pour les séances de dialyse sont fixés en fonction de la disponibilité des appareils et non des préférences individuelles. Cela entraîne des difficultés.

En 1990, j'ai dû modifier mes habitudes alimentaires en ce qui concerne la quantité et le type d'aliments consommés, de manière à sauvegarder mon seul «capital», mon rein fonctionnant à 20 pour cent. C'est difficile. Il faut renoncer à de nombreux légumes, fruits et jus, ainsi qu'au sel. Les médecins m'ont aidé pendant les six dernières années, m'aident encore et me guident.

34

Theophanis Mantzikas, un homme âgé de 58 ans, a entrepris l'hémodialyse il y a un an et demi.

J'ai commencé l'hémodialyse le 23 avril 1995. En 1991, j'ai eu un accident de travail et j'ai développé une hernie. Après l'opération j'ai eu un gros problème. J'ai subi une seconde opération en 1996 pour régler ce problème. Mais après cette seconde opération j'éprouvais encore de la douleur. Je compose avec un niveau de douleur important et je suis très déprimé à cause de cela. J'ai vu plusieurs médecins et j'ai rencontré un groupe à la clinique de la douleur et on m'a dit que je devrais composer avec la douleur pour le reste de ma vie. À cause de la douleur, je souffre d'hypertension artérielle. J'ai passé plusieurs examens et j'ai commencé à avoir des problèmes avec mon cœur et mes reins. Je pleurais à tous les jours. J'ai eu le même emploi pendant 20 ans. J'ai eu un gros problème avec mon patron parce que j'étais moins efficace au travail et il y avait des chicanes à chaque jour. Le néphrologue m'a dit que mon rein ne fonctionnait pas bien et après un mois j'ai commencé la dialyse. Ma femme ne veut pas que je subisse une autre opération parce que je ne pourrai peut-être pas marcher ensuite. Je ne peux pas avoir de relations sexuelles à cause de la douleur. Le médecin m'a dit que si j'avais une greffe rénale, on pourrait enlever une hernie qui s'est développée dans mon abdomen. J'ai demandé une greffe rénale et les médecins m'ont dit que cela pren-

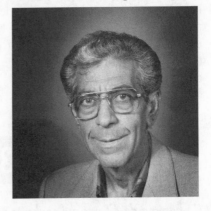

drait peut-être de deux mois à un an. Cela fait déjà sept mois. Je ne peux pas travailler à l'heure actuelle, personne ne voulant m'engager étant donné que je dois me rendre à l'hôpital pour les séances de dialyse. Et puis, je ne peux pas travailler à cause de la hernie. Je fais quelques pas et je suis hors d'haleine. Avant les séances de dialyse, j'éprouvais des démangeaisons dans tout le corps mais après avoir entrepris la dialyse, les démangeaisons ont cessé.

Ma vie est bonne. Ma famille est bonne. Tous mes enfants ont fréquenté l'école. Il n'y a jamais eu de problème. L'un de mes enfants est comptable, l'autre technicien en communications téléphoniques et un autre, enseignant. Ma femme est très bonne... pas de problème. On ne se chicane jamais mais elle ne veut pas que je subisse une autre opération parce qu'elle sait que toute la nuit j'applique ma main sur mon côté et que toute la nuit je souffre. Je prenais un médicament très fort pour ma hernie et les médecins m'ont informé de ne pas le prendre pendant plus de trois ans. Mon abdomen s'est déchiré de l'intérieur à cinq reprises à cause du trop grand nombre de médicaments d'ordonnance administrés pour traiter la hernie. Je crois que, si je ne me présente pas pour la dialyse, je vais mourir, alors que la hernie ne causera pas ma mort. Mais la hernie est douloureuse, et pas le rein. Les douleurs sont présentes le jour et la nuit.

Ma fille qui habite en Grèce est mariée et elle a une fille et un fils. Mon fils qui habite ici est marié et il a des jumeaux âgés de quatre mois.

Je leur rends visite et je joue avec les enfants et ils viennent aussi chez moi. Lorsque je vois les enfants, je suis heureux et j'oublie tout. J'oublie tous mes problèmes. Je dirais aux nouveaux patients d'opter pour la dialyse parce que c'est bénéfique vu que ça purifie le sang et que, si ce n'était des machines, tout le monde mourrait. Je ne mange ni oranges ni bananes. Ils ont une teneur élevée en potassium. Je prends soin de moi.

Si je subis une greffe, j'aimerais recommencer à travailler mais je ne sais pas si je le pourrai à cause de la hernie. Mon ami a subi une greffe rénale il y a trois mois et demi. Il habite en diagonale de chez moi et il est très content et je suis content pour lui aussi. Je vois que sa vie a changé. Son rein fonctionne très bien. Je vais moi aussi subir un jour cette intervention.

35

Un homme de 47 ans qui souhaite rester dans l'anonymat entreprit il y a 16 ans un traitement qui comprenait une hémodialyse et une greffe rénale.

Je travaillais en Arabie Saoudite et un matin je me sentis mal, je n'avais plus beaucoup d'énergie et je vomissais. Je faisais partie d'une équipe de prospecteurs de pétrole et nous vivions tous ensemble dans une sorte de complexe. Je faisais autrefois du taekwondo et d'autres activités et soudain je ne pouvais plus suivre. Je rencontrai donc le cuisinier de notre complexe, il me demanda ce qui n'allait pas, je lui répondis que je ne le savais pas, vous savez, j'avais envie de vomir. Il me demanda alors : «Est-ce que tu bois ?» Et je lui répondis : «Pas vraiment, non.» Il pensait que mon foie était peut-être en cause. Je me levai un matin et mon teint était jaune, je compris que quelque chose n'allait vraiment pas, alors je me rendis à l'hôpital et ils firent des analyses sanguines et découvrirent que ma fonction rénale était foutue. Alors je demandai au médecin ce que cela signifiait et il me répondit : «Ne t'en fais pas.» «Mais, et mon travail?» Il me dit : «Ne t'en fais pas, tu as juste besoin d'un petit appareil que tu fixes à ta ceinture.» Comme il était loin de la vérité! C'était un médecin mais il n'était vraiment pas bien informé. J'ai vu l'appareil en question et j'ai compris que je ne pourrais pas le fixer à ma ceinture. Je n'ai pu rentrer directement ici parce que j'étais trop gravement malade alors j'ai dû me rendre en Grande-Bretagne avec mon ex-femme. Mais comme j'étais un étranger, on ne pouvait me dialyser là-bas, bien que j'aie été trop gravement malade pour pouvoir rentrer au Canada. Par conséquent, mon seul espoir était de me rendre en Italie. Je me rendis donc en Italie, et on accepta immédiatement de me dialyser, ce sont des gens bien plus accommodants. Je mis du temps à récupérer, mais je commençai à me sentir beaucoup mieux et mon sang était épuré, et donc je pouvais revenir à Montréal.

Je ne maîtrisai pas la situation, non, on ne maîtrise pas vraiment la situation. On croit que les gens sont courageux, mais non, ils n'ont tout simplement pas le choix. J'ai une fille et je le fais pour elle. Alors maintenant je prends soin de ma fille. J'agis comme tuteur et je fais tout pour elle. Je ne suis pas heureux de la situation, mais ce n'est pas une question d'être heureux, on se trouve aux prises avec une situation et on compose avec la situation. On prend conscience que l'on est aux prises avec la situation et que deux voies s'ouvrent devant soi, et on choisit celle que l'on veut. Ou on se laisse mourir ou on continue. Tout cela n'est qu'un bref parcours, la fin n'est pas sur cette terre. Il faut surmonter ces problèmes et, comme on dit, Dieu nous rappellera à lui et c'est différent pour chacun d'entre nous. Certaines personnes perdent leur famille, certaines perdent leur argent, alors peut-être qu'à travers tout cela Il me fait savoir qu'Il souhaite que je fasse les choses différemment. Ainsi, avant tout ceci je voyageais beaucoup et je voyais rarement ma fille, alors à cause de la situation nous avons renforcé nos liens, c'est une de ses conséquences positives.

Cela a pris du temps parce que les gens ne t'expliquent pas exactement ce qui t'arrive. Mais en même temps cela te rapproche de choses desquelles tu t'étais éloigné, comme de Dieu et d'autres choses, et soudain la vie semble plus simple. Je souris davantage maintenant, les gens me demandent toujours pourquoi je semble si heureux. Je suis heureux, simplement. Auparavant je ne comprenais pas la situation, je ne comprenais pas le but et la finalité de tout cela étant donné que je tombai malade alors que j'avais 30 ans. La trentaine, c'est juste le début de la vie, il y a beaucoup de choses que l'on ne comprend pas alors. On commence à comprendre autour de la quarantaine. J'ai mis du temps mais maintenant je comprends. On pense que l'on est la personne la plus en santé qui soit au monde et que l'on ne tombera jamais malade. Mais cela peut te tomber dessus à tout moment et il faut s'y attendre. Les gens ne s'y attendent pas, je ne m'y attendais pas.

Aux personnes qui commencent la dialyse je peux prédire en fonction de mon expérience personnelle que ce ne sera pas facile. Les gens vous quittent. Je pense que c'est parce qu'ils ont peur que ce soit contagieux ou quelque chose du genre. Les gens sont si ignorants de tant de choses, pas seulement de cette maladie. Certains amis vous abandonnent parce que l'on n'est plus très amusant. Ils veulent sortir, boire, manger, et tout ce que vous faites c'est vous asseoir face à eux et dire : «Je ne peux pas boire, je ne peux pas manger». Okay, il m'arrive de me comporter ainsi, mais eux se contentent de m'éviter et de se dire que cela ne vaut pas la peine de s'occuper de moi.

Les patients nouveaux se présentent ici pour visiter et on me les amène pour que je jase avec eux quelques minutes. Je leur dis de ne pas s'inquiéter mais ils connaissent la vérité et ils pleurent. «Comment vais-je me débrouiller avec ma vie et mon travail? Je ne pourrai pas avoir d'enfant?» Et ils fondent en larmes. Alors vous leur dites : «Non, ça ne se passera pas comme ça, tout ira bien.» Mais ils ont raison, lorsque vous êtes malade c'est vraiment pénible. Mais il vous faut essayer de comprendre la signification de tout ça parce que, comme je le disais, si l'on considère le tableau global, on n'est pas seul, je veux dire par là que cela peut arriver à tout le monde. Je veux dire que c'est ainsi que sont les choses, certaines personnes traversent la rue, se font frapper par une voiture et meurent. Alors ce n'est pas une si grosse affaire. On a tous peur de la mort.

Voyez-vous, chacun doit vivre ses propres expériences. On peut écrire un millier de livres, mais toutes sortes de choses peuvent arriver à tout le monde, et parfois ce n'est pas la maladie mais c'est autre chose de pire. Alors voyez-vous, on doit accepter ce qui est. Il faut être comme un morceau de bambou. Vous voyez, le bambou, lorsqu'il y a un vent fort, il se contente de plier un peu à cause du vent mais sans se briser. Le bambou n'oppose pas de résistance. Voilà ce qu'il faut faire. Lorsque des problèmes surviennent, on se contente de suivre le courant parce que l'on n'a pas le choix. Si l'on oppose une résistance, on brise et voilà tout.

36

David Nelson, un homme âgé de 51 ans, entreprit il y a cinq ans un traitement dont les modalités ont été la dialyse péritonéale et une greffe rénale.

J'ai appris que je souffrais de maladie rénale lorsque ma fille était âgée de quatre ans. C'est à cet âge que l'on a diagnostiqué qu'elle souffrait de la maladie des reins polykystiques, et on m'a informé que, si elle souffrait de cette maladie, c'était nécessairement que l'un de ses deux parents en souffrait aussi. Ma femme et moi on a donc subi des tests, et il en est ressorti que c'est moi qui en souffrais. Cela s'est passé il y a 26 ans, j'avais 25 ans lorsque je l'ai appris.

Le développement le plus marquant à survenir ensuite s'est produit il y a cinq ans. Un jour, je jouais à la balle molle, et j'ai eu un petit accident en glissant au premier but. Rendu à l'hôpital, on a observé l'état de mes reins, et on a décidé qu'il était temps de commencer la dialyse. J'ai choisi la dialyse péritonéale, que j'ai subie pendant trois ans. Pendant cette période, ma femme m'a apporté un soutien incroyable. Elle et ma fille m'ont soutenu de façon incroyable, ainsi que les enfants que ma femme avait eus d'un premier mariage. Mon médecin m'a aussi beaucoup soutenu, puisqu'il a traité non seulement mon corps, mais aussi mon esprit. En outre, on me donna au travail un soutien sous toutes sortes de formes. J'avais un bureau à moi, si bien qu'il m'était possible de m'y administrer les traitements lorsque c'était nécessaire. Mais, à vrai dire, à l'époque je ne croyais pas avoir besoin de soutien. C'est seulement plus tard que j'ai réalisé que toutes ces personnes m'avaient apporté un soutien tout au long du processus, et toute l'importance qu'avait eu ce soutien.

J'ai trouvé que la dialyse présentait certaines contraintes en ce qui concerne le temps consacré aux activités. Cela me limitait quant à mes déplacements, car je devais toujours prévoir du temps pour mes séances de dialyse. Cela a eu un impact sur certaines de mes activités, telles que le golf. Progressivement, mes problèmes rénaux m'ont amené à être plus irritable, et je perdais patience facilement avec les gens. À cette époque, j'ai noté que je commençais à ralentir, et que mon état se détériorait. Je ne croyais pas que quoi que ce soit clochait physiquement, je croyais simplement que c'était dû au vieillissement. Mais à ce moment-là j'ai subi une greffe rénale, et j'ai compris qu'il ne s'agissait pas du tout de vieillissement.

Si l'on m'interrogeait quant à savoir si je recommande la greffe rénale, ma réponse serait affirmative. La greffe rénale a grandement amélioré ma vie. Depuis que j'ai subi la greffe, je trouve que je suis plus sociable. Auparavant, j'avais l'habitude d'utiliser mes échanges de dialyse comme prétexte lorsque je voulais échapper à une conversation. À présent, je trouve plaisir à la compagnie des gens et à jaser avec eux.

Depuis quelque temps, j'ai aussi commencé à faire du bénévolat dans une unité d'hémodialyse. Mon médecin croyait que cela me ferait un bien immense et m'a persuadé de le faire. Et il avait raison! J'ai commencé il y a quelques mois, et je pense que cela m'a aidé de diverses manières. Je suis quelqu'un d'assez timide, et habituellement je ne fais pas d'effort spécial pour rencontrer des gens. Une fois que j'ai fait la connaissance de quelqu'un, alors je me sens à l'aise avec cette personne. Mais maintenant que j'ai commencé à faire du bénévolat, je tends à faire un petit effort de plus pour rencontrer des gens. Je suis encore timide à l'occasion, mais le bénévolat m'a beaucoup aidé. Je pense que j'ai en outre pu apporter une aide à certains des patients. Lorsque je leur rends visite, certains sont contents de me voir et me parlent assez longuement. En revanche, certains tombent endormis lorsque je suis là, alors qui sait?

Depuis la greffe, ma santé est incroyable. En fait, je souffre rarement de maux de tête à présent. Je peux aussi faire pas mal plus de choses que lorsque j'étais en dialyse. À ce moment-là, lorsque je jouais au golf, je devais utiliser une voiturette électrique car je n'arrivais pas à marcher les 18 trous. Maintenant je n'utilise plus la voiturette, parce que je réussis à marcher les 18 trous.

Je crois que, dans cette situation, les véritables héros ne sont pas les patients en dialyse ou recevant une greffe, mais les personnes qui font don d'un rein, les familles des patients, et les médecins qui pratiquent la greffe et s'assurent que les greffons fonctionnent. Sans ces personnes, il n'y aurait pas de greffe rénale. Cela demande du courage, et il faut qu'il y ait des personnes prêtes à le faire pour les autres. En ce qui me concerne, mon rôle a été facile. Je n'ai simplement eu qu'à relaxer et à laisser se dérouler le cours des événements.

37

Georges Zeitouni, un homme âgé de 77 ans, entreprit l'hémodialyse il y a quatre ans.

J'ai commencé la dialyse à la suite d'un pontage. En fait, j'avais dû subir la dialyse une fois juste avant l'opération, pour permettre au cardiologue d'intervention d'atteindre mon cœur plus facilement. J'étais très enflé à l'époque parce que j'avais beaucoup de rétention d'eau, c'est pour cela que j'ai eu ma première dialyse, et ensuite j'ai simplement continué la dialyse.

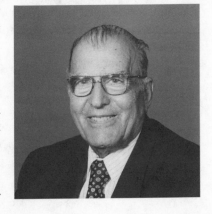

Avant de venir à l'unité de dialyse, j'avais beaucoup d'activités, mais maintenant, étant donné que je dois me rendre régulièrement à l'hôpital, j'ai moins de temps. C'est sûr que cela a occasionné beaucoup de changements à mes activités habituelles. J'ai dû prendre ma retraite, parce que je ne pouvais plus continuer à travailler au même rythme. Vu mon âge, c'était en fait le temps de le faire. J'étais avocat, une profession très intéressante, surtout lorsqu'on l'aime, ce qui était mon cas. Quoi qu'il en soit, lorsque l'on arrive à un certain âge et qu'en plus on doit subir la dialyse, il devient nécessaire de cesser de travailler.

La dialyse a changé ma vie en ce sens que, maintenant, mon activité la plus intéressante consiste à venir à l'hôpital pour ma dialyse. Ça n'a pas changé mes relations avec les gens sauf que maintenant je suis moins disponible. Sinon, rien n'est changé, parce que la dialyse n'est pas quelque chose d'apparent. Loin de l'hôpital et de la machine, on est comme une personne normale, et personne ne sait qu'on est dialysé. Maintenant que je suis à la retraite, la seule différence est que, au lieu d'aller au travail le matin, je vais à l'hôpital pour subir la dialyse.

Aux nouveaux patients, je dirai qu'il faut être courageux et qu'en fin de compte la dialyse donne de bons résultats. Je dirai à ces patients non seulement qu'ils ne doivent pas être impatients, mais en fait qu'ils doivent même être très patients. Et ce n'est pas un jeu de mots, c'est quelque chose de très important. Je pense qu'il ne faut pas s'énerver, et qu'il faut prendre la dialyse de manière très «cool», comme disent les Anglais en «slang». Il faut en arriver à penser que tout est facile, et alors ça devient routinier. Il est très important de toujours organiser ses activités et voyages en fonction de la dialyse.

Je ne crois pas être très courageux, mais plutôt que la dialyse est une nécessité dans l'intérêt de ma santé et de ma vie. À l'occasion, il m'arrive d'être nostalgique de ma profession, mais étant donné mon âge, j'accepte de ne plus pouvoir travailler régulièrement. À tous les nouveaux patients, mon message est tout simplement : «Bonne chance, tu t'y habitueras, et c'est la vie!»

38

Joanna Imbleau, une femme âgée de 59 ans, a entrepris l'hémodialyse il y a un mois.

Je souffre du diabète depuis 16 ans, ce qui a entraîné chez moi une insuffisance rénale. Juste ce printemps, j'ai dû passer toutes sortes de tests qui ont confirmé que mon problème était plus grave que je ne le pensais. C'est en novembre seulement que mon médecin a décidé que je devais entreprendre des séances de dialyse. La dialyse à la maison n'est pas possible pour moi à cause de ma vue déficiente et puis on m'a enlevé une tumeur à l'ovaire en 1980, en même temps que l'on découvrait que je souffrais du diabète. Il m'arrive aussi d'avoir des réactions hypoglycémiques, et par conséquent je ne pourrais pas supporter la dialyse péritonéale.

Mon mari et mes deux enfants gardent pour eux les sentiments qu'ils éprouvent face au fait que je doive subir la dialyse. Je suppose qu'ils s'y attendaient tous et que chacun d'eux compose à sa manière avec la situation. Chaque samedi soir, j'ai une sortie importante avec un appareil! Je suis fatiguée après la séance de dialyse mais je vais m'y habituer, j'imagine.

Comme je me présente pour les traitements, cela doit signifier que je les ai acceptés jusqu'à un certain point. Le fait d'avoir à subir la dialyse n'a jamais provoqué chez moi de colère. J'en suis arrivée à penser que, lorsque le temps serait venu, il serait venu. Je fais encore tout ce qui me plaît mais ma vie a changé, car elle dépend maintenant d'un appareil. Ce n'est pas facile. Les infirmières n'aiment pas laisser entendre que ça va mal mais plutôt qu'il s'agit d'une situation «normale». Ce n'est pas vraiment le cas. Les choses pourraient mal tourner comme tout pourrait se passer sans anicroche. Une fois la dialyse commencée, on peut manifester plusieurs symptômes différents jusqu'à ce que l'on ait compris comment réagit son organisme. On ne m'a pas préparée à ce que j'allais vivre. Je ne m'attendais pas à éprouver des symptômes tels des maux de tête, une vision brouillée, des nausées, et à l'occasion de la diarrhée. Je me sens profondément avilie du fait qu'un appareil puisse provoquer chez moi la diarrhée. Je crois que des séances de dialyse d'une durée de quatre heures sont un petit peu trop longues. Lorsque des problèmes surviennent avec les aiguilles, cela entraîne des douleurs inattendues. Voilà ce à quoi je n'étais pas préparée. Je n'étais pas suffisamment informée. Je suppose que les médecins et les infirmières savaient ce qui allait se passer mais ils ne mentionnent pas les réactions incommodantes. Moi, j'aime savoir ce qui m'attend. J'apprends à mes dépens par l'expérience.

Chaque séance de dialyse constitue une nouvelle expérience parce que je ne sais pas comment les choses vont se dérouler et que la peur de l'inconnu est toujours présente. Je pense que le fait de ne pas savoir est le pire problème. Personne ne veut vraiment parler de ce qu'ils ont vécu pendant la dialyse. Ma mère a subi des traitements de dialyse et elle n'en parlait pas, sauf pour dire qu'elle détestait cela. Bien qu'elle subissait ces traitements et que j'avais l'habitude de venir lui rendre visite, je ne me rendais pas vraiment compte de ce qui se passait. C'est seulement par l'expérience que l'on prend vraiment conscience de ce dont il s'agit.

39

Un homme de 70 ans qui souhaite garder l'anonymat entreprit l'hémodialyse il y a 10 ans.

À l'âge de 12 ans, j'ai commencé à travailler dans les chantiers. Je travaillais dans le bois, j'abattais des arbres. Puis, la Seconde Guerre mondiale a débuté, je me suis engagé dans l'armée et j'y ai servi pendant six ans et demi. Mais en 1941 j'ai été fait prisonnier en Chine le jour de Noël. Les Britanniques n'avaient plus d'avions ni de bateaux pour venir à notre aide à ce moment-là, et je suis resté prisonnier à Hong Kong et dans les environs pendant trois ans. Lorsque j'ai été libéré, je suis revenu au Canada pour apprendre que je souffrais de tuberculose rénale et de la vessie. Les médecins m'ont dit qu'il me faudrait être hospitalisé pendant un an. En fin de compte, je suis demeuré à l'hôpital pendant six ans et demi.

Pendant toutes ces années, j'ai séjourné dans un hôpital pour tuberculeux et dans un hôpital pour vétérans. J'ai aussi travaillé à temps partiel pour un fermier de ma connaissance. Je me souviens qu'avant que l'on découvre que je souffrais de tuberculose j'avais une petite amie, et que j'avais hâte de la revoir. Lorsque j'ai su que j'avais la tuberculose, j'ai compris que je ne pourrais pas la revoir avant longtemps parce que les patients souffrant de tuberculose devaient demeurer en quarantaine. Je lui ai donc dit d'épouser quelqu'un d'autre, et c'est ça qui est ça. Après ces années à l'hôpital, j'ai obtenu mon congé et j'ai continué à venir à l'hôpital une fois par mois pour des examens. Mais en 1949 on a dû m'enlever un rein, et en 1968 seulement une moitié de mon rein restant fonctionnait. Finalement, en 1986 ma fonction rénale était compromise au point où j'ai dû commencer la dialyse.

Bien sûr, au début l'idée de subir la dialyse ne me plaisait pas, mais compte tenu de la façon dont je me sentais, j'aurais accepté n'importe quel traitement. En fin de compte, ça a donné de pas mal bons résultats. Je suis encore là après 10 ans de dialyse, même si j'ai des hauts et des bas. Il m'est arrivé souvent de vouloir cesser la dialyse et je l'ai presque fait. J'aurais voulu m'en aller dans le bois, dans le Nord, m'entourer de hauts monticules d'arbres abattus, y mettre le feu et m'incinérer. Juste l'an passé, j'ai dit aux médecins que je songeais à tout abandonner.

Je dois dire que mon état s'est amélioré depuis. L'une des choses qui m'encourage à continuer, c'est toutes ces personnes gentilles de l'unité de dialyse. Je me rends ici et je jase avec les infirmières et avec les médecins. Je fais toujours des blagues avec eux. C'est le seul endroit où je me sens vivre. Les médecins ici sont tous très bons avec moi, et je les aime bien. L'une de ces médecins est particulièrement bonne avec moi. J'ai décidé que, si jamais je gagne à la loterie, je vais lui donner tous mes gains.

En fait, cela ne me dérange pas vraiment de venir en dialyse. Ça me plaît, davantage que de rester à la maison, à regarder la télévision et à contempler mes quatre murs. C'est particulièrement vrai en hiver. En ce qui concerne le soutien, je ne suis pas très religieux, et je n'ai pas beaucoup de famille dans les environs. Ma sœur est la seule personne de ma famille qui habite pas loin de chez moi. Mais tous les étés, ma famille vient me voir, et plusieurs neveux et nièces me rendent visite. Mais moi personnellement, ce que j'aime vraiment c'est la vie au grand air, et je n'aime pas qu'il y ait trop de monde autour de moi. J'ai bien aimé vivre dans le bois, où je pouvais chasser, pêcher la truite et en manger pour le lunch. Maintenant je ne peux plus me le permettre, parce que je ne me débrouille plus très bien seul. C'était le bon temps...

Je pense que, comparativement à la vie de prisonnier à Hong Kong, le fait de venir en dialyse n'est pas si mal, et je l'apprécie. Lorsque j'étais prisonnier, c'était le travail, le travail, le travail, et pas de repos. Et puis, il arrivait souvent que l'on ait seulement du riz à manger, et ça c'était difficile au début. Parfois on nous donnait du chou chinois ou du poisson. À cause de cette expérience, je ne trouve jamais à redire à la nourriture à présent. En fin de compte, si je fais le bilan de ma vie jusqu'à maintenant, j'ai subi 16 interventions chirurgicales en tout et j'en suis arrivé au point où j'en ai assez. Si rester en vie nécessite que je subisse une autre intervention, je n'en veux pas. Je pense que j'ai eu ma part de maladie. Parfois je suis malade à la maison, et je me décourage. Ce qui fait que j'ai signé un formulaire de non-réanimation ici à l'hôpital, pour indiquer que je ne veux pas que l'on recoure à des mesures de réanimation s'il m'arrive quelque chose. J'ai aussi payé d'avance mes frais d'incinération. Je n'aime pas les funérailles grandioses, et je trouve qu'elles coûtent trop cher. Tant que je ne ressens aucune douleur, tout va bien.

40

Wilford Smith, un homme âgé de 66 ans, entreprit un traitement il y a de cela 27 ans. Ces traitements ont consisté en l'hémodialyse et une greffe rénale.

C'est la seconde fois que je subis l'hémodialyse. Une insuffisance rénale fut diagnostiquée en 1970 et je commençai la dialyse. Je subis une greffe en 1975, le 28 avril, je m'en souviens bien. Avec la greffe, j'ai souffert d'une crise de diabète causée par les stéroïdes prescrits pour prévenir le rejet de la transplantation. J'ai souffert de plusieurs infections à un moment ou à un autre et en 1981 on en vint à m'enlever l'un de mes reins. Ce rein ne fonctionnait plus adéquatement. Depuis j'ai souffert

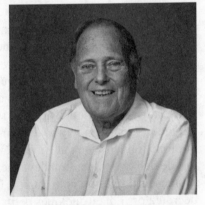

d'un relativement petit nombre d'infections et d'autres problèmes, mais en 1993 les médecins en vinrent à penser que le nouveau rein allait lâcher et je dus donc reprendre la dialyse jusqu'à ce que l'on puisse pratiquer une autre greffe. Je vis seul avec ma femme. Mes deux fils sont grands et ont leur propre appartement si bien que ma femme et moi sommes seuls. Elle m'a encouragé et soutenu dans la mesure de ses possibilités parce qu'elle ne savait pas grand chose sur cette maladie à ce moment-là. Je connais l'un des premiers médecins que j'ai rencontrés ici depuis plus de vingt ans et l'autre depuis pas mal de temps aussi et puis il y a ici un bon nombre d'infirmières que j'ai rencontrées dans l'ancien hôpital et ces personnes ont toutes fait leur part pour moi. Le docteur «X» m'a particulièrement aidé, c'est lui que je connais depuis le plus longtemps et il est très bon.

Le temps passé en dialyse n'est pas mal. J'ai quatre jours de congé et parfois je dois changer mes rendez-vous et rencontres mais on apprend à vivre avec tout ça. Ce n'est pas vraiment un problème. Je suis ici à 6 heures du matin. J'habite en dehors de la ville et je mets un bout de temps à me rendre ici mais je suis un oiseau du matin alors cela ne me dérange pas vraiment. Je suis généralement le premier à commencer les traitements alors je suis aussi le premier à avoir fini. Je suis ici le samedi, ce qui fait que le dimanche et le lundi sont en quelque sorte ma fin de semaine; si je dois me déplacer, je le fais à ce moment-là. Je n'ai pas été forcé de renoncer à voyager sauf que cela pose quelques inconvénients. Je suis allé aux Barbades à quelques reprises depuis que j'ai commencé à subir la dialyse. C'est la seule île des Caraïbes, à part la Jamaïque, où l'on trouve une unité de dialyse. Dans ma première année de traitement, j'ai dû me rendre à Toronto et on me reçut dans un hôpital là-bas. Il existe une entente entre cet hôpital et d'autres hôpitaux situés dans la même région, selon laquelle un hôpital donné traitera un patient de tel autre hôpital si ce second hôpital accepte de traiter un autre patient du premier hôpital. Je me suis également rendu à Halifax. Les Barbades, quoi de plus agréable pour une dialyse que de voir des oiseaux exotiques voler autour de l'immeuble.

La greffe c'est vraiment quelque chose de positif car cela vous permet de faire tous les voyages que vous souhaitez faire sans avoir à vous faire trop de souci. Il vous suffit de prévoir vos rendez-vous à la clinique. Vers la fin je n'avais à m'y rendre qu'à tous les trois mois, ce qui fonctionnait bien car, si je prévoyais faire un voyage, je me contentais de demander que l'on devance ou que l'on retarde mon rendez-vous d'une semaine et on consentait à le faire. Après une greffe, l'immunité décroît alors j'ai eu quelques petits problèmes mais c'était il y a 20 ans et la plupart de ses problèmes ont été résolus maintenant.

Non, je ne me considère pas comme un héros. Je fais ce que j'ai à faire, voilà tout. Je fais tout cela parce que je n'aime pas tellement la seule autre possibilité que j'ai. Je considère que les personnes qui subissent une hémodialyse ne sont pas des héros, elles se contentent de composer avec la situation. En fait, j'aimerais que le mot «héros» soit remplacé par un autre terme parce que je ne crois pas qu'il soit approprié.

Un héros, c'est davantage quelqu'un qui se précipite au milieu de la rue pour sauver un piéton sur le point d'être fauché par un véhicule, alors ça c'est de l'héroïsme, mais moi, ce n'est pas de l'héroïsme véritable. Ma situation, c'est simplement une question de composer avec ce avec quoi on doit composer.

J'essaie de mener une vie qui soit le plus normale possible. La dialyse fait partie de ma vie, elle ne gouverne pas ma vie. Je me suis joint aux Scouts il y a plusieurs années parce que ma femme était présidente de notre groupe local, et maintenant elle est présidente de notre district. Quant à moi, je suis le trésorier de notre district et, comme on continue à me réélire, je présume que je fais les choses correctement. Si je n'ai pas envie d'assister à une réunion, je n'y vais pas, c'est tout. J'y vais le mois suivant. Je suis aussi le président du comité chargé de l'organisation des banquets alors je m'occupe aussi de cela.

Tout ce que je peux suggérer, c'est de composer avec la situation et de mettre votre nom sur la liste d'attente d'une greffe rénale, si bien que tôt ou tard on disposera d'un rein et vous pourrez recommencer à mener une vie plus ou moins normale. Vous ne mènerez pas une vie totalement normale car vous devrez venir subir des analyses sanguines, sans compter que des effets secondaires pourront survenir. Mais le mieux à faire, c'est encore de composer avec la situation.

41

Pauline Nethersole, une femme âgée de 73 ans, a entrepris l'hémodialyse il y a cinq ans.

J'ai pris conscience que je devais commencer la dialyse après m'être évanouie trois matins de suite. Le troisième matin, j'étais dans la salle de bain et ma fille a entendu un bruit sourd. Elle est entrée et m'a dit que je devais me rendre à l'hôpital car il devait y avoir un problème. En ce qui me concernait, je croyais que j'avais la grippe. Puis, une fois à l'hôpital et allongée sur mon lit, le médecin est entré et m'a dit que j'avais un problème de rein. J'ai dit : «Non!» et le médecin a dit : «Oui!»

Lorsque j'ai passé mes premiers tests d'évaluation de la fonction rénale, on m'a fait visiter l'unité de dialyse et j'ai tout vu. Puis, avant que je débute la dialyse, les médecins m'ont demandé de revenir pour une seconde visite, mais j'ai refusé d'aller voir ces appareils. Je ne pouvais regarder ces gens allongés là et «attachés» à une machine. Je ne sais pas, je suppose que j'étais un brin perturbée. Je pensais que, si mon médecin avait été plus vigilant, peut-être que je n'aurais pas eu à subir la dialyse. Cependant, à ce moment-là, je ne pouvais plus y faire grand-chose. J'avais attendu le plus longtemps possible, refusant jusqu'au dernier moment de commencer la dialyse. Éventuellement, j'ai pris conscience que je devais commencer les traitements, sans plus, parce que j'étais malade et ne pouvais plus bouger. En outre, mon médecin insistait pour que j'entreprenne le traitement. J'ai compris qu'il ne servait à rien de me plaindre, parce que je devais simplement le faire et que je n'avais pas le pouvoir d'y changer quoi que ce soit.

J'ai beaucoup de volonté, et je ne vais pas me laisser abattre par cette situation. Cependant, je dois avouer que la dialyse a eu un impact sur les choses que je peux faire et les endroits où je peux me rendre. Il y a quelques années, j'avais l'habitude de me rendre en Floride, mais à présent j'ai peur d'aller là-bas et d'y tomber malade. Si bien que je n'y suis pas allée depuis quelques années. En général, j'adore voyager, et j'avais aussi l'habitude de me rendre fréquemment à Toronto. Maintenant, je dois m'assurer de pouvoir y recevoir un traitement de dialyse avant de m'y rendre. Quoi qu'il en soit, je trouve que je n'ai plus la force de me déplacer autant qu'avant.

Je pense qu'il est important que je prenne la dialyse avec le sourire, et je ne veux pas que cela m'abatte. Je suppose que l'énergie et l'optimisme sont simplement des qualités innées chez moi. Certaines autres choses sont utiles, telles que le fait de sortir. Cela me permet de tout oublier et de changer d'air. Faire un petit voyage permet également de briser la routine de la maison, mais malheureusement je ne voyage plus beaucoup. À l'heure actuelle, il n'y a plus que nous deux à la maison, mon mari et moi. Mes enfants ne sont plus là, ils sont grands et sont partis. Mon mari ne veut pas d'un animal domestique, alors quelquefois on s'ennuie un peu, seuls tous les deux. On arrive à s'en tirer, un jour à la fois. Quelquefois je joue à la patience ou je fais des mots croisés, et cela met un peu de piquant dans ma vie.

J'aime la vie, et je pense que, si je veux vivre, je dois continuer. Parfois, lorsque je me sens vraiment mal en point, je me sens abattue, alors j'essaie de refouler les émotions négatives. J'ai un petit-fils, alors je pense à lui et combien je souhaite le voir terminer ses études universitaires. À chaque fois que je me sens malade, il me dit : «Tu ne peux pas mourir maintenant, grand-mère, tu as ton petit-fils.» J'ai trois autres petits-enfants aussi, mais il est le seul garçon. En général, ma famille m'a apporté un grand soutien lorsque j'ai commencé la dialyse. Tous me rappelaient constamment ce que je devais faire et ce que je ne devais pas faire. J'aurais aimé qu'ils s'en abstiennent! Ils me rappellent aussi constamment de ne pas tricher relativement à mon régime alimentaire, mais on doit bien tricher quelquefois.

Lors de ma première séance de dialyse, j'avais vraiment hâte de sortir de là, et je suis sortie en courant de la pièce lorsque la séance a été terminée. Je n'arrive pas à croire que j'ai vraiment couru! Maintenant je ne cours plus, je me contente de marcher tranquillement. La dialyse c'est comme n'importe quoi, et je m'y suis habituée. Je l'ai acceptée, bien qu'il m'arrive de me demander : «Pourquoi moi?» Mais je sais que tous nous avons un problème ou un autre, et je suppose que ce n'est pas la pire chose qui aurait pu m'arriver.

42

Mario King, un homme de 66 ans, entreprit l'hémodialyse il y a cinq ans.

Mes problèmes de rein ont commencé en 1991 et ont été causés par le diabète. Je pouvais choisir la dialyse péritonéale ou l'hémodialyse, et j'ai opté pour la seconde possibilité à cause des moindres risques d'infection. Je n'ai pas choisi la dialyse péritonéale parce qu'elle se pratique à la maison et qu'il n'y aurait eu là personne pour me surveiller. À l'heure actuelle, je subis des analyses sanguines en vue d'une greffe du rein. Jusqu'à maintenant, j'ai refusé la greffe parce que l'hémodialyse donne de bons résultats. L'hémodialyse n'empiète pas vraiment sur ma vie sauf en ce qui concerne le fait de devoir passer trois jours par semaine à la clinique d'hémodialyse. Mais dernièrement les médecins m'ont incité à subir la greffe, m'informant que ma santé va se détériorer si je demeure plus longtemps en hémodialyse. Et le moment viendra où je devrai répondre par l'affirmative ou la négative, et aller de l'avant. De temps à autre, les personnes qui ont subi des greffes rénales se présentent à la clinique d'hémodialyse et nous racontent qu'elles se sentent remarquablement bien. Je n'ai rencontré personne qui n'ait affirmé qu'il ne referait pas exactement la même chose. Cependant je n'ai vu que les personnes chez qui la greffe a été une réussite. J'aimerais discuter avec des personnes chez qui la greffe n'a pas été une réussite et entendre ce qu'elles ont à dire sur la greffe rénale.

Lorsque j'ai appris que je devais subir l'hémodialyse, j'ai été bouleversé. Je n'arrivais pas à croire à ce qui m'arrivait. De 18 à 30 ans, j'ai été un athlète professionnel et je n'ai jamais été malade un seul jour de ma vie. J'ai joué au football, j'ai fait de la boxe et de la lutte. Je n'arrivais pas à croire que j'en viendrais à cela, et j'étais terrifié à l'idée de subir une seule intervention médicale. Je ne voulais recevoir de soutien de personne. Je me cachais en quelque sorte; je n'ai parlé de mon état de santé à aucun de mes amis parce que je me disais que mes problèmes de rein allaient disparaître d'eux-mêmes. J'ai maintenant pris conscience du fait que, plus l'on parle de quelque chose, moins cela semble grave. Finalement, les toxines présentes dans mon organisme m'ont rendu à ce point malade que j'ai demandé à mon médecin de me faire commencer les traitements de dialyse. Je me sens maintenant beaucoup mieux qu'auparavant. On vous «fait des choses» et vous sentez que votre santé s'améliore. Et puis vous prenez conscience que toutes ces interventions médicales ne sont après tout pas si terribles. Ainsi, j'ai subi en février dernier une chirurgie artérielle à la jambe et elle s'est révélée une grande réussite. Au départ, je croyais que j'allais mourir parce que c'était ma première véritable intervention chirurgicale, à l'exception de celle visant à aménager sur mon bras un site pour créer la fistule. J'ai eu beaucoup de mal à accepter tout cela parce qu'ignorance égale peur. Ainsi, plus on en sait sur une intervention médicale, moins elle est troublante et fait peur.

Avant de commencer la dialyse, je me sentais habituellement très malade. À l'heure actuelle, je ne me considère plus comme malade, je suis fidèlement les traitements prescrits et je vis relativement bien. J'avais l'habitude de me rendre au gymnase et d'aider les jeunes mais je n'ai pas pu continuer à le faire parce que c'est trop fatiguant. Je me rends encore au gymnase quelques fois par semaine pour voir les gars et jaser un peu mais je ne peux participer à aucun programme parce que j'ignore comment je vais me sentir le lendemain. L'un des problèmes auxquels je fais face à l'heure actuelle c'est que je n'ai plus du tout d'appétit. Je dois manger plusieurs fois par jour parce que je suis diabétique. Si ce n'était de cela, je m'abstiendrais complètement de manger. Si bien que les restrictions que la dialyse impose aux patients ne m'affectent pas du tout, car il n'y a rien que je désire que je ne puisse avoir. Les restrictions relatives à l'apport en liquides sont pas mal strictes, et parce que je suis diabétique, j'ai toujours soif. Ça c'est un aspect difficile à contrôler.

Ce qui a fait une plus grande différence depuis que je dois composer avec l'insuffisance rénale et la dialyse, c'est que je dois me rendre ici trois fois par semaine. Je travaillais lorsque je suis tombé malade et le médecin m'a ordonné d'arrêter. J'ai donc reçu des prestations d'invalidité jusqu'à l'âge de 65 ans, et à l'heure actuelle je reçois mes prestations de retraite. Ce qui fait pour moi une plus grande différence, c'est que je ne gagne plus d'argent. Mes revenus de retraite ne sont pas si mal mais ce n'est pas comme travailler. Je n'ai pas l'impression de m'ennuyer. Je me demande parfois où passe le temps.

J'ai une petite amie et une sœur. Je ne parle pas de ma situation avec ma sœur parce que je ne la vois pas très souvent. Nous sommes près l'un de l'autre mais nous ne parlons pas de nos vies personnelles. Ma petite amie m'a témoigné beaucoup de soutien. Je l'ai rencontrée la semaine où je suis tombé malade et nous vivons ensemble maintenant.

Je recommande à quiconque se prépare à subir la dialyse de se renseigner le plus possible à ce sujet et de ne pas chercher à l'éviter, car le problème de rein qui est en cause est là pour rester. Il y a beaucoup à apprendre sur la dialyse et c'est une intervention qui fait davantage peur à voir que lorsque l'on la subit «pour de vrai». Si je m'étais davantage renseigné sur la dialyse, j'aurais eu moins de craintes à ce sujet. C'est très important de garder le moral. On peut se compter chanceux car on finit toujours par voir quelqu'un qui est en plus vilaine forme que l'on ne l'est. Les personnes amputées des jambes et des bras et celles qui souffrent de maladies en phase terminale ont définitivement de plus graves ennuis. J'ai vraiment eu tort de nier la vérité et j'ai de la chance d'avoir finalement pu y faire face. Il suffit de prendre le problème à la gorge et de lui régler son compte. La maladie ne disparaîtra pas alors il vaut mieux aller de l'avant et faire de son mieux.

43

Robert Drury, un homme âgé de 73 ans, entreprit l'hémodialyse il y a un an et demi.

Mes problèmes de santé ont débuté en 1970 alors que les médecins ont diagnostiqué que je souffrais d'hypertension artérielle. Je suppose que le fait de souffrir d'hypertension artérielle avait affecté mes reins à un point tel qu'ils ne fonctionnaient plus. Le 29 juin 1995, mon médecin a suggéré que je commence les traitements de dialyse et à ce jour j'ai reçu 221 de ces traitements, sans jamais manquer un seul rendez-vous. Je parcours pour me rendre à l'hôpital à peu près 25 kilomètres à l'aller et au retour, respectivement, et j'ai toujours été capable de me présenter à l'heure prévue. Je devrais aussi mentionner que je participe à une étude menée à partir de Winnipeg auprès d'ex-pilotes ayant pris part à la guerre, une étude qui est toujours en cours. Je transmets des renseignements sur

mon état de santé une fois par année dans le cadre de cette étude menée auprès de 4 000 pilotes, dont au dernier compte il ne restait que 2 500.

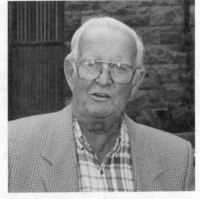

Avant de commencer la dialyse, j'ai participé à plusieurs rencontres sur la dialyse à l'Hôpital Royal Victoria, et pendant une période de deux mois, l'équipe soignante nous a renseignés sur ce à quoi nous attendre pendant la dialyse. Bien entendu ma femme a participé aux rencontres, de même que moi, si bien qu'elle était préparée à la dialyse, comme je l'étais aussi. L'équipe nous a également fait visiter les salles servant à la dialyse à quelques reprises et j'y ai vu les patients attendant leur tour sans que cela me dérange. Je ne me suis pas opposé à la dialyse parce que mon médecin sait ce qui est mieux pour moi, et je fais ce qu'il me dit parce que c'est lui le patron. C'est toujours important pour moi de suivre les prescriptions alimentaires recommandées par ma diététiste.

Ma vie est à peu près la même que celle que je menais avant la dialyse. À l'heure actuelle, je me rends à l'hôpital avec mon propre véhicule sans aucune difficulté. Je trouve que j'ai de la chance car plusieurs des personnes que je connais qui sont en dialyse doivent compter sur une autre personne pour se déplacer de l'hôpital à la maison et vice-versa. Le fait de pouvoir conduire ma voiture me donne indépendance et liberté.

Ce sont les infirmières et les médecins de la clinique de dialyse qui m'ont apporté le soutien le plus important. Ma famille m'apporte aussi un soutien important et je vois mes merveilleux petits-enfants assez régulièrement. Ils viennent souper avec moi tous les deux samedis soirs.

Avant de commencer la dialyse, vous devriez surveiller votre tension artérielle et éviter les choses qui vous conduiront en dialyse. Je suppose que toute ma vie j'ai trouvé plaisir à sortir et à prendre quelques verres. J'aurais peut-être dû y mettre un terme il y a quelques années, mais qui sait. Si vous voulez vivre, il vous faut suivre le traitement que l'on vous prescrit. Je me suis maintenant résigné au fait que je devrai être en dialyse pour le reste de mes jours. Aussi longtemps que je serai capable de conduire, tout ira bien. Ce serait stupide de votre part de refuser de subir la dialyse si c'est la seule possibilité que vous avez. Je pense que, si je suis le plus fidèlement possible les instructions du médecin, ainsi que mon régime alimentaire, il devrait me rester encore quelques bonnes années à vivre, à profiter de la compagnie de mes petits-enfants et de la conduite de ma voiture.

44

Martha Zanna, une femme de 42 ans, commença un traitement il y a 30 ans. Le traitement incluait l'hémodialyse, une dialyse péritonéale et trois greffes rénales.

J'avais 10 ans lorsque j'ai appris qu'il y avait quelque chose qui n'allait pas avec mes reins. Finalement, j'ai passé des tests, lesquels révélèrent que je souffrais d'une maladie appelée «maladie des reins polykystiques». Je dus commencer à recevoir plusieurs transfusions sanguines, et lorsque j'ai eu 10 ans, je commençai la dialyse péritonéale. À 13 ans j'ai eu ma première transplantation. J'étais très effrayée, mais ma mère m'a dit que j'ai toujours été une enfant courageuse.

Lors de ma première dialyse, j'avais très peur et je souffris de convulsions. Je voyais tous ces tubes qui jaillissaient d'un peu partout, mais personne ne m'avait expliqué à quoi ils servaient. C'était aussi la première fois que je devais passer la nuit à l'hôpital, et je me rappelle avoir aperçu plusieurs enfants sur l'étage. Ils dormaient tous, mais je restai éveillée à les observer. Je n'avais aucune idée de la raison pour laquelle je me trouvais là. Heureusement, il y avait là une gentille infirmière qui m'encourageait et me rassurait. Il y avait également dans l'hôpital une petite garderie où les enfants pouvaient s'amuser. Le fait que je puisse me rendre à cette garderie a eu sur moi un effet positif, et jusqu'à aujourd'hui, le fait d'entendre certaines chansons enfantines me rappelle cette époque. Ce fut là ma première expérience dans un hôpital, mais plus tard je m'y habituai. Ma visite suivante ne me dérangea pas du tout.

Environ quatre mois après avoir commencé l'hémodialyse, on m'appela pour une greffe rénale. C'était imprévu, parce que tout le monde s'attendait à ce que je sois forcée d'attendre un long moment. Mais il y avait compatibilité, et tout se fit très rapidement. Nous avions reçu l'appel à neuf heures du soir, et moins de deux heures plus tard, j'étais à l'hôpital. Cette fois-là j'avais très peur, j'ai pleuré et hurlé toute la nuit.

Cela se passait en 1968, et les journaux en parlaient parce que le donneur avait aussi fait don de son cœur, et qu'il s'agissait de la première greffe du cœur à être pratiquée ici. Cette personne avait fait don d'un cœur et de deux reins, et j'étais la récipiendaire de l'un de ces reins. J'appris plus tard que la personne chez qui on pratiqua la greffe du cœur mourut éventuellement, ainsi d'ailleurs que la récipiendaire de l'autre rein. Je fus la seule survivante. Mais lorsque je me réveillai après l'opération, mon seul désir était de retourner à la maison.

Malheureusement, les choses n'étaient pas si simples. J'ai eu des problèmes après l'opération, et je fus forcée de demeurer à l'hôpital pendant 40 jours. Puis je retournai à la maison, mais seulement quatre jours plus tard, je souffris d'une forte fièvre et je dus retourner à l'hôpital. Je pleurai beaucoup, parce que je ne voulais pas retourner là-bas. Je n'avais cependant pas le choix, et pendant mon séjour à l'hôpital mon rein cessa de fonctionner. Je dus subir une autre opération afin que les médecins puissent se rendre compte de ce qui n'allait pas. Ils découvrirent qu'un caillot s'était formé dans l'une des veines liées à mon rein. À cause de tout cela, je dus être hospitalisée pendant un an, un tube émergeant de mon rein pour l'aider à fonctionner. Je perdis beaucoup de poids, et devins plutôt maigre. Mais avec le temps, mon état de santé s'améliora, et mon rein commença à nouveau à fonctionner adéquatement. Je pris du poids, retrouvai mon énergie, et mon rein ne me causa plus aucun problème pendant les 21 années suivantes.

Pendant toutes ces années, je menai une vie normale. Puis, insidieusement, mon taux de créatinine commença à s'élever. Cela signifiait que mon rein transplanté ne fonctionnait plus comme il se devait. Peu après, je dus recommencer la dialyse. Tout d'abord, je ne voulais pas en entendre parler, parce que je n'étais pas convaincue que j'en avais vraiment besoin. Je n'avais pas pris conscience du fait que je serais forcée de reprendre la dialyse après toutes ces années. Mais cette fois, le dialyse était pratiquée avec du bicarbonate, ce qui prévint les réactions indésirables et les malaises que la dialyse avait entraînés pour moi auparavant. Un an plus tard, j'étais réhabituée à la dialyse.

Deux ans plus tard, ma cousine décida de me faire don de l'un de ses reins. Je refusai d'en entendre parler, mais elle insista tellement que je finis par accepter et subis ma seconde greffe rénale. Tout fonctionna à merveille pendant un an, mais lors d'un voyage organisé en Italie l'été suivant je recommençai à mal me sentir. Je refusais de croire que je «faisais un rejet». Je savais à présent ce qu'était la vie sans dialyse. Les médecins firent l'impossible pour sauver mon rein, sans succès.

Puis, il y a sept mois, je subis une troisième greffe du rein. À l'heure actuelle, je suis heureuse parce qu'il s'est produit un miracle. Je mène à présent une vie parfaitement normale. Je travaille dans une garderie avec des enfants, et je sors pour me détendre quand c'est possible. Mes parents sont toujours à mes côtés, et cela m'aide énormément. Dans le passé, leur présence à mes côtés m'a donné beaucoup de courage. L'amour de mes parents m'a aidée à traverser beaucoup d'épreuves. Mes parents ont toujours été ainsi avec leurs enfants. Ma sœur souffrait comme moi d'insuffisance rénale, et ma mère lui a donné un de ses reins. Malheureusement le rein ne fonctionna pas, et ma sœur est décédée.

Mes parents affirment que je fais preuve de force de caractère, mais je crois que n'importe qui en ferait autant pour rester en vie. Je voulais vivre, et j'ai fait ce qu'il fallait. Mes expériences m'ont rendue plus forte, et à présent j'apprécie davantage ce que la vie a à m'offrir. Même pendant la période où je subissais la dialyse, je continuais à travailler en garderie, et à sortir après le travail. Je voulais vivre pleinement. Je crois que ce qui importe c'est la façon dont on envisage la vie. Si l'on veut vivre, il importe de tirer pleinement parti de sa situation personnelle. Tout est entre les mains du destin, mais le secours divin m'a beaucoup encouragée. Je pense que, pour être heureuse dans l'autre monde, il est important de savoir accepter le bon et le mauvais dans ce monde-ci. La vie n'est pas un jardin de roses, mais il faut garder la foi.

45

Un homme âgé de 81 ans qui souhaite garder l'anonymat a entrepris il y a trois ans et demi un traitement dont les modalités ont été l'hémodialyse et la dialyse péritonéale.

Il y a environ 10 à 15 ans, pendant un bilan de santé, mon médecin soignant m'a dit qu'il avait trouvé des «cristaux» dans un échantillon de mon urine, mais de ne pas me faire de souci parce que tout allait bien. J'ai parlé de ce résultat à mon ami et ce dernier m'a pressé de consulter un néphrologue parce que la présence de ces «cristaux» dans mon urine n'était pas normale. Le néphrologue m'a envoyé passer une échographie et a découvert la présence d'un kyste sur l'un de mes reins. Mes reins ont graduellement cessé de fonctionner et à un moment donné ils se sont simplement affaissés. J'avais le choix entre la dialyse péritonéale et l'hémodialyse. J'ai opté pour la dialyse péritonéale parce que je voulais éviter de me rendre à l'hôpital trois fois par semaine pendant quatre heures. J'ai poursuivi mes traitements pendant un an mais ensuite j'ai contracté une infection. Mon infection a mis des semaines à guérir. Dans l'intervalle, on a introduit un cathéter dans mon cou et j'ai continué l'hémodialyse. Plus tard, on a créé une fistule dans mon bras et c'est alors que j'ai commencé l'hémodialyse.

Lorsque j'ai appris qu'il était nécessaire que je subisse la dialyse, j'ai été très déprimé. Il m'arrivait de me sentir si mal en point que je souhaitais être mort. L'hôpital a confié mon cas à une travailleuse sociale et je lui ai dit que je pleurais parce que j'envisageais la dialyse comme étant tout bonnement un prolongement de mon supplice. Mon anxiété s'est accrue lorsque j'ai contracté l'infection due à la dialyse péritonéale. La présence du cathéter a encore compliqué les choses parce que je devais m'allonger sur le côté gauche pendant toute la durée de la séance. Cependant, depuis le début de l'hémodialyse je me sens beaucoup mieux. Je me sens parfois si bien que je ne semble même pas souffrir d'insuffisance rénale. Le seul inconvénient avec l'hémodialyse survient lorsque l'infirmière insère l'aiguille dans mon bras. Mais ces aiguilles ne me dérangent plus maintenant.

Je n'ai jamais discuté de ma situation avec qui que ce soit; en fait, c'est encore à ce jour un secret que je garde pour moi. J'ai accepté l'insuffisance rénale comme faisant partie de ma destinée. Et ma foi en Dieu m'a aidé à composer avec ma situation. J'aurais été beaucoup plus heureux si mes reins n'avaient pas cessé de fonctionner mais que pouvais-je y faire? J'étais déjà affligé de la maladie et je me dois d'être reconnaissant que la dialyse existe.

Avant la dialyse, je faisais du ski mais pendant mes traitements de dialyse péritonéale je n'osais pas faire de ski parce que je risquais de tomber et de me blesser. J'aime jouer au ping-pong et je joue encore mais moins qu'avant la dialyse parce que je tends à me fatiguer plus rapidement. Toutefois cela dépend selon moi davantage de mon âge que de l'hémodialyse. Je peux encore conduire et cela me remonte le moral parce que j'ai l'impression d'être encore indépendant.

Si l'on pose un diagnostic d'insuffisance rénale chez une personne, cette personne devrait être heureuse de l'existence de l'hémodialyse car jadis lorsque quelqu'un souffrait d'insuffisance rénale c'était pour eux la fin de l'histoire. Essayez de ne pas penser à la dialyse. C'est très difficile mais ce n'est pas impossible. Respectez votre régime alimentaire le plus fidèlement possible et votre santé va s'améliorer. Au début, j'ai envisagé la dialyse comme un signe d'échec et un prolongement de mon supplice, mais plus tard j'ai compris que c'était une seconde chance.

46

Mario Zollo, un homme âgé de 56 ans, a entrepris l'hémodialyse il y a un an.

Je suis diabétique depuis 1970, il y a environ 26 ans, et je n'ai jamais suivi mon régime alimentaire mais maintenant j'en paie le prix. Je suppose que mon diabète a en quelque sorte «brûlé» mes reins et causé l'infection à mon pied. Je travaillais pour le même employeur depuis 22 ans mais j'ai arrêté à cause des problèmes avec mon pied, mon diabète et maintenant mes reins. Il y a deux ans on m'a enlevé mon permis de conduire parce que ma vue est mauvaise. Ma libido est elle aussi réduite à zéro à cause de mon diabète.

Ma femme s'est présentée avec moi pour des tests en vue d'une greffe rénale. Tout semble aller pour le mieux mais j'ai parlé au médecin et il m'a dit qu'ils sont trop occupés, vous savez, pour que je subisse une greffe, mais j'attends toujours la greffe. On m'a dit qu'après la greffe, six mois après, si tout se passe bien, on pratiquera une greffe du pancréas.

Quant à savoir comment je me débrouille avec la dialyse, — je crois que c'est excellent parce qu'auparavant je vomissais tout le temps et souffrais de maux de tête. J'étais vraiment malade mais ça fait maintenant un an que je suis en dialyse, je me sens beaucoup mieux, beaucoup mieux — quelle différence. Je ne savais rien de la dialyse. Je pensais que ça allait être douloureux ou quelque chose mais, merci mon Dieu!, vous savez ça n'a pas été douloureux du tout. Seulement un peu au début lorsqu'ils essaient de vous ajuster mais après, tout va bien.

Grâce à Dieu ma femme est une femme forte. Elle me donne beaucoup de soutien en tout. Je ne me sens en rien comme un héros, mais ma femme et mon fils contribuent à me donner du courage. Tout se passe plutôt bien et donc je n'ai pas vraiment besoin d'aide mais ma femme est toujours là, et j'en remercie Dieu. Mes déplacements de la maison à l'hôpital sont parfois problématiques mais mon fils peut parfois m'aider à cet égard lorsque je suis coincé. Le fait de venir ici trois fois par semaine ne m'enchante pas, mais si ça fait du bien, on sait qu'on doit le faire.

En ce qui concerne la dialyse, je ne peux trop en parler sinon de dire de ne pas avoir peur, c'est une bonne chose. Je vous le dis — ces maux de tête ont disparu ainsi que les vomissements. Je devenais fou, Dieu m'en est témoin.

47

Jerry Yellen, un homme âgé de 59 ans, commença un traitement il y a 14 ans. Les modalités de ce traitement ont été l'hémodialyse et deux greffes rénales.

Je ne soupçonnais absolument pas que j'étais affligé d'insuffisance rénale jusqu'à ce que je consulte mon médecin, il y a de cela près de 20 ans, au sujet d'allergies dont je souffrais. Le médecin effectua des analyses sanguines et d'urine, et détecta des protéines et du sang dans mon urine. Peu de temps après, je subis une biopsie et le médecin découvrit que ma fonction rénale était réduite de 40 pour cent. Je fus placé sous surveillance médicale pendant plusieurs mois, et petit à petit ma fonction rénale se détériora et je dus commencer la dialyse en 1983. J'ai été très chanceux car, un peu moins d'un an plus tard, on me greffait un rein pour la première fois. Malheureusement, je dus quatre ans plus tard retourner en hémodialyse parce que le rein greffé ne fonctionnait plus. L'hémodialyse se poursuivit jusqu'en 1992 alors que l'on me greffa un second rein.

Ce n'est qu'au moment de commencer la dialyse que j'ai réalisé ce dont il s'agissait. Même après la création d'une fistule dans mon bras, je continuai à espérer que je n'aurais pas à subir la dialyse. J'attendis le plus longtemps possible mais le médecin me conseilla vivement de l'entreprendre et finalement je le fis en 1983. Je ne désirais pas rester en hémodialyse toute ma vie durant. J'avais du mal à accepter le fait que je devrais être branché à une machine pour le reste de mes jours, que certaines boissons ou certains aliments me seraient interdits, mais c'étaient là des faits avec lesquels ils me fallait apprendre à composer, sans quoi je risquais d'avoir de graves ennuis.

Mes trois enfants me donnèrent un soutien important et je suis chanceux d'avoir pu en bénéficier. Ils avaient l'habitude de m'accompagner à l'unité de dialyse et de demeurer à mes côtés tout au long du traitement, ce qui fut très positif pour mon moral. Ma femme me donna aussi un soutien important. Elle fut à mes côtés au cours de la maladie. Elle tenait compte des directives de la diététiste lorsqu'elle cuisinait des plats à mon intention. Mes amis aussi se montrèrent compatissants et s'efforcèrent de me remonter le moral lorsque j'étais dépressif.

Lorsque j'ai reçu ma première transplantation, j'ai commencé à prendre différents médicaments. Malheureusement ces médicaments entraînaient des effets secondaires. Ainsi, je contractai une infection à la hanche et on dut mettre en place une prothèse de hanche. La greffe rénale eut aussi des effets sur mon mode de vie et je dus me réadapter à nouveau. Avant la greffe j'avais du mal à contenir mon impatience car j'avais hâte de mieux me sentir. Malheureusement, je découvris que tout n'était pas parfait pour autant et que je ne retrouverais pas la santé à 100 pour cent comme je l'avais cru au début.

Toutefois, après la greffe, je ne fus plus obligé de me rendre à l'hôpital trois fois par semaine. Mes démangeaisons cessèrent et mon rythme cardiaque devint plus régulier qu'il ne l'était lorsque j'étais en dialyse. J'avais plus d'énergie et ma tension artérielle se stabilisa. Je faisais de l'exercice, je pratiquais la marche et j'essayais de rester en forme. Je mangeais avec modération parce que j'avais pris conscience que les médicaments immunosuppresseurs visant à empêcher le rejet du rein augmentent l'appétit et font enfler le visage.

La transition de la greffe à l'hémodialyse fut très traumatisante mais j'appris plus vite que la première fois et j'acceptai rapidement la situation. J'avais eu pas mal de problèmes lors de ma première greffe, alors j'étais un peu méfiant lorsque le médecin m'annonça que mon tour était venu de subir une seconde greffe. Je me dis cependant que je devais le faire et je ne le regrette pas aujourd'hui.

J'ai mes passe-temps, je collectionne les timbres et la monnaie. Je lis le journal et je prends des marches. Je jase avec les gens et je ne m'attarde pas trop à penser à ma maladie. Tout est dans mon attitude positive.

Le meilleur conseil que je puisse donner à quiconque est sur le point d'entreprendre un traitement pour l'insuffisance rénale, quel qu'il soit, c'est d'obtenir le plus d'information possible avant de débuter. Une fois que l'on sait ce qui nous attend, cela devient beaucoup plus facile à accepter, car l'inconnu c'est terrifiant. Vous devriez vous estimer chanceux qu'il existe un livre comme celui-ci qui vous donne un aperçu des plaisirs à venir; lorsque j'entrepris mes séances de dialyse, aucune information n'était offerte et je dus apprendre sur le tas pendant ma première année de traitement. Il vous faut accepter votre problème et apprendre à vivre avec plutôt que de vous révolter, car ce serait alors comme se battre pour une cause perdue. Le processus de guérison prend du temps et il faut être patient. Il faut avoir de l'espoir car si l'on perd l'espoir on n'arrive à rien.

48

Le patient traité en hémodialyse qui est l'auteur de ce poème souhaite garder l'anonymat.

POÈME À MON APPAREIL DE DIALYSE

Dialyse, dialyse, hémo, hémo,
Combien je t'aime.
Donne-moi l'occasion d'en exprimer les raisons.
J'aime la façon dont tu m' «ultrafiltre»
En un froncement de sourcils respectueux.
Lorsque mon taux de potassium est inapproprié
Tu me montres respectueusement le chemin.

Enlève ceci, enlève cela
Sûrement c'est là une langueur qui passera.
Le sel est l'un de mes ennemis
Qui met tous ses efforts à me «mettre à terre».
Mais tu es fort, lavant toute la crasse
De ma vigueur d'antan.

Je te dois beaucoup
Pour ton tempérament tranquille.
Maintenant je comprends
Pourquoi je t'aime et te déteste tant.

49

Alda McCaffrey, une femme âgée de 53 ans, a entrepris il y a trois ans un traitement comprenant la dialyse péritonéale et deux greffes rénales.

À l'âge de 17 ans j'ai dû passer un examen médical pour être acceptée au Teachers's College et, à ce moment-là, le médecin a trouvé de l'albumine dans mon urine et j'ai dû passer des tests additionnels. On m'a informée que mes reins fonctionnaient mal et qu'ils pourraient à un moment donné me causer des problèmes. Je menais une vie normale et faisais tout ce qui me plaisait. En fait, je pratiquais l'équitation, une activité sportive au cours de laquelle les reins sont passablement secoués! À ma connaissance, je n'avais pas d'autres problèmes, et à intervalles je me rendais à l'hôpital et je passais des tests. Je ne me suis jamais attardée véritablement au fait que j'avais ce problème. Il y a approximativement cinq ans, j'ai été informée que je devais subir des traitements de dialyse parce que mes reins ne fonctionnaient plus. Avant que cela ne se produise, j'avais les paupières enflées et un mauvais goût dans la bouche, et je manquais d'énergie.

Sans détenir beaucoup d'information ou me faire vraiment beaucoup de souci j'ai commencé la DPCA. Cela a duré deux ans. J'ai composé avec cette situation sans trop de difficulté. J'en savais pas mal au sujet de la dialyse et je n'avais pas l'impression que mon problème constituait une menace à ma vie, si bien que je ne paniquais pas à ce sujet. Et puis je n'étais pas malade au point de me sentir vulnérable ou incapable de prendre soin de ma propre personne. Croyez-le ou non, le tout m'apparaissait davantage comme une expérience intéressante. Étant donné mes études en sciences et mon intérêt pour les sciences, il s'agissait d'une occasion d'accroître mes connaissances et d'observer les événements. Je n'avais pas peur de m'administrer moi-même le traitement. Je devais effectuer cinq échanges par jour, que je planifiais pour la plupart en soirée et pendant la nuit de manière à être libre de travailler pendant la journée. J'étais fatiguée mais chanceuse de pouvoir bénéficier du soutien considérable que mon mari me donnait et qu'il me donne encore. On m'a appris plus tard que j'étais candidate pour la greffe rénale.

Ce qui m'a passablement étonnée, c'est que lorsque mon nom fut mis sur la liste des patients en attente d'une greffe rénale, j'avais l'impression que la période d'attente durerait deux ans au minimum. Soudain, cependant, trois mois après l'inscription de mon nom sur la liste, j'étais à la maison et j'écoutais l'émission Star Trek lorsque la sonnerie du téléphone a retenti à 22 heures et on m'a informée que l'on avait un rein pour moi. Je me suis précipitée à l'hôpital dans un état de semi-stupeur. Je me suis dévêtue, j'ai pris une douche et j'ai été emmenée à la salle d'opération pour recevoir une transplantation qui en fin de compte s'est avérée un échec. Je n'avais aucune attente d'aucune sorte car j'avais très peu d'expérience ou de préparation préalable. J'ai appris que dans certains cas le rein peut ne pas fonctionner pendant une ou deux semaines mais «revenir à la vie» peu de temps après. Il y avait plusieurs patients ayant subi des greffes dont les reins n'avaient pas encore commencé à fonctionner. La dame qui occupait le lit à côté de moi avait «gardé» un rein pendant à peu près trois mois et était de retour à l'hôpital parce que son rein ne fonctionnait plus. Il y avait aussi de l'autre côté un homme dont le rein ne fonctionnait plus. Il semblait être en mauvaise forme mais j'ai appris plus tard que son rein s'était mis à fonctionner et qu'il se porte bien. En ce qui me concerne, le médecin a décidé d'enlever le rein après une semaine.

Progressivement, au cours de l'été, j'ai retrouvé mon énergie et recommencé à marcher. À ce moment-là, j'ai senti que je ne pouvais plus composer avec mon emploi de directrice d'école. J'avais perdu le goût de travailler. En septembre, je suis restée à la maison. J'étais à ce moment-là à quatre ans de la retraite. Dans l'intervalle, même avant la première intervention chirurgicale, ma sœur avait offert de faire don de l'un de ses reins sans que je sois mise au courant. Les médecins avaient décelé une tache blanche sur son rein et l'avaient informée qu'ils allaient voir de quoi il s'agissait et effectuer d'autres tests plus approfondis pour déterminer s'il s'agissait simplement d'une accumulation de gras sur le rein ou s'il existait une raison interdisant qu'elle me fasse don d'un rein. Elle a insisté pour qu'on lui fasse à nouveau passer des tests. Le médecin a déclaré que j'avais un système immunitaire très fort, ce qui expliquait probablement que j'aie rejeté le premier rein, et que la seule chance de réussite d'une greffe résidait avec ma sœur. Il y avait 25 pour cent de chances que ma sœur et moi serions parfaitement compatibles. Ma sœur a subi les tests nécessaires et on a établi que nous étions compatibles à 100 pour cent. Nous avons choisi la date la plus rapprochée possible pour la greffe, qui je pense a eu lieu le 23 février. Je n'avais toujours pas d'idée très claire sur ce que serait la vie avec un rein greffé. Dans mon esprit, j'imaginais de devoir progresser d'un état maladif à un autre. On m'a assurée que ma qualité de vie serait de beaucoup améliorée mais je ne comprenais pas vraiment ce que cela voulait dire. Je ne croyais pas qu'il soit acceptable de «prendre un rein à ma sœur» et j'en ai parlé à mon médecin. Ce dernier m'a dit qu'il s'agissait d'un cadeau offert librement et qu'habituellement les donneurs tiraient davantage de ce geste que les récipiendaires étant donné la valeur psychologique ou morale du geste en question. Je pense qu'il m'était plus facile d'accepter un rein donné par ma sœur que ça ne l'aurait été d'accepter un rein donné par un étranger ou même par un ami.

Ma sœur et moi, nous nous sommes rendues ensemble à l'hôpital. Son opération a commencé une heure avant la mienne. Je me suis réveillée pendant l'opération et une machine «respirait» pour moi. Alors que j'essayais de retirer le tube de ma bouche, j'ai pris conscience qu'une machine m'aidait à respirer. Trois ou quatre résidents assistaient à l'opération. Je me souviens avoir entendu l'un d'eux affirmer que le rein fonctionnait déjà. Apparemment, le rein avait commencé à fonctionner avant même qu'il soit rattaché à la vessie. Ils ont déclaré que ça avait été comme une inondation sur le plancher. Ils ont remarqué que j'étais réveillée et je me souviens qu'ils ont dit : «Elle est déjà réveillée.» On m'a descendu à la salle de réveil où ma sœur et moi avons jasé. On se sentait toutes les deux à l'aise. Dans les premières 24 heures mon rein avait produit 24 litres d'urine — un record dans l'hôpital! Des échantillons de mon sang ont établi qu'après au moins 20 ans mon «système» était finalement revenu à la normale. Je me sentais merveilleusement bien et dans l'heure qui a suivi l'opération j'ai demandé une tasse de café.

Mon état de santé s'est amélioré de manière stupéfiante. Je me suis sentie mieux que je ne l'avais fait depuis des années. Avant l'opération, je ne pouvais imaginer qu'il soit possible que je me sente aussi bien. Je me sens à présent en pleine forme, de même que ma sœur, sauf qu'elle affirme qu'à chaque fois qu'elle entend l'expression «gare à l'arbre», elle craint de tomber parce qu'elle est comme un arbre qui a été coupé en deux! Ma mère est décédée peu de temps avant la première greffe. Ma sœur vivait avec ma mère et elles se tenaient mutuellement compagnie. Ma sœur vit seule à présent et nous nous appelons plus souvent.

Depuis la greffe, je prends des stéroïdes et j'ai pris du poids. Je pourrais manger constamment. Je pourrais m'en tirer avec cinq à six heures de sommeil par nuit et me sentir pleine d'énergie le lendemain. Je suis également de retour au travail. Je me rends à l'hôpital à tous les deux mois pour subir un examen et que l'on réajuste la posologie de mes médicaments. Je crois que je vais vivre longtemps et en santé.

50

Christina Sternicki, une femme âgée de 43 ans, entreprit un traitement il y a 32 ans. Elle a subi des traitements d'hémodialyse et deux greffes rénales.

J'avais 11 ans lorsque l'on diagnostiqua que je souffrais de problèmes rénaux. C'était en 1964. On me dit alors que mon problème remontait à ma naissance à cause de difficultés à uriner. De 11 à 13 ans, on me fit suivre des régimes et on se contenta de surveiller les événements, car à l'époque la dialyse était encore une nouveauté et n'était pas une option envisageable. Mais lorsque j'ai eu 13 ans, elle devint possible. On demanda à mes parents s'ils étaient d'accord pour que je commence l'hémodialyse et ils répondirent par l'affirmative. Ma mère s'est toujours efforcée de faire comme si tout était normal pour que je ne me sente en aucun cas «anormale», bien que j'ai toujours eu l'impression d'être un peu hors de l'ordinaire. Je sais que ce sentiment a toujours été présent. Bien entendu, mes camarades de classe ne comprenaient pas pourquoi j'étais toujours exemptée des cours d'éducation physique. Jusqu'à la fin

du primaire, j'ai été fondamentalement solitaire, ma maladie m'a affec-
tée de cette manière. Mais à part cela, je pense que j'étais fondamentalement une personne comme les autres. Je faisais ma part de tâches domestiques, j'aimais dessiner et coudre des vêtements de poupée, ce qui mar-
qua l'émergence de mon côté artistique. Ça m'a en quelque sorte aidée à
conserver ma santé mentale même quand j'étais petite fille.

Avant l'hémodialyse, je me souviens de deux choses. On essaya la
dialyse péritonéale mais sans succès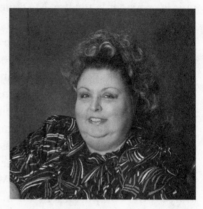
et j'ai contracté une grave infection.
Pour une enfant, tout cela était terrifiant. Et puis les hémorragies com-
mencèrent. Je vomissais du sang et
ça jaillissait de toutes les ouvertures
imaginables sauf des oreilles. Ça
faisait vraiment très peur. Je ne comprenais pas ce qui se passait. Comme
j'étais de religion catholique romaine
et croyais en la prière, je chantais une
petite prière que j'avais apprise à
l'école. J'y trouvai du réconfort et du courage alors que tout le monde
courait de ci de là pour tenter de me garder en vie. Une fois l'hémorragie
stoppée, on me transporta à un autre hôpital et on commença l'hémodialyse.

L'hémodialyse dura deux ans pendant lesquels je fréquentais l'école.
J'ai eu besoin de beaucoup de voies d'accès et j'ai dû subir plusieurs
opérations parce que ces voies d'accès se bloquaient ou s'infectaient souvent. J'étais forcée de me rendre souvent à l'hôpital. À cause de cela, j'ai
redoublé une année.

À 15 ans je reçus un appel et le médecin me demanda si j'étais
prête à subir une greffe, un rein était disponible pour moi. Cela a été un
moment excitant et terrifiant. Je ne savais pas si les résultats seraient
bons ou mauvais. Mais comme j'avais 15 ans j'étais excitée et puis je
voulais mener une vie normale. Lorsque je subis la greffe, mon parrain et
ma marraine vinrent me rendre visite de Mississauga et cela aussi fut une
surprise. À l'époque on avait une chambre à soi. On était très isolé. Tous
les visiteurs devaient porter un survêtement d'isolation comprenant le

casque, le masque et les bottes. J'occupais une chambre qui donnait sur le Mont-Royal et sur la croix qui se trouve au sommet. Je me sentais pas mal «sonnée» parce que j'émergeais tout juste de l'anesthésie après la greffe. J'aperçus deux formes, une grande et une petite, qui se dirigeaient vers moi. Oncle Steve mesure 6'2" et Tante Nellie, 4'9". Je ne les reconnus pas parce que j'étais trop «sonnée». Je leur ai demandé : «Êtes-vous des anges? Est-ce que je suis morte?» Il faisait noir et je pouvais apercevoir la croix par la fenêtre. Ma tante Nellie s'évanouit et mon oncle dut la faire sortir de la chambre. Je me dis alors que les anges ne s'évanouissent pas! C'était une situation comique à certains points de vue. La greffe fut un succès et j'en fus vraiment reconnaissante.

Ce dont je ne fus pas reconnaissante, cependant, fut de découvrir que lorsqu'on prend de la prednisone ou des médicaments immuno-suppresseurs, on prend aussi du poids. J'ai gonflé comme un ballon. Mon estime de moi-même a chuté. C'était une situation difficile. Mes camarades de classe ne comprenaient pas et m'affublaient de toutes sortes de surnoms. On m'appelait le «rocher de Gibraltar». Souvent je regardais mes camarades et je leur disais : «Vous ne comprenez pas ce qui se passe alors votre comportement ne m'embête pas vraiment.» Mais cela m'embêtait. J'avais deux bonnes amies, Micheline et Louise. On nous appelait «les Trois Mousquetaires». Elles savaient que j'avais des problèmes de reins. On avait l'habitude d'aller à des «parties» et à des danses. Je me sentais plus saine d'esprit parce que je menais une vie normale. J'étais très reconnaissante à mes deux amies les plus intimes.

La greffe a été une bonne affaire. Elle m'a permis de mener une vie normale mais il y a eu des complications. Deux mois après la greffe, j'ai eu une embolie pulmonaire. Je souffrais de phlébite dans les jambes. J'ai du prendre des médicaments par voie intraveineuse et orale. Je fus sous surveillance pendant une longue période jusqu'à ce que les caillots dans mes poumons se dissolvent. À une ou deux reprises j'ai dû recevoir des doses supplémentaires parce que des rejets mineurs se produisaient. Après cela tout se déroula sans problèmes. Dans l'intervalle, j'ai terminé mes études secondaires. J'ai rencontré un jeune homme et j'ai habité avec lui pendant deux ans. Il fut mon premier grand amour. Je me suis rendu compte que je pouvais avoir une vie.

J'ai cessé de prendre mes médicaments immunosuppresseurs. Je n'ai pas vu mon médecin pendant trois ans. Je n'ai plus subi d'analyses de sang. Je menais une vie que je croyais être celle d'une personne normale. Éventuellement je me suis présentée à l'hôpital parce que j'avais recommencé à me sentir mal. Le médecin ne me fit pas de reproches mais me fit part des raisons pour lesquelles je devais prendre mes comprimés. Il m'expliqua que mon système rejetait le rein. En 1979, on ne disposait pas de tous les traitements dont on dispose maintenant. Si le rein bloquait il n'y avait rien à faire. Aujourd'hui on peut mettre en place un cathéter pour créer une ouverture qui permet d'uriner. Je perdis donc ce rein à l'âge de 25 ans. Après cette perte, j'ai vécu une grave dépression. La dépression dura au moins trois mois. Je me sentais coupable. Je me demandais pourquoi cela m'était arrivé. Petit à petit je commençai à me sentir mieux lorsque l'hémodialyse recommença. J'appris plus tard que ma dépression était due en partie aux toxines qui se trouvaient dans mon système. Je compris tout cela plus tard mais à ce moment-là je me sentais bonne à rien. J'avais peur. Je pensais que ça y était! Fini le rein greffé! Finie ma vie! Mais cela ne se passa pas du tout comme cela. J'ai toujours une vie. Je mène une vie intéressante. Des médecins et des infirmières compétents s'occupent de moi. J'ai une bonne famille et de bons amis. Mais je n'en étais pas consciente à ce moment-là. Je veux que les gens sachent qu'ils ont une chance. J'ai reçu des traitements d'hémodialyse pendant quatre ans, de 1979 à 1983. Une infirmière me suggéra de me renseigner sur la dialyse autonome. Je n'étais pas tentée de suivre ce conseil parce que je voulais continuer à me complaire dans mon propre malheur. Mais les infirmières me donnèrent des informations et je finis par me dire que, si d'autres personnes pouvaient le faire, je pouvais le faire aussi. On m'apprit comment faire fonctionner les appareils. Le plus difficile fut d'apprendre à insérer mes propres aiguilles dans la fistule que j'avais au bras gauche. Mais ce n'était pas facile. Heureusement Dieu était avec moi. Je subis une sorte d'hypnothérapie au cours de laquelle je fus amenée à penser que mon bras n'était pas le mien. J'ai travaillé pendant cette période de dialyse autonome. La situation était idéale parce que mon lieu de travail était situé non loin du centre de dialyse. La plupart du temps, je me présentais au travail régulièrement.

On m'appela pour une autre greffe. Malheureusement, la seconde greffe posa davantage de problèmes. Après la greffe, j'ai eu une grave infection. Dans les deux premières semaines, le rein greffé ne fonctionna pas. Je fus obligée de subir un traitement d'hémodialyse. Pour une période de près de six à huit mois, j'ai eu besoin de soins infirmiers constants pour traiter l'infection. J'étais heureuse de subir la greffe parce que c'était efficace mais cela déformait mon corps. Je craignais de ne pas être acceptée par le sexe opposé à cause de mon apparence. Cela fut pour moi l'occasion d'apprendre que lorsqu'on vous aime vraiment, cela ne fait aucune différence que vous ayez des cicatrices, que vous fassiez de l'embonpoint, que vous soyez malade. La personne qui vous aime vous aimera malgré tout.

Je gardai ce rein pendant 13 ans et demi. Je menais une vie relativement sans histoire. À 31 ans, je louai un appartement. J'avais peur de vivre seule au cas où des problèmes surviendraient mais je dus surmonter ma peur. Mon appartement était agréable, avec ascenseur et tout, et mes voisins étaient plutôt beaux garçons, ce qui finit par me convaincre! Ma santé commença à se détériorer il y a à peu près cinq ans en 1991. Je voulais que les médecins fassent tout en leur pouvoir pour sauver mon rein, et c'est exactement ce qu'ils essayèrent de faire. Dans les derniers stades, mon médecin me prit en quelque sorte par surprise lorsqu'il m'annonça que mon rein ne fonctionnait plus et qu'il me faudrait retourner en hémodialyse. Je m'en doutais, à vrai dire.

Lorsque les médecins m'apprirent qu'ils devraient implanter en permanence un cathéter dans mon cou et mon épaule, je leur donnai mon accord. En fait, j'étais reconnaissante de subir l'hémodialyse une fois le traitement entrepris car je commençais à ce moment-là à me sentir très mal en point. J'étais affaiblie et chaque jour constituait une telle corvée, un tel défi. Je gardais à l'esprit la pensée que les personnes qui attendent une greffe du foie ou du cœur n'ont pas vraiment accès à beaucoup d'aide. Nous, les patients souffrant de maladies rénales, devrions nous sentir privilégiés de pouvoir compter sur quelque chose qui puisse nous aider à prolonger nos vies jusqu'à la prochaine greffe.

Il faut éviter de se faire du souci au sujet des médicaments et de leur efficacité. Comment se fait-il que j'ai mal à la tête? Est-ce que ma tension artérielle est trop élevée? Voilà le vilain tour que je me joue à moi-même parfois. La pratique d'un passe-temps permet de mettre un terme à toutes ces questions ridicules. J'essaie d'avoir une attitude positive. Ce n'est pas toujours facile. Il y a en moi pas mal de colère et de frustrations que j'essaie de gérer. Lorsque je me sens vraiment malade, parfois je n'arrive pas à maîtriser mes émotions et je deviens grincheuse. J'essaie de garder le contrôle mais il arrive que tout aille mal. Mais en général j'ai une bonne attitude. Les médecins, les infirmières, et l'équipe de greffe sont formidables. Ils sont gentils. La plupart d'entre eux prennent le temps de nous écouter même s'ils sont occupés. Ils donnent le maximum. Je crois que la présence d'une famille aimante, de bons amis et de soins excellents sont à l'origine de ce que je suis encore parmi vous à l'âge de 43 ans. Sans cela, j'aurais facilement pu disparaître, il y a un bon moment. Il me reste encore beaucoup à faire dans cette vie. Je veux encore faire du crochet et possiblement lancer ma propre entreprise. Qui sait?

Il existe pas mal de documentation à l'intention des personnes qui ne sont pas bien informées et qui craignent d'en apprendre plus long. L'acquisition de nouvelles connaissances pourra aider ces personnes. L'acquisition de nouvelles connaissances ouvre l'esprit et améliore la compréhension, ce qui permet de réduire les craintes ressenties. Les patients peuvent toujours avoir voix au chapitre. Si quelque chose leur déplaît ou s'ils ne sont pas d'accord avec quelque chose, ils peuvent donner leur avis. Peut-être alors recevront-ils les informations qui leur permettront de mieux comprendre ce qui se passe. Un bon nombre de personnes ont peur d'exprimer leur opinion mais c'est permis. Ma sensibilité nerveuse est diminuée dans mes extrémités et une maladie cardiaque s'est développée. J'espère que ces problèmes sont réversibles. Encore une fois, un jour à la fois.

51

Un homme âgé de 81 ans qui souhaite garder l'anonymat entreprit l'hémodialyse il y a cinq ans.

D'abord j'ai subi une grosse opération, puis on m'a dit que je devrais aller en dialyse à cause de ma maladie. La dialyse à la maison n'était pas envisageable parce que je ne pouvais subir l'opération requise. C'était dû à la crise cardiaque dont j'avais souffert un mois plus tôt. La meilleure possibilité pour moi c'était l'hémodialyse. Je suis très heureux que les choses se soient ainsi déroulées. En hémodialyse, je sors trois fois par semaine et je jase avec les patients et le personnel de l'hôpital, et dans mon état ce sont là mes activités sociales. Ça a été très dur au début et ça l'est encore. C'est dur parce qu'on ne peut aller nulle part. On revient à la maison le vendredi et on se sent vraiment fatigué une fois l'hémodialyse terminée. On doit se reposer, et le lendemain on ne peut sortir, puis c'est dimanche, et puis lundi, et ensuite il est temps de revenir à l'hôpital. Ce que je trouve le plus difficile dans la dialyse, et vous trouverez peut-être cela idiot, c'est d'être obligé de rester assis pendant trois, quatre heures. J'avais l'habitude de sortir pas mal, j'étais toujours sorti et puis cela n'a plus été possible.

La dialyse a grandement changé ma vie. J'avais l'habitude de jouer au golf tous les jours, j'aimais beaucoup cela. J'ai dû renoncer à certaines activités. Dans mes temps libres, je regarde la télé, les sports surtout. À la maison je joue aux cartes, au «*cribbage*» et au «500». J'ai un cousin qui vient me voir deux fois par mois, et on joue aux cartes, mais lorsque je suis fatigué on arrête.

Les restrictions alimentaires ne me dérangent pas. Je ne peux pas manger mes aliments habituels. J'ai dû m'habituer à m'abstenir de saler mes aliments, et restreindre ma consommation de desserts et de liquides tels que les jus et l'eau.

Je dirais aux nouveaux patients qu'il faut se faire une idée lorsqu'on apprend qu'on devra aller en dialyse. Moi, je me suis tout de suite fait une idée, ce qui doit être fait doit être fait. J'essaie aussi de vivre un jour à la fois, et après une semaine ou deux en dialyse il y a peu de changement. On doit toujours espérer pour le mieux.

Ma femme est «fatigante», elle me surveille tout le temps, mais elle m'apporte une grande aide, c'est la meilleure. Je vis comme un roi. Elle a toujours été ainsi. Un chauffeur me prend à 1 h 30 et mes trois enfants se relaient pour venir me chercher à 6 heures. Autrefois je conduisais mon propre véhicule, mais il y a deux ans j'ai eu un accident en raison d'un accident cérébro-vasculaire bénin, si bien que je ne peux plus conduire à l'heure actuelle.

Je n'ai pas beaucoup d'amis. J'en ai deux depuis 50 ans, et je leur ai dit au sujet de la dialyse. Mon meilleur ami m'a demandé : «Quand vas-tu être guéri?» Je lui ai répondu : «Je ne serai jamais guéri.» Cela l'a beaucoup étonné. Étant donné les traitements sophistiqués qui sont offerts pour traiter ma maladie, mon état pourrait être stable et je pourrais vivre encore quelques années, ce qui rendrait ma femme très heureuse aussi.

52

Faustino Ferrera, un homme âgé de 65 ans, entreprit un traitement pour l'insuffisance rénale il y a 14 ans. Les modalités de ce traitement ont été la dialyse péritonéale et la greffe d'un rein.

Un jour alors que je travaillais, je me suis coupé et j'ai contracté une infection pour laquelle on me prescrit de la pénicilline. C'est à ce moment-là que mes reins cessèrent complètement de fonctionner. J'ai commencé l'hémodialyse mais trouvais cela intolérable. J'ai subi six arrêts cardiaques pendant la dialyse. À deux ou trois reprises, on a dû me brancher sur un respirateur pour me permettre de respirer. J'ai eu la tuberculose et on m'a enlevé le lobe d'un poumon. Je pense que c'est ce qui avait causé tous ces arrêts cardiaques parce que je n'avais pas assez d'oxygène dans les poumons.

J'ai beaucoup souffert lorsque j'étais en dialyse et je dus cesser ce traitement. J'ai alors commencé la dialyse péritonéale qui donna de bons résultats. Je poursuivis ce traitement pendant environ deux ans. Finalement, la chance me sourit et un rein devint disponible pour moi. La greffe a eu lieu il y a 12 ans. Tout va bien depuis. Je suis devenu diabétique, cependant, et j'ai dû commencer à prendre de l'insuline sinon j'aurais pu perdre mon rein. Lorsque mon taux de sucre augmente, j'ai peur.

Les membres de ma famille ont été heureux que je subisse la greffe parce qu'ils savaient à quel point j'avais souffert par le passé. À ce jour, je suis heureux car je me sens bien maintenant et tout va bien.

53

André Diochon, un homme âgé de 40 ans, commença à subir il y a 17 ans un traitement dont les modalités ont été l'hémodialyse, trois greffes du rein et une transplantation hépatique.

Au printemps de 1975, j'avais été accepté dans un programme de techniques policières. J'avais toujours rêvé de devenir policier. J'avais planifié d'obtenir par la suite un diplôme en droit, et après une carrière d'une durée de 20 à 25 ans, de prendre ma retraite et de pratiquer le droit. Cela semblait un plan relativement sensé.

Pendant l'automne et l'hiver 1975, je détenais un bon emploi à temps partiel. Lors d'un examen de routine, on découvrit la présence de protéines dans mon urine. Je conservai mon emploi pendant la durée des tests additionnels. Puis on me dirigea vers un hôpital local. En 1976, un diagnostic d'insuffisance rénale chronique fut posé, plus spécifiquement de polykystose rénale. Des analyses sanguines périodiques s'imposaient pour déterminer la progression de la maladie.

Je me rendis compte alors que c'en était fini de mes rêves d'avenir. Je réagis mal à ce fait. On m'avait en quelque sorte coupé l'herbe sous le pied. J'étais abasourdi! J'étais blessé et troublé au point de ne pas saisir que des solutions s'offraient à moi. J'étais jaloux des autres jeunes qui eux pourraient réaliser leurs rêves, et je m'apitoyais sur moi-même. Jusqu'alors je n'avais pas été quelqu'un de violent ou de brutal. Soudain je changeai. Lorsque je pratiquais des sports intramuraux, je cherchais à infliger aux autres la douleur que je ressentais à l'intérieur.

En 1978 j'avais le moral à zéro. Lors d'une fête en l'honneur de mon patron, je mélangeai volontairement marijuana, bière et médicaments antihypertenseurs. Je savais que c'était idiot, mais je cherchais à me détruire. Je me retrouvai à l'urgence souffrant de graves douleurs abdominales, d'une fracture de la mâchoire et d'une commotion grave. J'avais perdu connaissance et dans ma chute j'avais heurté une table. Je sortis de l'hôpital quelques mois plus tard.

À l'automne 1979, les résultats des tests sanguins que j'avais passés étaient à ce point anormaux que la dialyse était imminente. Cela me fit un choc pour deux raisons : premièrement, je ne me sentais pas particulièrement mal physiquement, et deuxièmement, je croyais que je recevrais un rein d'un donneur et n'aurais jamais à subir de dialyse. J'en étais à ce point convaincu que je refusai le rein dont mon frère était prêt à me faire don.

Je m'étais rendu à l'unité de dialyse pour chacune de mes analyses sanguines. Je sais maintenant que la dialyse me faisait peur, bien que j'en eus discuté avec un patient dialysé recevant un traitement depuis plusieurs années. L'appareil de dialyse auquel je devais être branché était un Travenol, un monstre d'appareil. Il me rappelait une machine à laver, le dialysat étant mélangé à de l'eau dans un large bassin en plastique à l'intérieur duquel un «rein bobine» (un rein artificiel fait d'un matériau poreux de type cellophane) était placé. Le tout donnait lieu à une dialyse très pénible. La quantité de sang circulant à l'extérieur de l'appareil ne pouvait être contrôlée et l'ultrafiltration n'était pas précise. Après chaque traitement, je souffrais de graves maux de tête, de crampes et parfois de haut-le-cœurs.

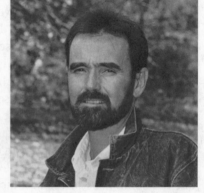

Je sombrais dans l'ennui et le fait de devoir vivre au jour le jour me préoccupait. Je décidai de rencontrer un conseiller en orientation. Je choisis de m'inscrire à l'université. Il n'y avait qu'un seul problème; je mettais une heure et demie à rentrer à la maison de l'université ou de l'hôpital par autobus. Mes traitements durant près de cinq heures, mes choix de cours et d'horaire de cours étaient limités. J'avais aussi certaines craintes pour ce qui était de la dialyse autonome, bien que c'était une option que l'on m'encourageait à choisir.

Il devint nécessaire de me transférer dans un hôpital situé au centre-ville de Montréal, mais aucune place n'était disponible. On me conseilla de m'adresser à un hôpital de vétérans que l'on prévoyait fermer, et dont l'unité de dialyse autonome devait être intégrée à l'hôpital. Le terme à retenir dans tout cela, c'est «autonome». Je deviendrais responsable des soins, ce qui impliquait de piquer les aiguilles dans ma fistule... une tâche qui m'apparaissait pire que la mort, mais je tenais à fréquenter l'université, alors je changeai d'hôpital. Je me présentai à la séance de formation avec une attitude consistant à vouloir en apprendre le plus possible sur la dialyse. La mise en place des aiguilles ne se révéla pas aussi traumatisante que je le craignais et, en fait, le milieu des soins autonomes se révéla pour moi libérateur et je commençai à interagir avec les médecins de façon plus égalitaire. Je trouvais que le tout me permettait de me sentir davantage maître de la situation.

La fin de semaine après la fin de ma formation, en août 1984, je reçus l'appel. C'était ce que j'espérais — un rein! Je sortis sur mon balcon, il faisait soleil, je refoulai les larmes alors que mes jambes fléchissaient. La chirurgie se passa bien. Ce ne fut pas, cependant, le cas de la greffe elle-même. On posa d'abord un diagnostic de nécrose tubulaire aiguë. Il ne s'agissait pas de cela cependant, le cytomégalovirus tant redouté m'avait été transmis. Je commençai à me sentir maladif et déprimé. Le greffon dut être retiré, et je dus subir une chirurgie cardiaque à cause d'une accumulation de liquides dans le cœur. Je me sentais terriblement malade et déprimé. Je recourus aux services psychiatriques de l'unité des greffes. J'avais l'impression de perdre la raison. Le psychiatre me rassura en me disant que le simple fait que je lui demandais si je perdais la raison témoignait de ce que ce n'était pas le cas. Je continuai à le rencontrer après la greffe, pour régler des problèmes de toutes sortes. L'un des problèmes en question était lié au fait que je savais que la personne m'ayant fait don du rein était une femme et que, lorsque j'étais à l'hôpital, j'avais conclu un pacte selon lequel je fonderais une famille pour assurer la transmission de son héritage. J'étais submergé par un sentiment de culpabilité dû au fait que je n'avais pu garder le rein et donc n'avais pu sauvegarder son héritage.

Il ne me fut pas difficile de retourner en dialyse, puisque je m'estimais heureux d'avoir survécu aux événements catastrophiques que je venais de vivre. Les soins autonomes étaient au nombre des soins dont j'avais besoin. Je n'avais plus confiance en l'équipe des greffes, car j'avais remis ma vie entre leurs mains et j'avais l'impression qu'ils n'avaient pas agi dans mon intérêt à ce moment-là. J'étais en mesure d'avoir une relation plus harmonieuse avec mes néphrologues tout simplement parce que j'étais davantage maître des soins administrés. Après plusieurs mois je redevins plus alerte et conscient de mon entourage. Des greffes furent pratiquées chez toute une «gang» de patients. Au début j'étais jaloux. Comment était-il possible qu'ils reçoivent des organes alors que je restais là dans mon coin, plusieurs années après qu'une greffe m'ait presque tué? Et puis, il me vint à l'esprit que, ouais, je pouvais certes espérer bénéficier moi-même d'une greffe, mais il était préférable que je me réjouisse en pensant à ceux qui avaient la chance de pouvoir mener une vie normale, indépendants de la bête mécanique qu'était mon rein. Je demandai alors que l'on rajoute mon nom à la liste des personnes en attente d'une greffe.

Presque deux années s'étaient écoulées depuis ma première transplantation et je commençais à croire que la chance m'était passée à côté. En août 1986, j'étais en dialyse préparant un examen pour un cours d'été lorsqu'une infirmière et un médecin s'approchèrent de moi et m'annoncèrent qu'une greffe pourrait sans doute être pratiquée et que cela aurait lieu vraisemblablement entre ce soir-là et le lendemain. Je demeurai très calme, ou peut-être était-ce parce que j'étais déjà passé par pas mal d'expériences semblables. Jusqu'alors j'avais subi une néphrectomie bilatérale, une greffe, une néphrectomie du rein transplanté et une péricardectomie. Je n'étais pas étranger aux interventions chirurgicales. Le lendemain matin, je pris ma douche, sautai sur la civière et fus amené en chirurgie. Tout se passa bien, et la greffe fut une réussite. J'étais dans une forme excellente. Je voulais quitter l'hôpital, retourner aux études et remettre ma vie sur les rails. Mais alors les premiers signes de rejet du greffon se manifestèrent. Je n'urinais plus, mon médecin pratiqua une biopsie pour confirmer le rejet et il me prescrit des immunosuppresseurs. J'étais désespéré, car j'avais goûté à la liberté. Heureusement les médicaments se révélèrent efficaces et je pus à nouveau uriner.

La conséquence la plus marquante de la greffe, ce fut de pouvoir à nouveau m'alimenter normalement. Cela ne tenait pas à ce que je devais suivre une diète stricte, mais plutôt à l'impression de sentir ces éléments nutritifs circuler dans mon corps. Je pouvais sentir mon corps faisant le plein d'énergie, ce fut une expérience incroyable.

Une fois sorti de l'hôpital je pus retourner à une vie normale. Toutefois, ce qui me semblait normal (après tout cela faisait sept ans que je n'étais pas allé aux toilettes), c'était la sensation de bien-être que je ressentais. Je demandais aux gens si «c'était ça». Ils ne pouvaient me répondre faute d'avoir connu l'expérience d'une maladie catastrophique et parce qu'il ne s'agit pas là d'un sujet de réflexion habituel. La greffe donna de bons résultats, si l'on peut dire... lesquels persistèrent pendant 16 mois avant que le greffon ne flanche. Lorsque l'on m'apprit que tout était fini et que mes chances de subir une greffe d'un rein prélevé sur un cadavre étaient de minimes à quasi inexistantes, les larmes jaillirent de mes yeux sans émotion. Une tristesse muette. L'idée de retourner en dialyse m'était abominable. C'était l'horreur. Je me relevai de la période initiale d'apitoiement sur moi-même et j'acceptai de retourner en dialyse, mais uniquement après avoir évalué toutes mes options.

J'étais alors confronté à une démarche que je n'avais pu me résoudre à faire 10 ans plus tôt : demander à mon frère de me faire don de l'un de ses reins. Je mis un bout de temps à rassembler mon courage, mais éventuellement je l'appelai. Je lui dis : «Il y a 10 ans tu m'as offert un rein, est-ce que ton offre tient toujours?» Je sentais une tension intérieure, pas par crainte de ce qu'il allait me répondre, mais parce que j'étais conscient que je demandais à quelqu'un de faire le sacrifice ultime : se séparer d'une partie de leur corps pour me la donner. Je devais choisir entre vivre avec l'espoir, ou survivre avec la dialyse avec peu ou sans espoir. Il est entendu qu'il vaut mieux être vivant en dialyse que mort. Mon frère, malheureux que je dusse subir la dialyse et souhaitant pour moi ce qu'il y avait de mieux, consentait à me faire don d'un rein mais devait s'informer concernant quelques questions personnelles. Ainsi, il devait s'assurer que sa santé ne serait pas compromise, et surtout que sa famille ne manquerait de rien si quelque chose clochait. Il devait s'assurer d'avoir l'accord de la compagnie à l'emploi de laquelle il se trouvait, et que sa femme aurait son mot à dire, compte tenu du fait que sa décision aurait des répercussions sur elle et sur leurs enfants. C'était d'accord, la greffe aurait lieu. La machine se mit en branle. Mon frère dut subir un bilan médical et des analyses sanguines furent pratiquées pour assurer notre compatibilité. L'intervention, qui eut lieu le 25 mai 1988, fut une réussite.

Cela fait maintenant près de neuf ans. Pendant cette période j'ai aussi subi une transplantation du foie réussie.

Au cours de tous ces traitements c'est aux héros dont personne ne fait mention que je dois tant. Ma famille ainsi que mes amis ont en quelque sorte «amoindri» ma douleur et ma frustration, souffrant en silence, tout en me protégeant par leur exemple. Je comprends maintenant mieux ce qu'est l'amour.

54

Clara Guerra, une femme âgée de 66 ans, entreprit l'hémodialyse il y a six ans.

Avant de commencer la dialyse, je consultais souvent mon médecin qui «suivait» mon diabète. Progressivement, j'ai commencé à me sentir faible et enflée. Les médecins ont déterminé que je souffrais d'une insuffisance rénale et m'ont recommandé de commencer la dialyse le plus tôt possible. Je n'avais pas d'autres choix. J'ai donc commencé la dialyse et je n'ai jamais regretté ma décision.

Quand le docteur m'annonça que je devais commencer la dialyse, je me sentis très déçue et découragée parce que je devais me rendre trois fois par semaine à l'hôpital pour la dialyse. Mais avec le temps je commençai à me sentir mieux et mes fréquentes visites à l'hôpital cessèrent de me déranger. Avant la dialyse, j'avais été très malade et je ne pouvais pas bouger ou marcher parce que j'étais très enflée. Après un certain temps en dialyse, j'ai perdu à peu près soixante livres qui n'étaient que du liquide et j'ai retrouvé mon énergie. Il y avait longtemps que je ne m'étais sentie aussi bien.

La diète que je devais suivre pour la dialyse et celle que je suivais pour mon diabète étaient presque les mêmes, ce qui ne m'a pas causé de problèmes. Par contre, j'ai trouvé un peu plus difficile de composer avec les restrictions concernant les liquides parce que je suis diabétique et que j'ai toujours soif. Je dors souvent pendant la dialyse parce que je ne trouve rien d'autre à faire pendant les quatre heures de traitement.

Ma famille m'a beaucoup encouragée et aidée pendant que j'étais malade. Je souhaite vivre longtemps pour voir grandir mes petits-enfants. Les infirmières et le personnel de la clinique d'hémodialyse sont très gentils et encourageants.

Ma vie n'a pas vraiment changé avec la dialyse. Je continue à faire ce que je faisais avant, mais je suis un peu moins rapide. Parfois, lorsque la dialyse est terminée et que je me sens bien, je fais mes commissions. À l'occasion je sors prendre une marche. Je ne peux pas me rendre très loin parce que mes jambes sont faibles et ne peuvent supporter mon poids.

Je vois autour de moi des gens qui sont plus malades que moi et j'ai l'impression d'avoir de la chance. Certaines personnes souffrent de maladies incurables, mais au moins il existe des moyens de guérir ma maladie; je poursuis donc mon traitement parce que ça me permet de me sentir beaucoup mieux. Il se peut que je fasse une demande pour une greffe de rein mais je dois attendre que l'ulcère sur mon pied soit guéri.

Je recommande aux personnes qui souffrent d'insuffisance rénale d'aller de l'avant avec la dialyse parce que c'est le seul moyen de résoudre leurs problèmes. Au début, j'avais certaines inquiétudes en ce qui concerne la dialyse parce que j'ignorais ce que c'était. Mais une fois la dialyse commencée, je me suis sentie moins inquiète et beaucoup mieux. Ne vous en faites pas, votre santé va s'améliorer et, plus important encore, la dialyse va vous permettre de rester en vie plus longtemps.

55

Arnaldo Romani (1922-1997) fut traité en hémodialyse pendant trois ans et demi.

Il y a trois ans, je fus hospitalisé pour subir une opération à cause de mon aorte qui s'était gonflée au niveau de mon abdomen. C'est alors que le médecin m'a annoncé qu'il avait découvert que l'un de mes reins ne fonctionnait plus et que l'autre rein avait perdu 75 pour cent de son efficacité. On m'envoya consulter à l'Hôpital Royal Victoria à cause de son excellent programme pour le traitement de l'insuffisance rénale. Après les analyses sanguines, le médecin confirma que je souffrais d'insuffisance rénale et me demanda d'entreprendre l'hémodialyse le plus tôt possible parce que mes reins avaient diminué de taille et arrêté de fonctionner.

Pendant les quatre premiers mois, ça a été très dur pour moi. Je me sentais toujours faible et je vomissais souvent les jours de dialyse. Une fois rentré chez moi, je me sentais si fatigué que je n'arrivais à rien faire. Dans les premiers temps, je m'énervais souvent parce que j'avais du mal à accepter la maladie et la dialyse. L'autre point que je trouvais difficile à accepter, c'étaient les restrictions alimentaires. Moi j'aime beaucoup les fruits et les légumes verts, mais selon le régime que je devais suivre je devais éviter de consommer de grandes quantités de potassium parce que cela pouvait affecter mon cœur. Avant de tomber malade, je prenais quelques bières après le travail avec mes amis. Maintenant je ne peux plus prendre un verre parce qu'il me faut surveiller ma consommation de liquides. J'aime beaucoup la soupe mais malheureusement je ne peux pas non plus en manger.

Jusqu'à maintenant, je n'ai parlé que des inconvénients de la dialyse, mais il ne faut pas oublier que, sans la dialyse, je n'aurais pas survécu ces trois dernières années. Quand mon traitement est terminé et que je suis à l'extérieur de l'hôpital, je fais de petites promenades en essayant de ne plus penser à la dialyse et de penser le plus positivement possible.

C'est vrai que la dialyse m'a privé de beaucoup de choses que j'aime, mais je me dis à moi-même : «Ne t'en fais pas, Arnaldo, ces choses comme la bière et les légumes, tu les as déjà goûtées et il ne faut pas te rendre malheureux si tu n'es plus capable de le faire.» À présent que je me suis habitué à ma nouvelle vie, tout se passe bien. Les jours de dialyse, je rencontre des compatriotes italiens qui sont eux aussi en dialyse et à discuter avec eux le temps passe vite. Je sens par ailleurs que j'ai de la chance parce qu'il y a beaucoup de gens qui souffrent et qui meurent de maladies incurables. Je dispose au moins d'un appareil de dialyse qui me permet de vivre plus longtemps, et je ne crois pas que je devrais en demander davantage.

56

Un homme âgé de 56 ans qui souhaite garder l'anonymat a entrepris des séances d'hémodialyse il y a quatre ans.

Je subis des traitements de dialyse depuis quatre ans. Mon médecin m'a demandé quelle sorte de dialyse je préférais et j'ai choisi l'hémodialyse. Mon médecin vérifiait mon sang à tous les trois ou quatre mois et, la dernière fois, ils ont trouvé que je devais commencer les traitements d'hémodialyse.

Rien n'a changé mais ce n'est pas comme avant lorsque je travaillais. Chaque deux semaines on reçoit une paie mais maintenant on ne gagne plus d'argent. Je travaillais autrefois à temps plein mais à l'heure actuelle je ne peux plus le faire. Je ne peux plus travailler parce qu'après une séance branché à l'appareil de dialyse je me sens terriblement fatigué. Lorsque je rentre à la maison après la dialyse, je me sens très fatigué et je dois dormir pendant au moins une heure. Auparavant j'aimais manger de grandes quantités de fruits, mais à présent il y a certains fruits que je ne peux manger à cause de leur haute teneur en potassium. Maintenant je regarde la télévision et je consacre du temps à simplement relaxer.

Si je me sens mieux, j'essaie de faire un peu de ménage. J'accepte cette situation. Que puis-je y faire? Il n'est pas possible de faire davantage.

Je suis marié et j'ai deux fils qui fréquentent tous deux l'école. L'un d'eux a un emploi à temps partiel et l'autre est encore à la maison. Ma femme et mes enfants m'apportent un soutien. La perspective de subir une greffe m'intéresse et j'espère que ce sera le cas dans l'avenir. J'aimerais ensuite retourner travailler mais cela dépendra comment je me sentirai.

57

Sandra Buraglia Pinard, une femme âgée de 51 ans, entreprit il y a quatre ans un traitement dont les modalités ont été la dialyse péritonéale, l'hémodialyse et une greffe rénale.

Un médecin m'a informé que j'avais des antécédents familiaux de maladie rénale, et que je devrais passer des tests appropriés. J'ai subi une sorte de radiographie dont les résultats ont été négatifs, ce dont j'ai été heureuse. Mais peu de temps après, on a diagnostiqué chez mon frère aîné une maladie des reins, et Doug a été en dialyse 11 ans avant de mourir. Un autre de mes frères, Claude, en a aussi souffert. Il vivait en Californie, a subi la dialyse mais a reçu une greffe. J'ai un autre frère qui habite les Maritimes et il était en dialyse, mais lui aussi a subi une greffe. Ma sœur aînée, aussi de Halifax, recevait la dialyse. Mon frère de Halifax était en attente d'un rein et j'ai parlé à son médecin, lui disant que je serais heureuse de passer les tests visant à déterminer si je pouvais lui faire don d'un rein, mais nous n'étions pas compatibles. Cependant, il y avait compatibilité avec ma sœur aînée Rita. Son médecin a communiqué avec moi pour savoir si je consentais à lui faire don d'un rein et j'ai accepté. Je me suis présentée pour subir les tests d'évaluation des donneurs potentiels, et le premier test que j'ai passé a été un ultrason. Quatre heures plus tard, mon médecin est venu me voir et m'a annoncé : «Je suis désolé mais vous ne pourrez pas faire don d'un rein à votre sœur». J'étais à ce point certaine que rien ne clochait avec mes reins, craignant simplement que le cancer ne soit en cause. Il me dit : «Non, vous souffrez de la maladie des "reins polykystiques".» Et de cette manière je commençai à être suivie à l'hôpital.

Au début je venais à l'hôpital une fois par année, puis ce fut une fois tous les six mois, et puis les visites se rapprochèrent encore davantage. On a créé une fistule au mois d'août, et en décembre 1992 j'ai eu ma première séance d'hémodialyse. Les personnes qui sont en dialyse sont des personnes bienveillantes. C'est un tout autre type de personnes. Elles vous accompagnent calmement d'une étape à l'autre, et si vous ne voulez pas regarder, vous n'êtes pas obligé de la faire. J'ai opté par la suite pour la dialyse autonome et j'avais l'impression que tout allait bien,

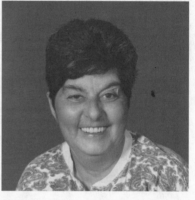

mais le dernier jour de mai ma fistule s'est obstruée. On m'a branchée en dialyse via une veine située dans l'aine. Je suis revenue à l'hôpital pour une autre intervention visant à désobstruer la fistule et lorsque j'en suis sortie, j'avais un tube dans l'estomac. On m'a expliqué ce qu'était la DPCA, et on m'a dit que c'était ce que je devais faire. Il n'est pas nécessaire de se présenter à l'hôpital pour la DPCA. Le groupe de la DPCA m'a montré comment procéder pendant environ un mois avant le début des séances, période pendant laquelle j'ai été dialysée via une artère située dans la jambe.

Si l'on compare les deux techniques, la DPCA est plus avantageuse sur le plan du temps exigé; mais si vous voulez relaxer, en hémodialyse vous êtes à l'hôpital et vous relaxez davantage. Pour moi, la dialyse n'a été difficile sur aucun plan. La seule chose avec l'hémodialyse, c'est qu'il faut se rendre à l'hôpital. Mais là encore, une fois que vous y êtes, tout le monde est dans le même bateau. Lorsque j'étais hémodialysée je n'étais pas malade, mais l'hémodialyse en vient à prendre toute la place dans votre vie. On ne pense qu'à cela. Je dirais donc : «Et bien, ce jour, n'en tenez pas compte parce que je dois aller en dialyse, je peux prévoir une activité ce mardi, mais mercredi, oubliez-le. Jeudi ça va, mais vendredi n'en parlons pas.» Lorsque vous êtes en DPCA, c'est différent, vous êtes à la maison pour le faire, vous pouvez rendre visite à quelqu'un, dans la mesure où vous apportez avec vous le médicament dont vous avez besoin. La seule chose que j'ai trouvée avec l'hémodialyse c'est que je devais me rendre à l'hôpital, mais c'est devenu une sortie sociale. C'est vrai, je venais ici trois heures par jour trois fois par semaine et je voyais les mêmes personnes, et elles sont devenues mes amies. Je m'asseyais et jasais avec elles et c'était l'événement social de la semaine. On se dit : «Hé, je vais les voir ce lundi, je vais les voir ce mercredi...»

Mon nom était sur la liste d'attente d'une greffe rénale, et je n'attendais que depuis neuf mois. Je me souviens de ma sœur qui disait : «Ça arrive quand on s'y attend le moins.» Je me souviens qu'il était 7 heures du matin et que je dormais lorsque j'ai reçu l'appel. J'étais à l'hôpital à 9 heures mais l'intervention n'était pas prévue avant 2 heures de l'après-midi, si bien que je me souviens m'être préparée à descendre à l'unité de dialyse, simplement pour voir tout le monde et leur annoncer que j'allais recevoir une greffe. La greffe n'a entraîné chez moi absolument aucune douleur. De la même manière que vous vous rendez à l'hôpital pour mettre au monde un enfant, et que vous en ressortez avec quelque chose que vous n'aviez pas à l'arrivée, c'est une intervention joyeuse.

58

Margot Matthews Keith-King (1942-1995) entreprit il y a 15 ans un traitement dont les modalités ont été l'hémodialyse et une greffe du rein.

Étant donné sa créativité, Margot put s'exprimer par le biais tant d'écrits que d'illustrations. Margot créa des dessins originaux pour «dial.log», un bulletin à l'intention des patients en dialyse dont elle fut la co-réviseure.

J'ai adressé la lettre suivante à Peter Gzowski, l'animateur de l'émission transcanadienne de la CBC «Morningside», en réponse à son invitation à faire parvenir des récits d'expériences personnelles avec les ordinateurs, aux fins d'une série d'émissions portant sur les ordinateurs.

M. Peter Gzowski
Émission «Morningside»
CBC Radio
Case postale 500, Station «A»
Toronto (Ontario)
M5W 1E6

Salut Peter,

Laisse-moi te parler un peu de <u>mon</u> ordinateur. Nous vivons une histoire d'amour et de haine à la fois, mais il me faut avouer que la plupart des émotions sont de mon cru. Nous sommes en quelque sorte coincés dans un «mariage obligé», ce qui entraîne pas mal d'ambivalence chez la mariée, en l'occurrence, moi-même. Vois-tu, mon ordinateur est en fait un appareil d'hémodialyse. Nous nous sommes rencontrés il y a environ un an et demi. Au début, j'étais très passive, craintive et rancunière. Nous ne communiquions que par l'entremise d'une infirmière.

L'automne dernier, j'ai été transférée à une unité de dialyse autonome et j'ai appris à programmer mon ordinateur moi-même. Dès lors, il m'est apparu sous un jour nouveau, presque sympathique. J'ai maîtrisé le maniement d'un appareil Rhodial, un « type d'allure gaillarde » revêtu d'un émail bleu cobalt. Peu après m'être familiarisée avec ses cadrans, ses boutons et ses voyants lumineux, je l'ai abandonné pour un jeune rival, plus séduisant et plus pétulant, répondant au nom de «Monitral». Ça, c'est une machine! Elle est d'un abord «amical». Ses boutons sont recouverts de capuchons de caoutchouc visant à protéger le bout de mes doigts. Des expressions simples sont disposées sous chaque cadran et voyant lumineux pour m'indiquer la présence d'air dans les tubulures du circuit-sang. L'appareil m'indique même la quantité d'ultrafiltrat qu'il y a dans le réservoir, sa température, la vitesse de la pompe à sang, tout ce que tu veux savoir! Il va même jusqu'à parler. En fait, ses voyants ambrés, verts et rouges s'allument pour me donner divers éléments d'information; de plus, il me «sonne» si quelque chose ne fonctionne pas adéquatement. Pas si mal, pour une machine. Tout cela favorise indubitablement le développement de rapports personnels. Je fais souvent de petites remarques sournoises à l'endroit de mon Monitral s'il sonne trop souvent et, à l'occasion, il m'arrive de lui donner un coup de pied. Mais je ne suis pas la seule à agir ainsi. D'autres patients et des membres du personnel infirmier s'adressent aux divers appareils de dialyse et les menacent.

Évidemment, le «fin fond» de cette histoire, c'est que je dépends complètement de mon appareil. Je ne pourrais pas vivre en l'absence du Monitral pour nettoyer mon sang. Il n'est certes pas facile de reconnaître ce fait et encore moins de l'accepter. D'où l'ambivalence de nos rapports. Je suis encore relativement jeune et peux espérer recevoir un jour une greffe rénale. Toutefois, d'ici là, mon ordinateur et moi formons une sacrée équipe, trois jours par semaine à raison de quatre heures chaque fois, et sans congés!

Peter, reçois l'expression de mes meilleurs sentiments.

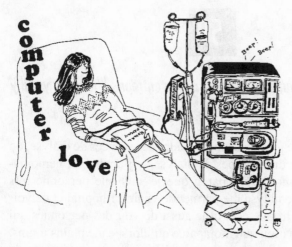

Les œuvres de Margot sont incluses ici avec la permission
de Richard Matthews et de Sandra McCallum.

«La dactylo»

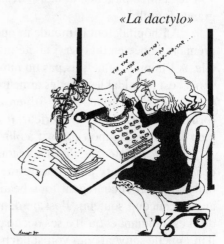

* Cette illustration est incluse dans «dial.log» à
titre de remerciement à l'intention de la secrétaire
(de l'un des néphrologues de l'Hôpital Royal
Victoria) qui tape les textes du bulletin à l'intention des patients en dialyse.

59

Suzanne Doré, une femme âgée de 51 ans, a entrepris l'hémodialyse il y a trois ans.

Lorsque j'ai appris que je devais entreprendre des séances de dialyse, on m'a donné le choix de divers types de dialyse, et j'ai choisi l'hémodialyse. J'ai choisi l'hémodialyse parce que je suis une personne très sociable, et que l'hémodialyse me permet de venir à l'hôpital et de voir beaucoup de gens. Je trouve cela utile aussi de voir des personnes qui sont dans la même situation que moi, parce qu'alors je me plains moins. Je vis seule, si bien que lorsque je viens à l'hôpital je suis contente de voir les autres patients, et leur sort me tient à cœur. C'est comme une grande famille.

À l'hôpital, tout le monde m'apporte un grand soutien. Durant ma première année en dialyse, j'ai été malade et ça a été une période difficile. À l'hôpital, je ne suis pas un numéro, je suis une personne. Le personnel est formidable, et je les aime tous beaucoup. Peut-être que c'est à cause d'eux que je me sens si bien aujourd'hui. Je me sens en pleine forme à l'extérieur et à l'intérieur. Il me semble que lorsque je me sens bien dans ma tête, mon corps n'a plus qu'à suivre.

Alors maintenant, j'ai encore tous mes amis d'avant les traitements, et j'ai de nouveaux amis que je me suis fait pendant les séances de dialyse. Ils m'encouragent tous beaucoup. J'ai aussi un fils, et il m'a aussi beaucoup soutenu. J'essaie de ne pas trop dépendre de lui, parce qu'il est étudiant et qu'il a ses occupations. Mais il fait de son mieux, et il m'appelle souvent pour voir si j'ai besoin de quelque chose. Alors dans l'ensemble je suis très heureuse, étant donné la manière dont les choses s'organisent. Avant d'entreprendre la dialyse, je ne savais pas comment les choses évolueraient, et je m'inquiétais de l'issue de tout cela. Mais maintenant je me dis, pourquoi se faire du souci? Je prends les choses un jour à la fois, et je fais de mon mieux. Je suis les consignes du médecin, et je surveille mon alimentation. Cela m'aide à mieux me sentir.

Depuis le temps que j'ai commencé en dialyse, mon attitude à l'égard de celle-ci a beaucoup changé. Avant de commencer, je n'aimais pas du tout l'idée d'avoir à me rendre à l'hôpital trois fois par semaine. J'ai mis quelques mois à accepter le fait que ce traitement était véritablement nécessaire si je voulais demeurer en santé et mener une vie normale. Je pense qu'il est important pour les personnes dialysées d'accepter leur sort et de voir le bon côté des choses. Je sais que par moi-même je ne peux rien faire qui puisse améliorer ma fonction rénale, et que j'ai besoin du traitement pour cela. Le fait d'être en dialyse m'a aussi appris à être plus patiente, parce que j'ai appris à rester assise immobile pendant de trois à quatre heures d'affilée. Cela a été difficile au début, mais à l'heure actuelle cela ne me dérange plus vraiment.

En fait, ma vie s'est améliorée depuis que je suis en dialyse, parce que maintenant j'ai envie de faire des choses. Ainsi, s'il y a un mariage, je peux accepter l'invitation. J'assiste à des spectacles, et je sors avec mon fils. C'est comme mener une vie complètement nouvelle! Je me sens bien, et j'accepte qu'il puisse y avoir des contraintes dans ma vie. Je sais qu'il y a des choses que je ne peux accomplir aussi rapidement que je le faisais dans le passé, comme le ménage de la maison. mais ce que je ne peux faire aujourd'hui, je le fais le lendemain. J'ai aussi appris à accepter l'aide qu'on m'offre, ce que j'avais du mal à accepter dans le passé. J'étais trop fière autrefois, et je croyais pouvoir tout faire par moi-même.

Il est vrai que j'ai traversé de dures épreuves. Mais j'essaie de rester positive, et je me dis que je me porterai mieux. Je me dis que demain sera un meilleur jour qu'aujourd'hui, et c'est généralement ce qui arrive. Je pense que la raison derrière tout cela c'est que l'esprit peut vraiment influencer le processus de guérison. J'ai été très malade pendant plusieurs mois, et j'ai dû demeurer à l'hôpital pendant une longue période. Mais j'en suis sortie, et j'ai du mal à exprimer à quel point je me sens bien à l'heure actuelle. Si jamais je tombe à nouveau malade, je vais simplement adopter une approche semblable à celle que j'ai adopté dans le passé, je vais rester positive, et déployer les meilleurs efforts possibles pour me rétablir. J'ai toujours été prête à me battre, et je pense qu'il est important de conserver une attitude positive.

Je suis par ailleurs convaincue, non seulement que je ne tomberai pas malade dans l'avenir, mais aussi que viendra un temps où plus personne ne sera malade. Je suis Témoin de Jéhovah, alors je crois que telle est la vérité, conformément à ce que l'on trouve dans la Bible. Cela m'aide aussi, et cela me permet de poursuivre le combat de chaque jour. Je crois qu'un jour, le monde sera transformé, et qu'il n'y aura plus de maladie rénale. À cause de cela, je me lève chaque matin le sourire aux lèvres, et c'est ce qui m'aide à garder l'espoir et le sourire toute la journée.

60

M. Desgroseillers, un homme âgé de 66 ans, a été dialysé de façon intermittente depuis 1990, et de façon continue dans la dernière année.

Il n'y a pas si longtemps, je ressemblais à une auto de l'année, avec un moteur huit cylindres et pouvant faire 100 milles à l'heure sans difficulté et sans accident. Tout me semblait permis et je ne me privais de rien. J'étais un gros travailleur, donc je méritais de posséder beaucoup de choses, et comme l'argent «rentrait» bien, il n'y avait pas de problèmes. Les problèmes, c'était pour les autres, ceux qui avaient de la difficulté à me suivre. Je pratiquais plusieurs sports, tels que la chasse en région éloignée et la pêche sur rivière tumultueuse, et j'aimais raconter mes exploits aux amateurs d'émotions fortes. J'aimais le risque, et prendre des précautions contre le froid, le mauvais temps et le surmenage, c'était bon pour les autres. Tout cela, c'était il y a à peine 10 ans.

En juin 1990, tout s'est déclenché en une fin de semaine : plaques rouges sur tout le corps, vomissements... Le lundi, je me retrouvai à l'urgence dans un état pitoyable. Les analyses faites, on découvrit que mon taux d'urée était anormalement élevé et je fus envoyé en dialyse. J'ai donc entrepris des séances de dialyse de façon régulière. En même temps, ma fille commença à me donner des traitements d'ostéopathie afin de rétablir la fonction dans la portion de mes reins encore saine. Cela améliora mon état au point que la dialyse fut interrompue, sous surveillance médicale. J'étais très content, me croyant sorti du bois et débarrassé de la dialyse.

Cet état de choses fut bouleversé soudainement il y a un an. À la suite d'un petit accident, une chute, on découvrit que mon taux d'urée dans le sang était élevé, et que mon taux de globules rouges était déficient. Je dus donc reprendre les traitements de dialyse trois fois par semaine. Je me sentais toujours fatigué et essoufflé, et au moindre effort, l'anémie et peut-être l'œdème risquaient de se manifester.

Maintenant, je suis devenu raisonnable, ou du moins c'est ce que je crois, car je suis en attente d'un donneur. J'ai fait mon deuil d'une santé parfaite, des excès et des imprudences. Je sais que je suis capable de composer longtemps avec tout ça, et que je suis le premier et le plus important responsable de ma propre santé. Pourtant, il y a des moments où j'aimerais mettre mes reins sur le bureau de mon médecin et lui dire de s'arranger comme il voudra pour les faire réparer. Pendant ce temps, je partirais en vacances et, au retour, je reprendrais mes reins qui seraient «raccommodés». Je pourrais ensuite les utiliser pour aller chasser, pêcher, voyager... Peut-être quelque chose de semblable m'arrivera-t-il un jour en raison d'une greffe, si quelqu'un qui a bien pris soin de ses reins me fait ce don inestimable. Comme le dit le proverbe, «patience et longueur de temps font souvent plus que force et courage». J'ai appris cela, j'en ai compris tout le sens, je suis reconnaissant et j'attends non pas l'impossible, mais le possible.

Je remercie du fond du cœur tous ceux qui font reculer les frontières du possible sans abdiquer.

61

Robert Taylor, un homme âgé de 43 ans, a entrepris il y a deux ans un traitement dont les modalités ont été l'hémodialyse et la dialyse péritonéale.

J'ai appris que je souffrais d'insuffisance rénale il y a environ quatre ou cinq ans. Étant donné que je suis diabétique, c'est mon endocrinologue qui a remarqué une accumulation de liquide. Le médecin a attendu presqu'au dernier moment pour m'informer que la dialyse devenait nécessaire. Il m'a dit que je devais commencer les traitements dans environ un an mais je les ai finalement entrepris quelques mois plus tard, si bien que je n'ai pas vraiment eu le temps de me faire à l'idée. Les informations que j'ai reçues étaient, à mon sens, largement insuffisantes. On n'a pas répondu aux questions qui m'intéressaient. Si j'y réfléchis bien, je crois que j'ai en quelque sorte fait une erreur lorsque j'ai opté pour l'hémodialyse à ce moment-là. J'ai subi l'hémodialyse pendant près de deux ans. Si je pouvais revenir en arrière, j'opterais pour la DPCA parce qu'avec ce traitement l'état de santé général est plus satisfaisant. On n'a pas les hauts et les bas qu'occasionne l'hémodialyse. C'est très stressant sur les plans physique, émotionnel et intellectuel de devoir se présenter à l'hôpital trois fois par semaine. Par contre, avec la DPCA l'état de bien-être est constant. Tout cela a été très difficile en ce qui concerne ma vie familiale. Ma famille n'est plus là maintenant. Ils ne pouvaient supporter la situation. Mes enfants avaient le sentiment que je n'étais plus «là» pour eux et ils ne comprenaient pas vraiment ce que je traversais. Ils ne se souviennent pas de la période précédant ma maladie. Je m'étais presque complètement replié sur moi-même parce que je ne voulais pas qu'ils soient témoins de la souffrance que je ressentais. Tout ceci s'accompagne de pas mal de souffrance. Ils étaient très malheureux, si bien qu'un soir ils ont fait leurs bagages et sont partis. Si ce n'étaient de mes parents, de ma sœur et de ma nièce ainsi que de quelques amis proches qui sont restés à mes côtés et, bien sûr, de Maria, mon amie depuis 14 ans, je n'aurais jamais survécu à cette épreuve. Et, bien entendu, ma travailleuse sociale, qui a supporté pendant des heures mes «radotages».

Le jour de mon anniversaire, le 27 octobre, on m'a appelé pour une greffe et lorsque je me suis présenté on s'est aperçu que j'avais une forte fièvre et que ma jambe était infectée à cause d'une petite coupure au pied. Bien évidemment, la première greffe n'a pu être pratiquée.

Je me sens mieux maintenant mais mon diabète s'est aggravé considérablement depuis le début des séances de DPCA et c'est très difficile à contrôler. Maintenant que je subis la DPCA je suis heureux d'avoir

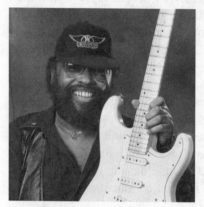

plus de temps libre. Je suis musicien et je joue de la guitare, des claviers et du saxophone. Je peux jouer de la musique et travailler à l'ordinateur. Ce n'est pas contraignant comme l'hémodialyse. Avec l'hémodialyse vous avez un horaire selon lequel vous devez vous présenter à une certaine heure, prendre place dans une chaise et attendre... c'est stressant. En fait, c'est la musique qui m'a permis de survivre à tout ceci. Lorsque j'étais déprimé au point de de ne plus pouvoir supporter quoi que ce soit, je me «perdais» dans ma musique et cela me remontait le moral. J'aime aussi la peinture si bien que je dispose d'activités auxquelles je peux me consacrer et cela m'aide à faire face à la situation. Je tiens à mon intimité et il m'est très difficile de me tourner vers mes parents ou vers mes frères et sœurs, et de leur révéler mes pensées. C'est par nécessité que j'ai été amené à parler davantage de mes émotions et de ce qui se passe à l'intérieur de moi. Je dirais aux nouveaux patients de se renseigner sur leur maladie et de ne pas avoir peur de poser des questions.

62

Mario Pion, un homme âgé de 37 ans, entreprit il y a sept ans un traitement comprenant l'hémodialyse et la dialyse péritonéale.

Mon histoire est un peu différente de celles des autres parce que j'ai choisi de combiner la dialyse péritonéale et l'hémodialyse. Entre mes journées en hémodialyse, je subis la dialyse péritonéale. Parmi les gens que je connais, je suis le seul qui ai fait ce choix. Pour moi, c'était tout simplement la solution la plus efficace. J'aime avoir une certaine qualité de vie, et en jumelant les deux dialyses, je peux avoir plus de contrôle sur mon régime alimentaire. Surtout, j'aime pouvoir contrôler ma consommation de liquides, ce que ce plan de traitement me permet de faire, bien que cette façon de procéder ne soit pas conseillée à tout le monde.

J'ai commencé la dialyse il y a sept ans. Au début, ce qui m'a aidé au plan moral, c'est que je faisais partie d'un groupe à titre d'intervenant en toxicomanie. Je puisais beaucoup d'énergie dans le fait de travailler avec un groupe dans un but commun. J'ai fait ce travail pendant les six premiers mois de ma dialyse, et pendant ce temps-là je travaillais entre 12 et 18 heures par jour. Le fait d'aider les gens et de contribuer indirectement à leur sauver la vie était pour moi une forme de thérapie. Je ne sais pas d'où me venait cette énergie, mais je suppose que ça devait être l'instinct de survie.

Avant de commencer la dialyse, je faisais des affaires et ça fonctionnait bien, mais j'ai dû ensuite apporter quelques changements. Auparavant, je vivais à 100 mille à l'heure, et je brûlais la chandelle par les deux bouts. C'est la dialyse qui m'a fait réaliser que ce mode de vie était excessif. En raison de la dialyse, j'ai pris davantage conscience de ma santé, et j'ai appris à prendre le temps qu'il faut pour faire les choses, surtout grâce à la dialyse péritonéale, qui se pratique quatre fois par jour. Ça m'aide à prendre des temps d'arrêt, ce qui me permet de relaxer. En conséquence, ça a apporté une autre dimension à mes activités.

Quand à mes sources de soutien, elles ont été avant tout ma conjointe, mon milieu familial et mon entourage. Bien que j'aie toujours la volonté d'être autonome, il y a des jours où l'énergie nécessaire me manque. Il faut donc que les gens qui m'entourent, surtout ma conjointe, soient extrêmement patients. Je trouve que ce qu'a accompli ma conjointe est assez fantastique, car dans ce genre de situation l'attention de tous est dirigée vers le patient, et rarement vers les personnes qui le soutiennent. Les gens se préoccupent toujours de savoir comment va le patient, mais ne demandent pas comment va la personne qui s'en occupe. Ma conjointe a parfois trouvé cette situation difficile, car il arrive que certaines de nos connaissances ne lui attribuent pas le mérite qui lui revient. Je crois qu'il faudrait que les gens de l'entourage reconnaissent davantage le travail des conjoints. Ma conjointe ne me lâche jamais, bien que parfois elle ait envie de s'accorder un répit. Tout n'est pas toujours parfait, il y a des hauts et des bas, mais une chose est certaine : sans mon entourage, je ne pense pas que mon moral serait aussi bon.

Quand aux patients qui commencent la dialyse pour la première fois, je sais qu'au départ ils sont souvent angoissés, comme je l'ai été moi-même. Le conseil que j'ai à leur donner est qu'il faut éviter l'angoisse à tout prix, car elle cause des blocages. La dialyse ne m'a pas empêché de vivre, et je pense qu'on peut bien s'en sortir si on prend une décision en ce sens. Il faut simplement se rappeler que l'important est de «doser ses énergies». Je suis resté actif, et ce qui m'a donné mon courage, c'est mon agressivité interne. En fin de compte, tout ça fait partie de la survie. On n'a pas le choix, et négliger ses traitements est nuisible. Mon attitude n'en est pas une de résignation, mais tout simplement de survie.

63

Une femme âgée de 76 ans qui souhaite garder l'anonymat a entrepris des séances d'hémodialyse il y a cinq mois.

J'étais pas mal en colère lorsque j'ai appris que je souffrais d'insuffisance rénale. Je n'arrivais pas à trouver de publications pouvant m'éclairer sur la question. J'ai reçu de l'hôpital un ouvrage contenant des informations utiles. J'ai pensé que si je pouvais contribuer quoi que ce soit au présent livre ce serait bon.

On a diagnostiqué que je souffrais d'insuffisance rénale le 28 juin 1996. Je ne sais pas si cela a eu quelque chose à voir avec un angiogramme que j'ai passé mais c'est ce que l'on m'a dit. D'abord j'ai ressenti de la colère, beaucoup de colère contre tout le monde. Je leur disais que j'étais en bonne santé. Je n'arrivais pas à le croire. Je ne suis plus en colère à présent. Il faut simplement tirer le meilleur parti possible de la situation. La dialyse est quelque chose que je dois subir et je ne conforme à cette prescription. Je suis un Scorpion! Au départ, je n'ai remarqué aucun changement avec la dialyse mais mes fils en ont remarqué. J'avais l'habitude de parler très vite et j'étais très impatiente. Il semble que j'aie ralenti considérablement la cadence. La dialyse m'a beaucoup aidée. On a ses moments de faiblesse mais je suppose que c'est inévitable. Depuis que les séances de dialyse ont commencé, je n'ai pas eu à apporter beaucoup de changements. Je suis libre de faire ce que je veux. Je fais des travaux domestiques légers et je me charge de toute la popote. Le jour de la séance je n'ai rien à faire car je m'organise pour tout préparer la veille. C'est quand même beaucoup de travail mais je le fais. C'est ma responsabilité.

Quelques bons trucs

■ *On peut prendre des repas légers et, si l'on a encore faim dans l'après-midi, prendre un bol de blé soufflé ou de céréales avec le moins de lait possible, ce qui est bon pour la santé.*

■ *Gardez les pieds surélevés, car ils enflent. Si je ne le fais pas, mon fils s'approche et place sous moi un coussin pour que mes pieds soient surélevés.*

■ *Mon fils m'a dit de respirer profondément pendant la séance de dialyse parce que je transpire abondamment et que j'ai l'impression que je vais m'évanouir, mais avant que ça n'arrive j'appelle l'infirmière. Avant que ces symptômes ne se manifestent, je baille et baille, mon nez devient glacé, et ma tension baisse. Il ne restait que 10 minutes l'autre soir et puis ça m'est tombé dessus, mais j'ai appelé l'infirmière et elle m'a dit de m'allonger et après une minute tout était revenu à la normale.*

64

Winston Cross entreprit il y a trois ans un traitement dont les modalités ont été l'hémodialyse et une greffe rénale. Beverly Tweed a fait don d'un rein à Winston.

Winston : J'ai souffert de problèmes rénaux pendant 10 ans avant de commencer la dialyse. Éventuellement, ma fonction rénale s'est détériorée au point où la dialyse est devenue nécessaire. J'ai dû commencer à venir à l'hôpital pour une séance d'hémodialyse trois fois par semaine. On m'a aussi imposé plusieurs restrictions relatives à ce que je pouvais ou ne pouvais manger, et j'ai trouvé cela très difficile. Éventuellement, Beverly m'a dit qu'elle ne voulait plus me voir continuer ainsi. Elle a décidé qu'elle me ferait don de l'un de ses reins, mais auparavant elle a dû se rendre à l'hôpital pour subir toute une batterie de tests visant à déterminer s'il y avait ou non compatibilité entre nous. Ces tests révélèrent qu'il y avait compatibilité, et que nous pouvions aller de l'avant avec la greffe. Le sang de Beverly est de type O, ce qui signifie qu'elle est un donneur universel.

Beverly : En ce qui me concerne, il n'y a jamais eu comme tel de processus de prise de décision relativement au don de l'un de mes reins à Winston. Pour moi ça a été une décision «automatique», mais le moment véritablement difficile est survenu lorsque j'ai dû me présenter pour subir tous les tests, alors que je ne savais pas si nous serions compatibles ou non.

Winston : Le 13 décembre 1995, Beverly et moi nous sommes présentés à l'hôpital pour subir tous deux nos interventions chirurgicales respectives. Nous étions tous les deux allongés sur des civières, et ils sont venus la chercher la première pour l'emmener à la salle d'opération. Lorsque j'ai vu cela, les larmes me sont venues aux yeux. Je n'arrivais pas à comprendre comment il était possible que, moi étant malade, c'était elle que l'on emmenait en salle d'opération. Je n'arrivais pas à croire qu'elle faisait tout cela pour moi. Plus tard, nous nous sommes tous deux réveillés ensemble dans la salle de réveil, et elle souffrait davantage que moi. En ce qui me concernait, je ne comprenais pas ce qui m'arrivait, mais tout à coup j'ai eu la sensation que je devais uriner. Un cathéter était fixé à mon corps, mais je l'ignorais. Lorsque l'urine commença à emplir le sac, ce fut un signe que le rein fonctionnait. À ce moment-là, on m'informa que tout allait bien se passer.

Beverly : C'est vrai, j'ai obtenu mon congé le 22 décembre, et il a obtenu le sien le 23. On voulait rentrer ensemble à la maison! Et puis, je suis rentrée à la maison la première. Puis il est rentré, et je n'ai pas eu une minute de repos depuis!

Winston : Après la greffe, je suis rentré à la maison et je me suis bien rétabli. Les choses allaient bien pour nous. Le mois de janvier au complet a été formidable. Nous avions tous les deux l'impression que la vie venait de nous donner une seconde chance. Après la greffe, j'ai été très soulagé de ne plus devoir subir la dialyse. Je me suis senti libéré du processus de dialyse, et j'ai eu l'impression que je pouvais finalement fonctionner comme une personne normale. Toutefois, je me sentais encore très fatigué, et à un moment donné ma température a commencé à s'élever à un point tel que j'ai dû être hospitalisé à nouveau. Pendant mon séjour là-bas, je me suis levé un jour pour me rendre à la salle de

bain, et soudain les genoux m'ont manqué et je suis tombé par terre. Quelqu'un m'a aidé à me relever, et je n'y ai plus pensé. Mais le lendemain matin, je me suis à nouveau affaissé lorsque je me suis levé pour me peser. Après cela, on m'a transporté à l'Hôpital neurologique de Montréal.

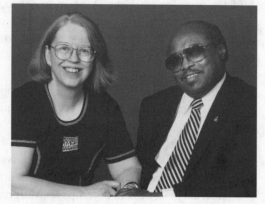

Beverly : Et j'ai été tellement étonnée parce qu'il se remettait si bien. Toutefois, à ce moment-là, je n'y ai pas non plus porté grande attention. J'ai pensé, quoi que cela puisse être, il est entre bonnes mains, et on s'occupe de lui. Puis, on nous a informés du diagnostic. Il s'est avéré qu'il s'agissait du syndrome de Guillain-Barré, lequel est causé par un virus qui pénètre dans l'organisme et empêche la stimulation nerveuse des muscles. Cela entraîne éventuellement la paralysie. Il existe cependant des formes bénignes et des formes graves de cette maladie, et chez Winston, il s'agissait d'une forme grave. En fait, il s'agissait de l'un des cas les plus graves que l'on ait vu à cet hôpital, ce qui en dit long si l'on considère que le traitement de cette affection est précisément leur spécialité. Bien entendu, je n'étais pas consciente de tout cela à l'époque, et si je l'avais été, je me serais probablement enfuie en hurlant.

Winston : En fait, Beverly peut continuer à raconter l'histoire à partir d'ici, parce qu'à compter de ce moment-là, je n'ai plus eu conscience de quoi que ce soit. Je ne me rendais plus compte de ce qui m'arrivait.

Beverly : Bien, pas immédiatement. Premièrement, il a été transporté à l'Hôpital neurologique de Montréal. Puis les choses ont commencé à se détériorer graduellement. Éventuellement, il en est venu à ne plus pouvoir bouger ses jambes parce que la maladie progressait rapidement des extrémités inférieures vers la partie supérieure de son corps, en détruisant les muscles un à un. À ce moment-là, j'étais à ses côtés en tout temps et je dormais très peu. Je devais être à ses côtés car il souffrait de démangeaisons de la peau mais n'arrivait pas à se gratter. Alors c'était à moi de le faire.

Winston : Il m'arrivait de me réveiller à trois ou quatre heures du matin à cause de ces démangeaisons, et j'étais vraiment reconnaissant qu'elle soit là.

Beverly : Mais vous savez, je me sentais aussi «dans les jambes». Certaines infirmières me donnaient cette impression, et semblaient penser que je ne devrais pas être tout le temps là. Malgré cela, lorsque je devais aller chercher des vêtements de rechange ou m'assurer que tout était en règle à l'appartement, Winston me disait qu'il attendait mon retour en comptant les minutes. J'étais déchirée entre l'ensemble de mes obligations à l'extérieur et mon désir de demeurer à ses côtés en tout temps.

Winston : Quoi qu'il en soit, mon médecin peut certainement reprendre le fil de l'histoire à ce point-ci, car il a été témoin que je me suis trouvé au bord de l'abîme et que j'en suis revenu. Éventuellement, la maladie a affecté mes poumons, et mon état s'est détérioré au point où l'on a dû me brancher sur un respirateur. J'ai commencé à saigner abondamment du rectum, et ma température s'est élevée à plus de 40 °C. On m'a rapidement transporté à l'unité des soins intensifs, et j'ai dû recevoir 12 litres de sang pour compenser la quantité de sang perdue.

Beverly : Pendant cette période difficile, nous avons puisé des forces l'un dans l'autre et à l'intérieur de nous-mêmes. J'étais constamment à l'hôpital, demeurant à ses côtés le plus possible.

Winston : Je sentais que je devais vivre, n'était-ce que pour Beverly. Je pensais constamment à elle. Éventuellement, la maladie a aussi affecté mes yeux, et je n'eus même plus assez de force pour les fermer. Il y avait des moments où je dormais les yeux ouverts. Je ne pouvais non plus mâcher quoi que ce soit, alors ma nourriture a dû être préparée au mélangeur. Tout mon corps était douloureux, et constamment agité de tremblements. Bien que cette maladie n'était pas liée à mes problèmes rénaux, je pense que ceux-ci étaient en quelque sorte en cause parce que ma fonction immunitaire s'est trouvée réduite après la greffe. L'une des conséquences de cette expérience a été que j'ai maintenant une appréciation renouvelée du temps que je passe tout bonnement à vivre. Auparavant, lorsqu'une journée passait, voilà tout ce que cela représentait pour moi — simplement une autre journée de passée. Mais maintenant, une journée m'est beaucoup plus précieuse. Je me suis rendu compte que je ne suis pas entièrement maître de la situation, et qu'il existe une sorte de pouvoir qui exerce un contrôle sur tout. Lorsque j'étais à l'hôpital, je ne pouvais rien faire par moi-même, et pourtant l'issue de tout cela s'est révélée positive. Je suis maintenant au Centre de réhabilitation de Montréal, où je me remets du syndrome de Guillain-Barré. Bien que mes jambes ne soient pas paralysées, le tonus musculaire en est quasiment totalement absent et à l'heure actuelle je ne peux plus marcher. Mais je travaille très fort là-dessus, parce que je veux marcher à nouveau. Bien que les médecins m'aient affirmé que je ne marcherais plus, je travaille là-dessus avec mon physiothérapeute, et je fais ma part dans le cadre de cet effort de groupe. Il ne me semble plus à présent qu'il y ait quoi que ce soit dans cette vie dont j'aie vraiment vraiment besoin. Ma santé est ce qui m'importe le plus. Quant au reste, je suis heureux lorsque les choses se font, mais si quelque chose ne va pas comme on l'escomptait, cela ne me trouble plus comme avant.

Beverly : Quant à moi, je suis souvent à ses côtés au centre de réhabilitation, pour répondre à ses besoins quels qu'ils puissent être. Ce n'est pas toujours facile, et je suis très très fatiguée, mais je prends simplement la vie une journée à la fois.

65

Rowland Rudd (1925-1997) a reçu des traitements en hémodialyse pendant deux semaines.

J'ai pris conscience de mes problèmes de reins après un séjour à l'hôpital de quatre semaines pendant lequel j'ai subi des tests à tous les jours. J'ai eu très peu de problèmes de santé jusqu'à l'âge de 70 ans. À l'heure actuelle, je ne peux plus jouer au golf, je ne peux plus conduire, je ne peux plus pratiquer le curling. Je déteste venir ici trois fois par semaine. Bon, ce n'est pas si mal. Ma santé a été pas mal bonne jusqu'à maintenant, alors je n'ai pas l'habitude de venir à l'hôpital. Je ne savais pas ce qu'était la dialyse, mais ma femme s'est informée à ce sujet. Elle a été d'une grande aide. Elle a passablement bien composé avec tout cela. C'est mon épouse, mon infirmière, ma cuisinière. Ça a été vraiment très difficile pour ma fille, mon petit-fils et ma petite-fille, qui étaient plus bouleversés que nous ne l'étions. Mon état les affecte considérablement et ils sont très aimants.

Je déteste le régime alimentaire. J'aimais beaucoup le jus d'orange. C'était ma boisson préférée. Je trouve que le régime alimentaire est l'aspect le plus pénible, mais ma femme dit : «Tu peux encore te permettre bien d'autres choses!»

Dans mes temps libres, j'aime écrire. J'ai une collection fantastique de magazines britanniques parus surtout dans les années 1920 et 1930. Je les lis encore à l'occasion. Le problème, c'est que je n'ai pas vraiment passé beaucoup de temps devant ma machine à écrire depuis que tout ceci est arrivé. J'espère que je pourrai revenir à l'écriture. Je pense que c'est quelque chose qui peut m'aider, si je peux trouver l'énergie nécessaire. Je suis terriblement fatigué ces temps-ci. Je prends neuf médicaments différents le matin de même que le soir. Ils sont censés faire baisser ma tension artérielle mais ils n'y arrivent pas.

66

Un homme âgé de 74 ans qui souhaite garder l'anonymat a entrepris l'hémodialyse il y a 16 mois.

Je suis en dialyse depuis environ 16 mois. J'étais pressé de commencer la dialyse parce que je me sentais vraiment très mal en point. Les traitements de dialyse sont la meilleure chose qui me soit jamais arrivée. Avant de commencer la dialyse, j'en étais rendu à devoir m'asseoir pour me raser. C'était une véritable corvée. En deux séances de dialyse, j'étais vraiment ragaillardi.

Les restrictions alimentaires m'agacent vraiment, comme le fait de devoir éviter le sel. Je dois encore m'habituer à cela mais je crois que je n'y arriverai jamais. J'aime bien m'asseoir et déguster un plat de «fish and chips» avec du vinaigre et du sel mais c'est interdit. Il y a beaucoup de potassium dans les pommes de terre. Je ne peux manger de bananes, d'oranges, de kiwis, de grenades, tout ce que j'aime. Je mangeais de tout cela et je me tuais doucement parce que je n'étais pas conscient de leur teneur en potassium. L'aspect le plus difficile, plus difficile je pense que les traitements de dialyse, c'est d'essayer de s'en tenir aux restrictions alimentaires. Je triche quelquefois.

Me rendre ici pour la dialyse ce n'est pas une grosse affaire sauf que je ne peux pas faire de voyages quand ça me plaît. Je me rendais occasionnellement aux Barbades et en Angleterre. Depuis que je suis en dialyse, je n'ai pas fait de voyage sauf une randonnée à la campagne à une distance de 100 kilomètres. Après avoir terminé la dialyse, je suis parfois un peu fatigué et un long trajet à la campagne serait de trop, surtout en hiver. La ville a ses avantages mais je préfère la campagne.

J'ai deux fils et une fille. À l'heure actuelle, j'habite chez ma fille. Ma femme, bien entendu, et ma fille chez qui j'habite sont toutes deux de grandes sources de soutien. Lorsque j'ai dû commencer les traitements de dialyse, ma famille y était en quelque sorte préparée parce que j'ai déjà un fils en dialyse. Il a subi une greffe rénale juste avant Noël. Nous avons tous deux la «chance» de souffrir d'hypertension artérielle. En ce qui le concerne il s'est rendu à Toronto pour un travail et une fois arrivé là-bas, il s'est «embarqué» dans une église charismatique. On lui a dit que Dieu prenait soin de chaque être humain. Il a cessé de prendre ses médicaments pour l'hypertension. Il a arrêté et pendant un certain temps il s'est porté à merveille et soudain ça l'a frappé. Il est revenu à Montréal et a appris que ses reins étaient en train de «lâcher».

Je suis à la retraite. Cela fait maintenant 14 ans. Mais les choses ne se sont pas déroulées comme je l'escomptais. Je croyais que, lorsque je prendrais ma retraite, je ferais ce qui me plairait, mais le hasard ne l'a pas voulu ainsi. Il y a des personnes qui ont encore moins de chance que moi.

Lorsque j'ai commencé les traitements j'ai assisté à quelques rencontres à l'intention des personnes qui devaient entreprendre la dialyse ou venaient de le faire. Je n'arrivais pas à comprendre pourquoi les gens avaient si peur de commencer les traitements de dialyse parce que je me sentais vraiment malade. J'étais impatient de commencer la dialyse. Après deux séances, je me sentais en grande forme. Je disais aux nouveaux patients de commencer la dialyse aussitôt que possible et d'essayer de suivre leur régime alimentaire.

C'est de ma faute si je suis ici. J'ai vraiment abusé de mon corps dans ma jeunesse. Je sortais tard le soir, je rentrais aux petites heures du matin et puis j'allais travailler. Dans l'armée je buvais plus que je n'aurais dû. Alors je ne peux pas réellement me plaindre. Je pourrais affirmer que l'on aurait pu me prescrire d'autres traitements mais en vérité c'est ma faute.

Je ne sais si cela arrivera jamais mais mon nom est sur la liste des patients en attente d'une greffe. Peut-être que quelque vieux comique viendra à crever et à donner ses reins! Peut-être que le rein a encore 10 ou 20 belles années devant lui. Les personnes âgées peuvent aussi avoir de bons reins. Le père de ma femme était irlandais et elle n'est jamais allée en Irlande. J'ai pensé que si je subissais une greffe nous pourrions peut-être y aller l'an prochain. Peut-être que nous pourrions y aller de toutes façons et nous organiser pour que les séances de dialyse aient lieu là-bas.

67

Jacqueline Poirier Payette, une femme de 59 ans, entreprit il y a 17 ans et demi un traitement comprenant l'hémodialyse et une greffe rénale.

En janvier 1959, âgée de 21 ans, jeune mariée depuis deux ans et enceinte de sept mois, alors que je nage en plein bonheur, je suis terrassée par un mal étrange, si étrange, que la science a mis plus de dix ans avant de le diagnostiquer.

Après un accouchement très difficile, le 8 mars 1959, je donne naissance à une belle fille de sept livres et demie, pleine de vie et en bonne santé. Malheureusement ce malaise qui m'avait assailli trois mois plus tôt ne m'a jamais quitté. Après mon retour à la maison, mon état de santé s'aggrave, je perds toute confiance en moi et en mes capacités. Je suis convaincue d'être une mauvaise épouse, une mauvaise mère, je ne peux tenir ma maison et encore moins travailler à l'extérieur. Je me sens diminuée et habitée d'un sentiment d'infériorité et d'impuissance, c'est pourquoi j'en suis arrivée à développer une colite ulcéreuse, ce qui ne fait qu'aggraver mon état de santé.

Pendant 10 longues années, j'essaie de trouver la cause de ce mal idiopathique qui m'habite et m'empêche de vivre une vie normale. Je ne comprends rien à ce qui m'arrive. J'ai toujours été une jeune femme autonome, je n'avais jamais été malade auparavant. Ma première hospitalisation eut lieu lorsque je donnai naissance à ma fille.

«Le meilleur moyen de se guérir, c'est d'agir comme si on était guéri.» Je suis tombée enceinte une deuxième fois, mais au cinquième mois de ma grossesse je perds le bébé. Lors de l'avortement thérapeutique, on s'est aperçu que le bébé était mort déjà depuis quelque temps. (J'ai su plus tard qu'aucun bébé n'aurait pu survivre étant donné l'état dans lequel étaient mes reins.)

Je consulte plusieurs médecins, je suis hospitalisée plusieurs fois, je me tourne vers les médecines douces... j'essaie tout pour m'en sortir, mais rien n'y fait. Comme j'ai l'air frêle, les médecins disent que le mal dont je souffre est d'origine nerveuse... Je crois que je suis «folle» et je veux tout abandonner. «Perdre l'espoir, c'est mourir à petit feu. Mais voilà, Dieu existe, il a écouté mes prières, la vie a pris un nouveau tournant et je réapprends à vivre.»

En 1968, une amie, ma belle-soeur, m'amène voir un spécialiste en médecine interne à l'Hôpital Royal Victoria. Ce médecin m'écoute attentivement, comprend mon désespoir et veut vraiment m'aider.

À partir de ce jour, ma vie change, je reprends confiance, j'ai enfin de l'espoir. Depuis ce jour, je considère ce médecin comme un ami, et je l'ai toujours appelé «mon docteur Welby» (comme dans la série de télé américaine). Il est mon médecin depuis plus de 25 ans et je ne l'ai jamais regretté. Il a toujours été mon conseiller, envers et contre tous.

Donc, le jour de ma rencontre avec ce médecin, celui-ci me trouve tellement mal en point qu'il décide de m'hospitaliser sur-le-champ. Après une batterie de tests, il vient me voir et me dit : «Lors de notre entrevue, il y a quelques jours, vous ne m'avez jamais mentionné votre maladie rénale!... Quand est-ce que ça a débuté?» Je lui réponds : «Mais voyons docteur, je n'ai jamais eu de maladie rénale, il doit s'agir du diagnostic d'un autre patient, je n'ai jamais eu mal aux reins de ma vie.» Mais malheureusement, il avait raison! Mes reins ne fonctionnaient plus qu'à 25 pour cent de leur capacité. J'avais besoin de toute urgence d'un traitement médical intensif et il me faudrait probablement envisager des traitements de dialyse dans un avenir très rapproché.

Il semble que, lors de ma première grossesse, j'aurais été terrassée par une attaque de néphrite. De plus, les médicaments que je prenais pour la colite ulcéreuse auraient précipité la détérioration de mes reins. Je souffrais d'une maladie rénale appelée «néphrite interstitielle» (avec tout ce que cela impliquait). Ce fut pour moi comme un coup de massue! (Mais je dois avouer que de savoir que j'étais physiquement malade et non mentalement atteinte me rassura grandement!)

À partir de ce jour, j'ai cherché par tous les moyens à me renseigner le plus possible sur cette fameuse maladie, afin de pouvoir collaborer au maximum aux traitements prescrits par les médecins. Quand on voit clairement les choses on est mieux préparé pour leur faire face. Souvent la connaissance fait disparaître la peur, et puis savoir c'est pouvoir. J'avais soif de vivre et je décidai de tout faire pour m'en sortir, pour moi, ma fille, mon mari et tous ceux qui m'aimaient. Avec l'aide du néphrologue recommandé par mon médecin, j'ai enfin reçu les traitements appropriés. Les bons soins que j'ai reçus ont retardé mes traitements de dialyse d'à peu près 10 ans.

J'avais une profession que j'aimais, si bien qu'en prenant la médication adéquate et avec l'aide de mes médecins et de mon mari j'ai décidé de recommencer à travailler. Bien sûr ça n'a pas été facile. À Radio-Canada où je travaillais comme scripte assistante avant ma maladie, les portes se sont fermées lorsque l'on a découvert que j'étais atteinte d'une maladie chronique et on n'a plus voulu de moi. C'est la même chose dans toutes les «grosses» compagnies.

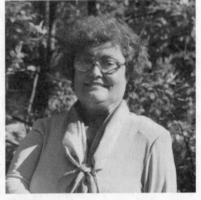

Alors je m'oriente autrement, je deviens «pigiste» dans le domaine des communications et des relations publiques, domaines dans lesquels j'excelle et pour lesquels je suis formée. Les heures de travail y sont souvent irrégulières, on travaille souvent le soir et les fins de semaine, ce qui facilite mes fréquentes visites à l'hôpital. J'apprends très vite, à mes dépens, qu'il ne faut jamais révéler à ses clients que l'on est atteint d'une maladie chronique. C'est à cette époque que je commence à vivre une double vie. J'ai deux «ordres du jour» : l'un professionnel et l'autre, médical.

Lors d'entrevues, je ne mentionnais jamais que j'étais atteinte d'une insuffisance rénale. Mes employeurs le découvraient seulement après que j'avais fait mes preuves, soit plusieurs mois ou plusieurs années plus tard. Je n'en parlais jamais, je ne paraissais pas malade, je soignais mon apparence, et je m'absentais rarement de mon travail. Une migraine, un mal de tête ou des malaises mineurs, pour moi, n'étaient pas des raisons justifiant que je m'absente!

Pendant ma période de dialyse, je quittais le bureau à 15 heures pour mes traitements et je ne rentrais à la maison que vers 22 heures. Lors de ma transplantation, j'ai été absente seulement trois mois. Comme je travaillais comme attachée de presse, j'apportais toujours du travail à l'hôpital afin d'essayer de «compenser» pour les deux heures de travail que je perdais, deux fois par semaine. De toute façon, j'avais à l'époque un employeur plutôt difficile qui souvent me disait : «J'espère que vous avez bien étudié le manuscrit sur lequel vous devez travailler. Il faut vraiment reprendre les deux heures de travail que vous perdez lors de votre dialyse.» Il faut que je vous dise que j'ai souvent rêvé de pouvoir le «brancher», lui et ses semblables. Cependant, «il faut laisser le passé dans l'oubli et l'avenir à la Providence.» (Bossuet)

Je me souviens qu'avant ma dialyse j'avais beaucoup de difficulté à me concentrer au travail. Aussitôt que j'ai commencé les traitements, tout était beaucoup plus facile, c'était plus clair dans ma tête.

Dans la vie, il y a toujours des moments merveilleux, des moments où l'on se dit que la vie vaut la peine d'être vécue. Ce moment, pour moi et ma famille, a été celui de ma transplantation, ma «seconde naissance». Après toutes ces années difficiles la vie m'a enfin semblé extraordinaire. Je ne vivais plus, je ne marchais plus, je volais! J'ai eu à apprendre à vivre avec les effets secondaires de la médication, mais j'y étais déjà habituée, je composais déjà avec cela depuis longtemps et je savais, comme je l'ai dit plus haut, que la connaissance de ce qui se passait était la clé de ma survie.

Je dois vous raconter un fait cocasse qui m'est arrivé. Un jour, alors que je parlais «un peu fort», que j'étais agressive, à brûle-pourpoint ma fille me dit : «Maman, est-ce toi qui parles en ce moment ou est-ce... la cortisone?»Vous voyez, il est important de connaître les effets secondaires des médicaments et d'en analyser l'impact sur sa vie et son comportement. Ma fille m'avait donné une belle leçon de vie.

Je crois que je suis une femme privilégiée. Je n'aurais pu lutter contre la maladie et avoir une vie et une carrière aussi remplies sans l'amour et l'aide des êtres qui m'entouraient. Malgré ses occupations professionnelles, mon mari m'a toujours aidée, et lorsque ma santé s'est détériorée, il s'est occupé des tâches domestiques. Mon mari et ma fille ont été à mes côtés dans les bons moments et dans l'adversité et je les en remercie. Sans eux je ne serais pas ici pour vous l'écrire.

J'ai pris ma retraite il y a deux ans, ayant été relationniste, attachée de presse et communicatrice pour une bonne partie de ma vie. J'ai décidé de me consacrer à ce que j'aime le plus dans la vie — l'écriture. Étant donné mon expérience, j'essaie d'aider les jeunes écrivains à se faire connaître. Je participe à un atelier de création littéraire et suis membre du conseil d'administration de la Société Littéraire de Laval.

Il y a eu 16 ans le 4 décembre 1996 que l'on m'a greffé un rein. Je porte ce rein comme si c'était mon bébé. C'est en quelque sorte une grossesse magnifique, que je souhaite à tous ceux qui sont atteints d'insuffisance rénale.

68

Udo Canute, un homme âgé de 68 ans, a entrepris la dialyse il y a trois ans.

Chères collègues insuffisantes rénales, chers collègues insuffisants rénaux,

Nous avons tous commencé par voir un médecin lorsque nous avons eu des problèmes rénaux. Une fois dans son bureau, nous avons remarqué la présence de diverses affiches et diagrammes décorant ses murs. «Est-ce de quoi j'ai l'air vu de l'intérieur?» s'interroge-t-on. J'ai moi-même plusieurs années d'expérience médicale et ai vu ce genre de choses auparavant, mais pour un nouveau venu un sobre bureau de médecin doit être déconcertant! L'ajout de quelques effluves caractéristiques de la profession, telles une bouffée d'alcool à friction, font que les sens du patient eux-mêmes sont légèrement perturbés. Après cette troublante première impression, un examen suit habituellement, accompagné de ses multiples questions : quand, pourquoi, où, comment? En tout cas... vous voyez tout ce que j'entends par là. Après quoi le médecin fait des recommandations visant à résoudre le problème. On vous remet de la documentation sur les cathéters et les appareils de dialyse, les fistules et ce à quoi elles servent, le régime alimentaire que vous devez suivre, et toutes les autres choses qui vous attendent à l'hôpital. Vous jetez un coup d'œil sur la paperasse, vous prenez votre prochain rendez-vous et vous rentrez à la maison. À ce moment-là, vous êtes déjà bien engagé sur la voie de l'héroïsme.

Voyez-vous, nous avons tous dû subir les nombreuses étapes que constituent les tests, les radiographies et les examens qui conduisent à l'admission à l'unité de dialyse. En fait, une visite à l'unité de dialyse constitue un impératif en ce qui vous concerne. Lorsque vous apercevez les infirmières courant de ci de là avec des aiguilles ou des cabarets, ou poussant des poubelles contenant des produits contaminés, lorsque le sang circule dans les nombreux tubes branchés aux appareils, lorsque les pompes bourdonnent et que les dialyseurs purifient le sang des patients, vous avez indubitablement l'impression que les gens de l'unité sont des êtres humains exceptionnels. Seules des personnes déterminées peuvent supporter les nombreuses activités qui ont lieu pendant la séance de dialyse, laquelle dure habituellement entre quatre et quatre heures et demie. Une personne normale se serait déjà évanouie à l'idée d'être dialysée. Mais ces héros, ne l'oublions pas, se battent pour leur vie : pas de dialyse pendant quelques jours (lorsque la fonction rénale est compromise) et la vie arrivera à sa fin. Les toxines auront rapidement pris le dessus. Les patients dialysés sont conséquemment une bande de durs-à-cuire. Ils s'entraident et sentent qu'ils font partie d'une même grande famille. Ils comprennent ce que ressent le patient d'à côté lorsque quelque chose ne tourne pas rond, comme par exemple, lorsqu'une aiguille glisse hors de la fistule de manière inattendue. C'est durant ces moments difficiles que la résistance du patient est véritablement mise à l'épreuve; c'est cela qui fait les héros.

Lorsque j'affirme que les personnes de l'unité se sentent comme une grande famille, cela inclut les partenaires des patients dialysés, dont les conjoints qui sont à leur côté pendant les longues heures de la dialyse. Non seulement ces derniers réconfortent leur partenaire mais également ils aident les autres patients de multiples façons. Ils les déplacent en chaise roulante, discutent avec les médecins et les aident à prendre rendez-vous, vérifiant constamment que tout va bien. À la fin d'une séance, ils sont tout aussi fatigués que le patient dialysé. Les maris et femmes qui font leur devoir à la maison et au travail doivent aussi être mentionnés. Sans leurs efforts, le patient dialysé ne pourrait pas survivre. En fait, il y a une héroïne que j'aimerais mentionner plus particulièrement. C'est la femme d'un patient qui a eu le malheur de perdre ses deux jambes qu'on lui a amputées. Cette courageuse épouse est à ses côtés en tout temps, le soulevant de sa chaise roulante, le faisant prendre place dans la camionnette, préparant les repas pour lui et pour leurs enfants, et dirigeant une petite entreprise. Cette femme a toujours le sourire, elle exprime toujours espoir et courage, et constitue un exemple auquel nous devons tous essayer de nous mesurer.

J'ai écrit cette lettre pour aider les personnes qui doivent gravir cette échelle, pour ainsi dire. Une fois que la dialyse est devenue une affaire de vie ou de mort, et qu'un nouveau patient fait son entrée dans l'unité de dialyse, il ou elle devient un «membre du club», se battant à nos côtés pour sa survie. J'espère que maintenant ces patients pourront faire leurs premiers pas en détenant un peu d'information «de l'intérieur», ce qui facilitera pour eux la transition.

69

Yves Noël, un homme âgé de 35 ans, entreprit la dialyse péritonéale il y a de cela un an.

Avant que l'on diagnostique mon insuffisance rénale, j'avais constaté que mon visage, mes pieds et mes doigts enflaient. Quand j'allais aux toilettes, je remarquais que la quantité d'urine était excessive. J'avais parfois de la fièvre, des frissons et de la fatigue. Ces symptômes durèrent plus de deux mois avant que je décide de consulter mon médecin pour découvrir ce qui n'allait pas. Le médecin a fait des analyses de sang et m'a recommandé de commencer la dialyse le plus vite possible parce que mes reins avaient lâché. J'ai choisi la dialyse péritonéale parce que je pouvais la faire chez moi et que je n'aurais pas à me rendre à l'hôpital trois fois par semaine.

La nouvelle que je devais aller en dialyse m'avait causé un choc parce que jamais je n'avais pensé qu'une chose pareille pouvait m'arriver. J'étais jusqu'alors en bonne santé et, soudain, mes reins ne fonctionnaient plus. Je croyais que de telles choses n'arrivaient qu'aux gens âgés. Le fait de ne plus pouvoir travailler m'avait bouleversé. Le médecin m'avait dit que de telles choses pouvaient arriver à n'importe qui et m'avait ensuite expliqué comment la dialyse fonctionnait.

Au début de la dialyse, mon traitement avait lieu quatre fois par jour. Le traitement n'était pas facile parce que c'était fatiguant, et il m'était impossible de rater un traitement parce que les conséquences seraient graves. Ma vie avait complètement changé parce que toutes mes activités étaient centrées autour de la dialyse. Je ne pouvais rendre visite à mes amis parce qu'il me fallait constamment avoir l'œil sur ma montre afin de voir s'il était temps de retourner chez moi pour la dialyse. J'aurais aimé pouvoir faire ma dialyse n'importe où, mais je préférais la faire chez moi dans une chambre stérile parce que je craignais les infections.

Avant de commencer la dialyse, je ne digérais pas les aliments, je perdais du poids, je me sentais constamment fatigué et je pensais que j'allais mourir. Mais après une période de deux ou trois mois, j'ai constaté que ma santé s'améliorait grandement et je me sentais beaucoup mieux. La dialyse m'a beaucoup aidé et, surtout, m'a sauvé la vie. Ma femme m'a beaucoup aidé à surmonter le choc que j'ai éprouvé. Heureusement que j'ai eu affaire à d'excellents médecins et des infirmières compétentes, parce que si j'avais été ailleurs je ne sais pas ce qui me serait arrivé.

Aujourd'hui, j'essaie de ne pas penser à ma dialyse. J'essaie de lire des journaux ou de regarder la télévision. Je prends des marches avec ma femme ou tout seul. Je préfère être seul car cela me permet de méditer et de réfléchir à mon avenir, différemment de l'année dernière alors que mon moral était complètement à zéro parce que je pensais sans cesse que j'allais mourir. Bien que les personnes de mon entourage essayaient de me réconforter, en mon for intérieur je me sentais très déprimé. La vérité était pénible mais il me fallait l'accepter et continuer à vivre.

Aux personnes qui souffrent d'insuffisance rénale, je recommande d'accepter les événements tels qu'ils se présentent. On ne peut faire autrement. On doit s'estimer heureux qu'il y ait une solution à son problème. Il y aura des jours où vous vous sentirez fatigué et découragé, mais la plupart du temps vous vous sentirez mieux. Ne vous en faites pas trop, car même dans une vie normale il y a des bons et des mauvais jours. Essayez de ne pas trop penser à la dialyse parce que cela va rabaisser votre moral et contribuer à raccourcir votre vie. Essayez plutôt de continuer à vivre comme avant et de voir la vie positivement, car il se peut qu'un jour un miracle se produise pour vous et que tout aille alors pour le mieux.

70

Robert Robillard, un homme âgé de 68 ans, entreprit l'hémodialyse il y a un an.

Avant que l'hémodialyse ne débute, le néphrologue m'avait expliqué qu'il ne fallait pas s'inquiéter à propos de la dialyse et m'avait dit qu'il n'y avait rien de dramatique dans ce traitement. Avant de commencer la dialyse ma santé n'était pas si formidable. J'en rendais responsable mon mode de vie antérieur. Ainsi, pendant une période de temps je fumais plus de 60 cigarettes par jour. En 1987, j'ai subi cinq pontages coronariens. Le médecin m'a prescrit des médicaments équivalents à l'aspirine pour éclaircir mon sang et diminuer les risques de blocage d'autres artères. Malheureusement, ces pilules affectèrent probablement mes reins. La dialyse a beaucoup amélioré ma santé, à un point tel que je ne me suis jamais senti en aussi bonne forme depuis 30 ans. Je me sens plus fort et je peux même monter les escaliers maintenant. Je n'ai jamais si bien mangé de toute ma vie. J'ai un petit problème avec l'eau, parce que je ne dois pas boire plus de 33 onces de liquide par jour.

Ma femme s'occupe de moi et me donne pas mal de soutien. C'est une vraie mère poule! Jouer au bridge me procure un grand réconfort. Avant de commencer la dialyse, je possédais mon propre club de bridge et je jouais au bridge cinq jours par semaine. Mais avec la survenue de la maladie je ne pouvais plus m'occuper de mon club, alors je l'ai vendu.

Maintenant je joue avec des amis trois fois par semaine si bien que, à part mon horaire hebdomadaire de bridge qui a changé, rien d'autre dans ma vie n'a été vraiment affecté par la dialyse. Au contraire, grâce à la dialyse ma vie s'est améliorée. J'appartiens aussi à une association de personnes âgées qui font de la dialyse et qui me donnent beaucoup de support. J'ai même l'intention de leur faire connaître le jeu de bridge et de leur montrer comment bien jouer. Je suppose que ma personnalité est aussi à l'origine de mon attitude courageuse. J'utilise aussi l'humour pour penser positivement.

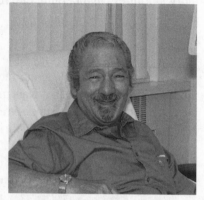

Ceux d'entre vous qui allez commencer la dialyse à cause d'une insuffisance rénale, n'ayez pas peur car à chaque problème, il y a une solution. J'ai joué au bridge pendant 63 ans et je continue à y jouer parce que je considère ce jeu comme une thérapie. D'ailleurs je crois qu'il existe une différente forme de thérapie pour chaque personne. En ce qui me concerne, j'aimerais jouer au bridge aussi longtemps que possible. Afin d'y arriver, je vais continuer à subir la dialyse, je vais suivre les conseils des médecins et je vais demeurer fidèle à mon régime alimentaire. Estimez-vous chanceux d'avoir une solution à votre problème parce qu'il y en a qui n'ont pas cette chance et plusieurs qui ne vivent pas très longtemps après être tombés malades.

71

Mary Margaret Chamberlain, une femme âgée de 75 ans, entreprit l'hémodialyse il y a un an et demi.

Avant d'entreprendre la dialyse, je ne ressentais aucune douleur et je ne me sentais différente d'aucune façon. La seule chose qui était un brin inhabituelle, c'était que je devais me précipiter aux toilettes pas mal souvent. Un jour je me suis sentie vraiment malade et je suis allée voir un néphrologue qui à son tour m'a dirigée vers l'urgence de l'hôpital. Je me suis retrouvée à l'hôpital avec de l'eau dans les poumons. Les médecins

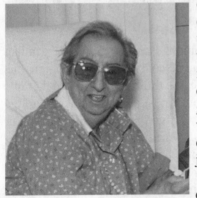

ont découvert que trois des artères dans la région du cœur étaient obstruées. Pendant mon séjour à l'hôpital j'ai eu une crise cardiaque. Les médecins de l'hôpital ont débuté la dialyse dans le service de cardiologie. Plus tard, j'ai commencé à venir en clinique d'hémodialyse, pour des traitements que je reçois depuis juillet 1995.

Lorsque le médecin m'a appris que je devais commencer des traitements en dialyse, je n'avais pas d'autre choix et j'ai simplement dû accepter ce fait. Le monde dans lequel nous vivons est plein de surprises et le meilleur moyen de composer avec elles, c'est de les accepter telles qu'elles se présentent. Je mène une vie pas mal convenable depuis que j'ai commencé la dialyse, et je recommanderais ce traitement à quiconque souffre de problèmes rénaux. C'est dommage que l'on ne dispose pas d'un plus petit appareil pour l'hémodialyse, ce qui me permettrait de me déplacer avec l'appareil, sans être forcée de rester allongée pendant quatre heures.

Je n'ai pas de famille à Montréal, les membres de ma famille résident tous dans différentes régions du Canada. Je vis seule depuis 52 ans et cette indépendance m'a en quelque sorte aidée à composer avec la dialyse. Il n'y a de toute manière personne sur qui je peux compter, alors il vaut mieux que je ne compte que sur moi-même. J'ai encore mon propre logement et je réussis encore à accomplir toutes les tâches domestiques nécessaires. J'avais l'habitude de jouer aux quilles les jeudis, mais je ne peux plus le faire à présent à cause de la dialyse. Toutefois, je sors encore prendre de courtes marches et je vais jouer au bridge à l'église.

Mes sœurs ont été les seules personnes à m'apporter un soutien, et c'était après mon congé de l'hôpital. J'étais très affaiblie à ce moment-là et je n'avais pas d'appétit. En juin dernier, mes trois sœurs sont venues habiter avec moi pendant environ 10 jours, ce qui était très gentil de leur part et a contribué à me remonter le moral un brin.

Il y a une chose en ce qui concerne la dialyse : ça me donne envie de boire. Mais je dois me limiter à approximativement 40 onces de liquides seulement, ce qui est pas mal difficile à contrôler. Je ne réussis pas vraiment à suivre les prescriptions alimentaires, mais j'essaie d'éviter le jambon, les bananes, les oranges et le chocolat parce que le sel que contient le jambon et le potassium que contiennent les fruits risquent de nuire à mon cœur. J'aimerais pouvoir aller me promener les fins de semaine mais c'est impossible car je dois me rendre en dialyse le samedi.

Pour les personnes qui sont sur le point de débuter leurs séances de dialyse, la meilleure façon d'y faire face, c'est d'accepter la situation d'emblée, sans quoi ce sera une lutte tout au long du traitement. Cessez simplement d'y penser. Je n'ai pas eu de problèmes majeurs depuis que j'ai commencé la dialyse et rien ne justifie que vous vous fassiez du souci. Vous perdrez un peu de votre liberté mais grâce à la dialyse vous serez encore en vie. La dialyse ne vous tuera pas, ce sera autre chose qui le fera. Il y a un certain nombre d'années, on ne disposait pas d'appareils de dialyse et, en général, les insuffisants rénaux mouraient. Avec les appareils de dialyse, on peut s'accrocher à la vie.

72

Antonio Colabella, un homme âgé de 73 ans, a entrepris l'hémodialyse il y a quatre ans. Son épouse, Mme Colabella, raconte son histoire.

Tony est tombé malade un an après avoir pris sa retraite. Lorsqu'il s'est présenté à cet hôpital, il était très malade et ses reins étaient «finis». Sur la recommandation de son médecin, nous nous sommes débarrassés des médicaments qu'il prenait parce qu'ils n'étaient pas «bons» pour ses reins et son diabète. Avant de commencer la dialyse, Tony ne pouvait ni manger ni marcher. Je devais l'habiller, le nourrir, lui débarbouiller le visage et le conduire aux toilettes. Plusieurs médecins l'ont examiné et lui ont prescrit beaucoup de médicaments. Progressivement, il a commencé à marcher, à manger et à se raser. Pendant huit jours on a essayé la dialyse péritonéale à la maison mais ce n'était pas bon pour Tony parce qu'il faisait de la rétention d'eau. Le médecin a opéré à plusieurs reprises pour créer un passage entre son appareil circulatoire et l'appareil de dialyse. Cela n'a pas fonctionné pour le cou, les épaules et l'aine. Finalement, la création d'une fistule dans le bras s'est avérée une réussite. Après un moment, l'orteil de Tony s'est mis à lui faire mal et à noircir. C'était dû à son diabète. Le médecin a pratiqué une intervention pour l'enlever. Éventuellement, deux orteils de son autre pied ont dû aussi être enlevés. On lui a aussi enlevé l'appendice et il est demeuré à l'hôpital pendant trois mois. À ce moment-là, il était très malade et n'a rien mangé pendant deux mois. Je lui demandais : «Tony, comment ça va? Comment tu t'appelles?». Il a commencé lentement à se rétablir avec l'aide des médicaments et de la dialyse. La dialyse s'est révélée très bénéfique pour Tony parce que maintenant il peut marcher. S'il n'avait pas subi de traitements de dialyse il aurait pu mourir quatre ans plus tôt.

Lorsque nous avons pris conscience que Tony était malade, nous avons pensé qu'il allait peut-être mourir parce qu'il était trop faible pour faire quoi que ce soit par lui-même. Nous avons trois fils et ils ont été très heureux que Tony commence la dialyse. Notre fils aîné a encouragé

Tony et lui a dit que la dialyse serait quelque chose de très bon pour lui. Plusieurs personnes l'ont encouragé à commencer la dialyse en lui disant que cela améliorerait les choses.

Après une séance de dialyse de plusieurs heures, Tony est fatigué, alors il se repose et puis mange quelque chose. Il est diabétique alors il évite le sel et le sucre. Chaque mois ou mois et demi il mange un morceau de chocolat ou une friandise. Il se porte tellement mieux maintenant que c'est lui à présent qui me rappelle ce que j'ai à faire. Il sort parfois et prend une petite marche, et lorsqu'il fait chaud il aime s'asseoir sur la terrasse.

Tony est celui qui a le courage de poursuivre les séances de dialyse et de se débrouiller seul. Par exemple, lorsqu'il éprouve de la douleur et doit se lever de son lit pour aller aux toilettes, je lui dis d'éviter de marcher si ça va lui faire mal, mais il trouve la force et le courage de continuer à se débrouiller par lui-même.

Même si nous devons venir à l'hôpital plusieurs fois par semaine pendant plusieurs heures, cela n'a pas d'importance. Tout ce qui m'importe c'est que mon mari continue à bien se porter. Je suis si heureuse des bons soins que Tony a reçus à l'hôpital. Tous les médecins et les infirmières ont été formidables.

73

Armand Daoust (1923-1997) a reçu des traitements de dialyse péritonéale pendant trois ans. Sa fille Jocelyne Bélair raconte son histoire.

Quand mon père a appris qu'il devait commencer la dialyse, il était déjà retraité et il ne s'attendait pas à recevoir une telle nouvelle. Au début, c'était pour lui très difficile à accepter, parce que cela représentait un changement de vie énorme. Surtout, mon père était un homme actif, et ce problème de santé l'obligeait à renoncer à plusieurs activités. Cela représentait toute une nouvelle adaptation pour lui, en grande partie à cause de son âge. Malgré cela, les choses se sont très bien passées pour lui, largement en raison du soutien important que lui ont apporté sa famille et son entourage.

Mais malgré tout le temps écoulé depuis que mon père a commencé la dialyse, il lui arrive encore de nous dire «Si seulement je n'avais pas ça...». Voilà pourquoi je pense qu'il doit en tout temps y avoir une personne de son entourage pour le soutenir et lui remonter le moral. Nous lui disons habituellement que les choses ne vont pas aussi mal qu'il le pense, et souvent il prend conscience que nous avons raison. Je crois qu'il est important que la personne dialysée ait toujours une présence auprès d'elle pour l'encourager. C'est ce que nous faisons avec mon père, lui redisant constamment que ça va bien, qu'il faut continuer, qu'il ne doit jamais lâcher. J'imagine que c'est là un des secrets qui permet à mon père de s'en tirer.

Personnellement, je pense que lorsqu'une personne est dans une situation telle que la dialyse devient incontournable, un autre facteur important est la force de caractère. Dans cette situation, on est généralement porté à se laisser aller et à s'apitoyer sur son sort. J'imagine que ce n'est pas une situation facile, mais mon père est un homme très fort de caractère, si bien que, lorsque nous lui rendons visite à l'hôpital et que nous lui demandons de ses nouvelles, il semble toujours déterminé à s'en tirer. Il dit que c'est à cause de ses huit enfants, de ses petits-enfants et de sa famille. Il dit aussi que les gens qui l'entourent à l'hôpital sont si fantastiques qu'il ne peut les laisser tomber.

Je pense aussi que, lorsque quelqu'un commence la dialyse, la chose la plus importante est d'obtenir le plus de renseignements possible au sujet des soins médicaux. Je ne crois pas qu'il faille vivre avec des questions sans réponses, et toujours penser «peut-être ceci, peut-être cela». Il ne faut pas se gêner pour demander de l'aide car les questions relatives à la santé sont très importantes. Il faut consulter les personnes qui s'y connaissent et qui pourront vous apporter leur aide, telles que les médecins et le personnel infirmier. Lorsque l'on est mal informé, on fait beaucoup de suppositions sans être vraiment sûr de quoi que ce soit. D'après moi, le meilleur moyen de supprimer cette incertitude est tout simplement de poser des questions.

Ce qui me donne courage et énergie en tant que membre de la famille c'est que, dans le fond, on ne sait jamais ce que la vie nous réserve. Un jour, je pourrais me retrouver dans la même situation que mon père; c'est quelque chose qui peut arriver à n'importe qui. Donc, si je suis capable de lui apporter de l'aide, je suis contente de pouvoir le faire. On a dans notre famille toujours été très proches de notre père, car il a partagé toutes nos expériences quand nous étions plus jeunes. Aujourd'hui, c'est très important pour nous de partager avec lui ce qu'il vit maintenant. Personnellement, je me considère chanceuse de pouvoir aujourd'hui être proche de lui et de pouvoir m'occuper de lui cet après-midi.

74

Nellie Cecilia Brayne, une femme âgée de 77 ans, a entrepris l'hémodialyse il y a trois semaines.

J'ai une séance de dialyse à tous les deux jours. J'en suis présentement à ma troisième ou quatrième séance. Après mon retour à la maison, j'entreprendrai des séances de dialyse péritonéale. Je devrai me rendre à l'hôpital pour mes traitements trois fois par semaine, période pendant laquelle j'en apprendrai davantage sur le processus de dialyse péritonéale. Cela exige beaucoup moins de temps que de venir à l'hôpital et je pourrai tout surveiller moi-même plutôt que de représenter un fardeau pour les autres.

Je me suis présentée à l'urgence parce que j'étais forcée de me précipiter aux toilettes beaucoup plus souvent que je n'aurais dû. Je me sentais fatiguée et je voulais tout le temps me reposer, ce qui était dans mon cas tout à fait inhabituel. Je suis demeurée à l'hôpital pendant deux semaines et puis on m'a retournée à la maison en me prescrivant des médicaments parce que ma vessie ne fonctionnait pas bien. J'ai vu le médecin et je devais le voir à nouveau le 30 janvier, mais j'étais alors dans un tel état que ma nièce m'a recommandé de me mettre plus rapidement en communication avec l'urgence parce qu'il ne faut pas plaisanter avec ce genre de problème. Lorsque j'ai appris que je devais entreprendre la dialyse j'ai d'abord éprouvé un petit peu de crainte au cas où je ne serais pas capable d'y faire face. Mais en même temps je ne suis pas prête à renoncer à la vie. J'ai subi l'intervention d'installation du cathéter vendredi dernier. On a effectué la première irrigation du cathéter, le pansement a été changé, et on m'a dit que tout allait bien. J'étais terrifiée avant l'opération mais je crois fermement à la prière. J'avais l'impression que l'on me tenait la main tout le temps. L'intervention s'est très bien déroulée. Mon médecin est venu me voir environ une heure après. Je déambulais de long en large dans le couloir. Elle m'a dit : «Vous m'épatez!» Je suis demeurée active tout ce temps.

Dans ma famille, nous nous soutenons les uns les autres quoi qu'il arrive — du bon, du mauvais, ou du «entre les deux». On s'occupe tous chacun de ses affaires mais on est présent les uns pour les autres. J'ai une relation formidable avec ma famille. Ça pour moi c'est très important. Quand on est un rocher solitaire on se sent peu sûr de soi, mais ce n'est pas le cas lorsque l'on bénéficie d'un soutien quel qu'il soit, surtout un soutien véritable comme celui qu'apporte la famille.

Maintenant que je subirai les traitements de dialyse je devrai peut-être renoncer à certaines de mes activités. Le temps le dira. Je vais faire preuve de bon sens et éviter de me surmener, mais il n'en demeure pas moins qu'un esprit actif est un esprit en santé. On n'a pas le temps de s'attendrir sur soi-même. La vie est telle que, lorsque l'on présente des problèmes de santé, il faut ramasser les morceaux et poursuivre le combat et ne pas s'apitoyer sur soi-même. Je crois que ma foi m'a permis de demeurer entière. Je crois que c'est à mon tour de «rembourser» toute l'aide que j'ai reçue en aidant d'autres personnes. Je crois fermement qu'il est important d'être actif dans sa paroisse. Je fais partie de la chorale de l'église depuis 58 ans et du cercle paroissial depuis 64 ans, et je suis toujours membre de celui-ci. Je suis active au sein du Lakeshore Creative Stitchery Guild. Je suis l'une des responsables de la rédaction du bulletin que nous publions. Nous avons bien du plaisir ensemble. La vie est bien agréable. Une fois par semaine pendant l'heure du lunch je me rends à l'École secondaire Macdonald, que j'ai fréquentée, et je surveille l'heure du dîner dans le local d'informatique pour que les enfants puissent utiliser les ordinateurs. C'est un travail que je fais depuis quatre ans. À l'église je suis secrétaire du 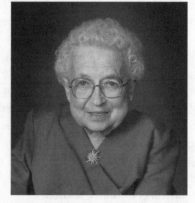 conseil paroissial. Au sein de notre club des séniors, je suis responsable de l'envoi de cartes de prompt rétablissement, d'anniversaire et de condoléances, à l'intention de ceux et celles qui en ont besoin. Je suis membre du Club des femmes chrétiennes de Hudson, et nous nous rencontrons une fois par mois dans le cadre d'un déjeuner-causerie. Je fais aussi partie du comité responsable des contacts téléphoniques dans le cadre de l'organisation de ces dîners-causeries. Je fais pas mal de choses. J'ai plaisir à faire tout cela. Je crois que ma façon de me dépasser c'est d'aider quelqu'un d'autre.

Remettez votre vie entre les mains de Dieu. Il y a plusieurs années de cela j'ai vécu une expérience curieuse. J'éprouvais un stress important à cause d'un problème dont je n'étais pas responsable et sans que personne n'arrive à dire pourquoi mon état de santé déclinait, et je perdais du poids, perdais du poids, perdais du poids pour finalement en arriver à ne même plus avoir la force de pleurer. J'éprouvais des douleurs à la poitrine et le long de mon bras gauche. Mon lit faisait face à la fenêtre. Un certain soir je dis : «Mon Dieu, je vous en prie, dites-moi ce qui ne va pas. Comment puis-je en finir avec moi-même? J'ai peur de la douleur.» Le Christ m'est apparu portant un vêtement blanc aux manches flottantes et disant : «Laissez venir à moi les petits enfants.» Le Christ inclina son visage vers moi et pointa son puissant bras droit dans ma direction, «Tu te considères chrétienne et tu entretiens ce genre de pensées. Resaisis-toi.» et, une seconde fois, «Resaisis-toi.» À compter de ce jour, je ne me suis jamais plus sentie seule. J'ai eu l'impression d'être soutenue en tout temps. C'est cela qui a constitué pour moi une forteresse. En toute franchise, je sens que Dieu est présent et qu'Il offre son aide, et que tout ce que l'on a à faire c'est d'accepter et de demander cette aide, et qu'elle nous sera accordée. Il n'y a pas de plus grande aide. Je crois que chacun a le droit de pratiquer sa propre religion. Dans mon esprit, il n'y a qu'un seul Dieu et Il est présent pour nous tous. Cette affliction m'a été infligée et je dois l'accepter et poursuivre le combat. Cet hôpital est formidable. Chacun des médecins et des personnes qui y travaillent fait de son mieux pour chaque patient. On doit se rendre compte qu'eux non plus ne sont pas des dieux. Ils font de leur mieux au meilleur de leurs connaissances, et nous devons leur faire confiance comme nous faisons confiance à Dieu.

75

Tara Robinson, une femme âgée de 26 ans, entreprit il y a neuf ans un traitement dont les modalités ont été la dialyse péritonéale et deux greffes rénales.

Cela n'a pas été facile lorsque j'ai appris que j'avais un problème de reins et qu'il me fallait commencer la dialyse, mais ma famille m'a donné beaucoup de soutien et m'a vraiment aidé à faire face à la situation. Cela s'applique particulièrement à ma mère et à mes sœurs, qui me prodiguent beaucoup d'encouragements. En fait, ma sœur envisage de me faire don de l'un de ses reins, pour que je puisse bénéficier d'une greffe. Ma mère m'a déjà donné un rein, et j'ai subi une première greffe, mais malheureusement j'ai rejeté le rein. Lorsque cela est arrivé, cela m'a profondément déprimée, et j'ai pensé que je serais en dialyse pour toujours. Mais à l'heure actuelle, l'espoir m'a permis de retrouver mon énergie et mon optimisme. Je pense que je ne serai pas toujours en dialyse, et qu'éventuellement je subirai une greffe qui sera une réussite.

Bien que je reçoive un soutien considérable de ma famille, mes amis m'accordent aussi une aide substantielle de diverses façons. Ainsi, je discute souvent avec mes amis de sexe masculin de certaines des préoccupations que la dialyse provoque chez moi. Je me demande si un homme voudrait partager sa vie avec une femme qui doit subir des traitements de dialyse, et s'il le voulait, je me demande pourquoi il le ferait. J'ai toujours considéré la dialyse comme un fardeau, et j'ai tendance à penser que cela en irait de même pour une autre personne. Cependant, j'ai à présent développé une nouvelle attitude, et je ne pense plus vraiment ainsi. Je crois que, finalement, la dialyse est une chose à laquelle il faut s'habituer, et que cela n'est après tout pas si compliqué. En fait, j'ai un ami qui étudie la biochimie et qui a l'habitude des choses qui ont à voir avec la médecine. À cause de cela, il croit que le fait d'être en dialyse n'est après tout pas un obstacle. Lorsque deux personnes se rencontrent, elles doivent s'accepter l'une l'autre sur bien des plans, et selon lui, la dialyse est simplement l'une de ces choses qu'il faut accepter.

Ce que j'ai à dire aux nouveaux patients, c'est que les choses ne demeureront pas toujours aussi négatives qu'elles le semblent. Au début, commencer la dialyse semble difficile, mais les choses prennent vraiment une meilleure tournure. Avec le temps, il devient possible de faire beaucoup de choses, et j'ai découvert que je pouvais accomplir beaucoup plus que je ne l'avais escompté. Avant la dialyse, je pratiquais de nombreux sports, et j'ai en fait pu continuer à le faire par la suite. La seule exception, ce fut la natation, une activité à laquelle j'ai dû renoncer pour éviter les infections. Je peux aussi poursuivre mes études, bien que cela prendra plus de temps que cela ne m'en aurait pris autrement. Je crois que le fait d'être en dialyse péritonéale me permet de bénéficier de plus de temps pour faire ce que je veux faire, et c'est là un des avantages de ce type de dialyse.

Il y a un incident relatif à la dialyse dont j'ai gardé un souvenir très vif au fil des années. Lorsque j'étais au cégep il y a quelques années, j'avais l'habitude de faire mes traitements de dialyse dans le bureau de l'infirmière pendant la journée. Un jour, le mari de l'infirmière a appris qu'il devait lui aussi commencer des traitements de dialyse. C'était un enseignant, et cette perspective l'inquiétait vraiment. Il ne pensait pas pouvoir supporter la dialyse. Puis sa femme lui a parlé de moi, en cherchant à l'encourager. Elle lui a dit que j'étais en dialyse, et que ce n'était pas si terrible. J'ai été vraiment étonnée lorsque j'ai appris cela, et j'ai trouvé vraiment incroyable le fait que mon expérience ait pu servir d'inspiration pour quelqu'un d'autre. D'entendre cela m'a en quelque sorte donné de la force, et cela a augmenté mon énergie et ma motivation.

76

Un homme âgé de 64 ans (1932-1997) qui souhaite garder l'anonymat a reçu pendant deux ans des traitements d'hémodialyse à la suite d'une greffe du cœur.

En juin 1991, j'ai subi une greffe du cœur. Depuis, je prends des médicaments immunosuppresseurs. Ceux-ci ont eu divers effets sur mon organisme. Ils ont affecté mes os, entraîné une insuffisance rénale, et finalement été à l'origine de mon lymphome. Le problème, c'est que je dois continuer à prendre ces médicaments, sans quoi mon corps pourrait rejeter mon nouveau cœur. C'est une situation à laquelle il n'y a pas d'issue.

Il y a environ deux ans, j'ai dû commencer la dialyse. À l'heure actuelle, je me rends à l'hôpital pour la dialyse et pour tous mes autres rendez-vous. En ce qui me concerne, je suis incapable d'arriver à croire que la vie d'hôpital est une bonne chose. Mais je n'ai pas le choix. Je crois que j'ai eu beaucoup de malchance jusqu'à maintenant. Lorsque l'on me demande si la greffe du cœur a été pour moi avantageuse, je suis incapable de répondre. C'est parce que, sans la greffe du cœur, je ne serais pas ici à l'heure actuelle. Ces temps-ci, les médecins cherchent à renforcer mon système immunitaire pour que mon corps puisse combattre le lymphome. Mais ils doivent prendre garde de ne pas trop le renforcer, sans quoi le cœur greffé sera rejeté. À l'heure actuelle, je suis «sur la corde raide».

Mais je dois garder le sourire. Si je reste assis 24 heures sur 24 à m'apitoyer sur moi-même, quelle sorte de vie sera la mienne? J'accepte les choses telles qu'elles se présentent parce que je sais que les pleurs ou les cris de colère n'y changeront rien. En dialyse, on a toujours soif. Il m'arrive souvent de vouloir avaler une pleine bouteille de coca-cola. Ma vie n'est pas très agréable, mais que puis-je y faire? L'une des choses que je souhaitais ardemment, c'était de subir une greffe rénale. Mais parce que je souffre d'un lymphome, cela ne sera jamais possible.

Rien ne me tient lieu de soutien proprement dit. Je suis malade physiquement, non pas mentalement. Pour moi, parler pour parler est inutile. Je ne parle pas avec les médecins. Je discute diagnostic avec eux. Je leur pose beaucoup de questions. À ce jour, le champ de la médecine est vaste, et il reste bien des choses à découvrir. Il est vrai que des progrès importants ont été réalisés dans le domaine de la chirurgie. Mais il n a encore une chose que je dois aller chercher. Lorsque j'ai souffert d'une grave crise cardiaque, on m'a greffé un cœur. À l'heure actuelle, ce sont mes reins qui m'ont laissé tomber, et j'ai besoin d'une greffe rénale. Comment cela sera-t-il possible?

Par ailleurs, on ne connaît pas de médicaments aptes à guérir le cancer ou le SIDA. Je sais que je n'ai pas contracté le cancer en raison d'un facteur génétique, mais à cause des médicaments que je prenais. Il est vrai que mon organisme a violemment rejeté le cœur greffé, et que j'ai été contraint de prendre de très fortes doses d'immunosuppresseurs. Il faut espérer que les nouveaux patients devant subir la dialyse n'entreprendront pas leur traitement avec toutes les complications que je présentais.

Si une personne souffrant d'insuffisance rénale s'imagine pouvoir survivre sans la dialyse, cette personne est carrément insensée. Pour les personnes dont la fonction rénale est compromise, la dialyse est une né-cessité absolue. Il n'y a pas de «peut-être» qui tienne dans un cas comme celui-ci. En ce qui concerne la dialyse, il n'y a pas de choix possible, c'est à prendre ou à laisser.

77

Frank Riccio, un homme âgé de 40 ans, entreprit il y a quatre ans un traitement dont les modalités ont été la dialyse péritonéale et l'hémodialyse.

Un jour je me suis rendu à l'hôpital et on m'a annoncé que je devais être dialysé parce que je souffrais d'insuffisance rénale. On m'a gardé là pendant environ deux heures, mais je n'allais pas bien. On ne m'a pas donné les médicaments appropriés et il n'y avait pas là d'unité de dialyse comme c'est le cas ici à l'hôpital. Après deux semaines, je leur ai demandé si je pouvais être transféré. J'ai appelé mon frère et je lui ai demandé de me sortir de cet hôpital. Nous sommes entrés en communication avec un médecin de l'autre hôpital et il m'a répondu qu'il n'y avait pas de lit pour moi, mais qu'on pouvait me garder quelque part à l'urgence. Il neigeait le soir où on m'a transporté ici en vitesse. Mon frère est venu, ma mère aussi. On m'a laissé à l'urgence. Les médecins sont venus me voir et m'ont dit de me détendre et que les choses allaient être prises en main. Ils m'ont dit : «Vous allez être dialysé et vous vous sentirez mieux.» Mais je n'avais jamais entendu parler de la dialyse, et donc je ne savais pas de quoi il s'agissait. Lorsque je suis arrivé ici, j'avais 55 livres de liquide dans le corps. Pendant la première semaine j'ai été dialysé et je me suis senti mieux. J'ai perdu beaucoup de poids.

Je suis comptable. Je savais que j'aurais à composer avec un certain nombre de problèmes de santé, et ma préoccupation première était de trouver quelqu'un qui puisse s'occuper de mon entreprise. Et j'ai trouvé cette personne et elle s'en est pas mal tirée. Mais j'ai continué à me faire du souci. J'ai commencé la dialyse en mars 1992, et les impôts c'est en mars et avril. Elle me faisait un rapport quotidien et me tenait au courant de ce qui se passait. Alors ça a été, et elle a réussi à faire les rapports d'impôts, ce qui était très important pour moi.

J'avais à ma sortie de l'hôpital le choix d'opter pour la dialyse péritonéale ou pour l'hémodialyse. Le fait de venir ici trois fois par semaine, cela ne me plaisait pas tellement, alors j'ai choisi la dialyse péritonéale. C'est une sorte de dialyse que l'on peut pratiquer à peu près n'importe où, mais on doit s'assurer que tout est propre. J'avais quatre séances de dialyse par jour, trois à la maison, et une fois au bureau. Tout était bien organisé. J'ai fonctionné de cette manière pendant un an, et j'ai dû arrêter parce que cela n'allait plus pour moi.

La dialyse a prolongé ma vie. Lorsque je suis venu ici pour la première fois, j'ai vu tous les tubes avec le sang, certaines personnes en avaient qui leur sortaient des bras et d'autres du cou, et j'ai demandé : «Pour moi, où est-ce que vous allez mettre les tubes?» On m'a répondu que pour la première séance ce serait dans le cou, et cela m'a fait peur, mais les médecins m'ont dit qu'ils anesthésieraient le site et que je ne sentirais pas grand chose. J'avais une grande confiance dans les médecins qui s'occupaient de moi, même si des médecins d'un autre hôpital m'avaient dit que je n'avais plus que trois heures à vivre, j'avais quand même confiance aux médecins d'ici.

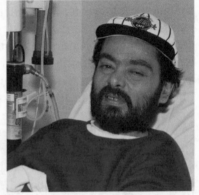

Je peux affirmer maintenant que la dame qui est aujourd'hui ma partenaire a fait beaucoup pour moi particulièrement au cours du premier mois de ma maladie. Ma famille a fait beaucoup aussi. J'ai un frère et deux sœurs. Ils m'ont aussi beaucoup aidé, et m'ont apporté un grand soutien. J'aime beaucoup sortir, j'aime aller au cinéma et au restaurant. Ma partenaire s'est occupée de tout cela aussi, elle m'a emmené à différents endroits pour m'enlever la maladie de la tête, pour que je me sente mieux. Je peux dire que j'ai eu autour de moi des personnes qui m'ont apporté beaucoup de soutien et, à cause de ces personnes, aujourd'hui je peux dire que je suis sur la liste d'attente pour recevoir une greffe. Je peux traverser toute cette épreuve en me disant que tout est «sous contrôle».

78

Jacques Piskopos, un homme âgé de 63 ans, a entrepris la dialyse il y a cinq ans.

C'était pendant l'été 1991 et je me trouvais en Grèce et je prenais du bon temps, et puis je suis rentré de vacances et je suis allé voir ma fille en Californie. Là-bas, mon cœur, il s'est pour ainsi dire «retourné sens dessus dessous» et j'ai commencé à avoir du mal à respirer. Alors ma fille, elle m'a emmené à l'hôpital et on a découvert que je faisais pas mal de rétention d'eau. On m'a fait une injection pour me permettre d'uriner, on m'a admis à l'urgence et on m'a fait passer de nombreux tests. J'ai eu un autre épisode de respiration difficile et le médecin m'a dit qu'il n'y avait rien à faire, qu'il fallait me dialyser, alors ils m'ont branché à l'appareil. On m'a branché et on a fait la dialyse et on m'a «enlevé» environ huit livres d'eau. Après trois jours on m'a à nouveau dialysé. J'ai subi deux autres séances de dialyse et puis j'ai demandé à retourner au Canada. On m'a donc donné mon congé et j'ai commencé mes traitements de dialyse ici.

On m'a expliqué que mes reins «étaient kaput» et que la dialyse était nécessaire. Entre temps, j'étais malade. Je ne sais pas pourquoi, on ne m'a pas expliqué pourquoi. Personne ne m'a expliqué ce qu'est la dialyse, ce qui va arriver, rien. La seule chose, c'est que je me présente en dialyse et c'est tout.

Je n'ai pas eu de réaction, rien. Je viens et je subis la dialyse parce que je sais que c'est de cela que dépend ma vie. Si je décidais de rester à la maison je mourrais en moins de 15 jours. Or, je ne veux pas mourir, je veux voir mes petits-enfants. J'aime être libre d'aller et venir, de rendre visite à ma fille et à mes petits-enfants en Californie. Oui, je peux le faire, mais cela pose un gros problème. Peut-être que j'irai un de ces jours, lorsque ma jambe ira mieux. Je me suis blessé à la jambe un lundi lorsque, venu ici pour une séance de dialyse, je suis allé rendre visite à un copain en dialyse autonome, qu'il y avait de l'eau sur le plancher et que j'ai glissé, brisant ma jambe en six endroits. Alors peut-être lorsque ma jambe ira mieux. Autrement tout va bien, tout est merveilleux et je suis heureux qu'il y ait ces moyens de me garder en vie.

C'est le diabète qui a causé mon insuffisance rénale. Je n'ai jamais fait attention à moi. J'ai mangé des sucreries et tout ça, surtout lorsque je voyais des sucreries je devenais fou. J'étais comme un petit bébé. Au début j'avais peur mais je suis une personne qui a été malade toute sa vie.

En ce qui concerne un nouveau patient, que dire, c'est la bonne décision, si vous allez en dialyse vous resterez en vie, si vous n'y allez pas vous allez mourir. Je dirais la même chose à un diabétique. Je dirais regardez-moi, regardez comment je me porte. Faites très attention, surveillez ce que vous mangez, mangez ce que vous devez manger, et pas plus que cela, et tenez-vous éloigné du sucre!

79

Un homme qui souhaite garder l'anonymat entreprit il y a 10 ans un traitement dont les modalités ont été l'hémodialyse et une greffe rénale.

Je suis un patient dialysé depuis 1986, cela fait près de 10 ans. Et bien, en tant que patient dialysé j'ai toutes sortes de problèmes — des problèmes sociaux, des problèmes économiques, des problèmes d'ordre matériel. Lorsque je suis tombé malade, j'étais père de trois enfants, et à ce moment-là, ils étaient très jeunes. Je n'ai jamais reçu d'aide à la maison, je me suis débrouillé seul. C'est très dur, très pénible, parce qu'après la dialyse on se sent très, très malade. On ne se sent pas très encouragé. Et puis lorsque je subis un traitement en dialyse, je dois me reposer ensuite, pendant de 10 à 12 heures, et après cela je sens que je retrouve mes forces, et je peux faire les travaux domestiques, comme la cuisine et le ménage.

J'ai subi une greffe à une reprise, ça n'a pas duré longtemps. Quand cela arrive, c'est très douloureux, et j'étais très découragé. À ce moment-là c'était très douloureux, je ne sais pas, peut-être que maintenant les choses se sont améliorées, peut-être pas. Mais je suis maintenant sur la liste d'attente pour une autre greffe.

Jusqu'à maintenant ça va. Je marche un peu, je rencontre des amis, je les invite chez moi ou bien je leur rends visite chez eux. Je me rends aussi à la bibliothèque pour étudier ou bien je fais de la lecture, je lis le Coran, ou n'importe quel autre livre qui me tombe sous la main. Cela m'aide aussi parce que je crois au Coran. Jusqu'à maintenant, d'un point de vue matérialiste, je mène une vie plutôt normale, rien n'a changé, sauf que je ne travaille plus à présent, et que j'espère simplement recevoir une greffe — peut-être qu'alors je pourrai recommencer à travailler.

Je n'ai pas reçu beaucoup de soutien lorsque j'ai commencé la dialyse. Je me suis encouragé, mes enfants m'ont aidé en m'accordant beaucoup de support. Je me rends à l'hôpital pour recevoir mes traitements en dialyse, et ici c'est pas mal avec les infirmières et les médecins, la plupart d'entre eux sont très gentils. Ils sont très efficaces et très bons, ils vous donnent un support moral. Je les apprécie, ils font leur travail avec beaucoup de cœur, si vous avez un problème ils vous épaulent.

Lorsqu'on est malade, les choses ne sont jamais vraiment normales, et lorsqu'on est sans travail, la vie n'est pas facile. Il faut prendre les choses comme elles viennent, parce qu'on ne peut rien y faire, ce n'est pas nous qui pouvons changer les choses. Il faut donc garder cela à l'esprit lorsqu'on a un problème médical, et s'adapter à sa situation. C'est la raison pour laquelle je crois que j'ai fait mon temps en dialyse, et que je suis prêt à recevoir la greffe. Demain j'ai un rendez-vous chez le médecin à propos d'une greffe, j'ai bien hâte.

J'ai un conseil à donner aux patients en dialyse, assurez-vous de nettoyer le site d'injection avec un tampon d'iode, cela aide à prévenir les infections autour de la fistule.

80

Kristine Shapiro, une femme âgée de 30 ans, entreprit il y a 12 ans un traitement dont les modalités ont été la dialyse péritonéale et deux greffes du rein.

Au *Hospital for Sick Children* de Toronto, on nous informa que ma fonction rénale continuerait à décroître lentement, et que la dialyse deviendrait peut-être nécessaire un jour. En 1977, alors que j'étais âgé de 11 ans, cela semblait en fait plus effrayant que cela ne le serait 10 ans plus tard lorsque la dialyse péritonéale deviendrait plus commune et que l'insuffisance rénale cesserait d'être une condamnation à mort. Néanmoins, mes reins continuèrent de fonctionner (un miracle, aux dires de plusieurs) jusqu'à ma 12e année [secondaire V] au cours de laquelle il devint impossible de retarder plus longtemps la dialyse, quelles qu'aient été notre foi en une guérison possible, ou nos craintes; la fonction rénale avait chuté à presque rien. J'errais à travers ma vie dans une transe semblable à celle d'un zombie, empoisonnée physiquement et mentalement par des toxines que mes reins n'arrivaient plus à éliminer.

Ce fut là ma transition vers l'âge adulte, conduite et en quelque sorte portée par mes parents qui donnèrent avec grand altruisme de leur attention, de leur temps et de leur argent, agissant à titre de partenaire lorsque je me sentais trop mal en point pour apprendre au cours de la formation à la dialyse péritonéale que l'on me fournit. Je me souviens des propos de ma meilleure amie, qui devait par la suite affirmer que ses deux dernières années du secondaire avaient été pour elle les plus formidables de cette période; les amitiés gagnaient en profondeur, les garçons commençaient à nous remarquer, les capacités intellectuelles devenaient plus aiguisées, prêtes à absorber la plus infime parcelle de «nourriture» offerte, et prêtes, aussi, à livrer combat avec n'importe qui, à n'importe quel moment. Je peux comprendre cela maintenant, car cela m'arriva aussi mais à un autre moment et en d'autres lieux. Mais en ce qui concerne cette époque, le temps pour moi en quelque sorte s'arrêta. Frissonnant pour ainsi dire en tout temps, dans un état de stupeur et sans aucune endurance physique et aucune capacité mentale de socialisation, je me traînais à ma pratique de chorale dès 8 heures du matin, puis à mes cours pendant la journée, tenant parfois mes paupières ouvertes pour éviter de tomber endormie. Les échanges se faisaient dans les toilettes pour handicapés pendant mes temps libres.

Pendant tout ce temps, comme cela avait été le cas pendant ma petite enfance, mes parents priaient, ainsi que leur congrégation et plusieurs autres, pour ma guérison. J'étais alors, et suis encore, reconnaissante des soins qu'ils me prodiguèrent, bien qu'il m'arrivait de ressentir une certaine frustration à l'idée d'être à nouveau l'objet d'une chaîne téléphonique de prières, et d'être connue où que j'aille comme «la petite fille avec des problèmes de reins». Je suppose donc que je commençai mon cheminement intellectuel et spirituel sur un sentier inconnu de la plupart des adolescents, et plus tôt que ne le font en général ces derniers, en sacrifiant complètement (nécessité faisant loi) les plaisirs de la chair, et empruntant plutôt la route cérébrale vers la maturité.

Pendant mes études secondaires, je m'efforçai simplement de vivre le moment présent, m'accrochant à des objectifs à court terme tels que l'obtention de bonnes notes et ma participation à une compétition provinciale de communication orale en français. Mon exposé portait sur les handicapés, comme nous «les» désignions alors, et faisait allusion à plusieurs des clichés variés que j'avais si souvent entendus et vilipendés. Je remportai la troisième place lors de cette compétition et réussis je ne sais trop comment à obtenir à la fin de mes études secondaires une moyenne de «A». Il ne me vint jamais à l'esprit d'abandonner ou de désespérer. Il ne s'agissait pas de courage. Le courage exige un choix conscient, il me semble, et on ne peut donc m'attribuer trop de mérite, car intellectuellement je n'eus jamais à débattre à savoir si je devais désespérer ou ne pas désespérer. Lorsque l'on ne cessait de me «complimenter», en disant «Comme tu es courageuse!», j'avais un mouvement de recul, révoltée. C'était une étiquette dont je ne voulais pas. Je n'étais pas «la petite fille avec des problèmes de reins». J'étais Kristine, qui adorait les cours de français, de théâtre et de littérature, ainsi que les ours en peluche. Mais mon identité n'allait pas échapper à cette étiquette : «la petite fille avec des problèmes de reins» (entendons ici : susceptible d'en mourir) et qui était (n'était pas) «courageuse», se voyait affublée d'une certaine étiquette en raison de son corps désobéissant qui en était venu à régir son existence. Je tâtonnai tout au long de mes études secondaires et durant ma première année d'université alors que j'étais en dialyse dans ma ville natale de Waterloo, renonçant à des amitiés en faveur de mes études, jusqu'au jour où un rein me fut offert de manière imprévue. En fin de compte, cela ne fut pas aussi avantageux qu'on l'espérait. Le rein cessa de fonctionner pour des raisons techniques alors que j'étais encore sur la table d'opération (un caillot se forma dans l'une des artères principales responsables de fournir du sang au rein, le greffon ne pouvant ce faisant obtenir les éléments nutritifs requis), les complications firent boule de neige à un point tel que mon état s'aggrava plutôt qu'il ne s'améliora. Un mois plus tard, je sortis de l'hôpital, recommençai la dialyse et repris mes études. D'accord, me dis-je, c'est dommage, j'en aurai un autre bientôt. Je vais mettre l'accent sur mon éducation dans l'intervalle. Pas de problème. Je suis revenue à la case départ. Je n'ai rien gagné, mais je n'ai rien perdu. Pourquoi faire la fête de toute façon?

L'appel concernant une seconde greffe arriva à mes oreilles «avides» la veille de Noël alors que ma famille se préparait à aller au lit après la traditionnelle célébration «aux chandelles» tenue à l'église. J'avais certes rêvé de friandises, mais pas de chirurgie et de greffe! J'étais ravie : c'est comme de recevoir un appel téléphonique de Dieu elle-même (!) On s'est littéralement retrouvés à sauter de joie, nous exclamant «Quel merveilleux cadeau de Noël. Un miracle, une renaissance pour moi! Et ainsi de suite...» Ce rein était véritablement mon sauveur : ce fut une greffe réussie, et je m'épanouis tel un bourgeon renaissant sur une branche desséchée après un long hiver. Lorsque j'ouvris les yeux après l'intervention, je marmonnai : «Je m'en vais en France maintenant!» Non seulement des rêves oubliés depuis longtemps et relégués au fond de mon subconscient devenaient maintenant possibles, mais encore mon corps allait me «donner congé» pour me permettre de les réaliser. J'étais survoltée à cause des stéroïdes : on aurait pu me prendre pour une «caféinomane». Quelques jours après l'intervention, je parcourais les escaliers de l'hôpital de haut en bas et de bas en haut. Les infirmières durent m'avertir de ralentir un peu la cadence. Après des années de haine de la nourriture, cela devint mon obsession. Je découpai des illustrations appétissantes et des recettes tirées de revues que les religieuses avaient dénichées à mon intention. J'avais un désir constant et insatiable de nourriture. J'avais aussi un désir constant et insatiable de vivre de nouvelles expériences, de vivre la vie qui m'avait manqué jusqu'alors.

J'étais bien décidée à faire ma part pour retrouver la santé. J'étais bionique. J'étais invincible. J'allais ciseler à mon intention la vie dont j'avais rêvé et j'allais devenir la personne que j'avais rêvé d'être. Le taux de mon appétit pour les plaisirs de la vie était plus élevé que celui de mon hémoglobine maintenant normal. J'étais en amour avec la vie.

Et je me rendis donc en France. Je terminai mon baccalauréat en lettres françaises et anglaises, ma maîtrise en littérature anglaise, et entrepris mes études doctorales. J'allai vivre en appartement, me fit de bons amis, sortis avec quelques garçons; j'enseignai le français à une classe de neuvième année et la dissertation en première année d'université, déménageai à Montréal et, encore mieux, y fit la rencontre de mon mari, Theodore Shapiro, un compatriote de Virginie (j'y suis née et y fut adoptée) poursuivant ses études au Vermont. Le mariage eut lieu en juillet 1994 et nous sommes déménagés dans le Mississipi où je pus enfin poursuivre mes recherches doctorales «solitaires» en lettres anglaises pendant que Ted terminait sa maîtrise en météorologie.

La vie semblait pleine de promesses. J'envisageais de pouvoir vivre au-delà de 30 ans, après tout (or, j'avais toujours trouvé difficile de m'imaginer adulte) et, cela pouvait-il être vrai, d'être une personne normale, épouse, professeur et, qui sait, un jour, mère.

Mais le mois de mai 1995 amena d'autres projets. Après avoir célébré la fête des Mères en Ontario avec ma famille et mes grands-parents, Ted et moi avons donc décidé de visiter Montréal (où habitait mon directeur de thèse, et où l'on trouvait cette culture dont nous étions si assoiffés dans le Mississippi), faisant ce que nous estimions être un dernier arrêt avant notre destination finale, la maison. Je ne pus quitter Montréal. Après cinq jours de nausées intenses au point de quasiment entraîner l'évanouissement, de maux de tête, et de malaises généralisés dans une chambre d'hôtel de Montréal, je perdis mon rein greffé 10 ans plus tôt. Lorsque Ted et moi avons appris le diagnostic, le ciel nous est tombé sur la tête. Nous nous sommes serrés dans les bras l'un de l'autre et avons pleuré sur le lit d'hôpital. Je ressentis en un instant la perte de tout ce qui m'était cher. Et malgré tout, jamais nous ne nous étions sentis aussi étroitement liés qu'en ce moment douloureux.

Mais cette fois, différemment d'auparavant, il me vint à l'esprit que je pouvais abandonner, et désespérer. Le combat est beaucoup plus difficile à présent, car je n'ignore plus ce que sont la souffrance et son dénouement, qui ne prend pas toujours la forme d'une récompense. J'étais amèrement consciente que des événements désastreux peuvent s'abattre à répétition et sans raison sur des bonnes personnes, alors que d'autres voltigent à travers la vie, réussissant ce qu'ils entreprennent et sans une égratignure. Je devais maintenant penser à mon mari, sans compter la carrière que j'espérais; mon avenir même d'être humain vivant était compromis. Je refusai absolument de jouer le jeu de l'optimisme bébête et de l'aveuglement jovial. Je ressentis physiquement la perte de toute ma compréhension antérieure de ce que sont la grâce et l'espoir. Je ressentis, en outre, la perte de ce qu'est un mariage normal, et celle de ma féminité (si chèrement gagnée), alors que des images de cathéthers, de cicatrices additionnelles et d'un abdomen proéminent me venaient à l'esprit. Je vis s'envoler mes espoirs d'enseigner la littérature à l'université ainsi que ceux de faire des voyages; le souffle de vie lui-même, pour la première fois, semblait vouloir connaître une fin rapide. Le désespoir et la colère s'installèrent tel un sombre nuage. Je devais cependant «remettre mon mari à flot», pour ainsi dire, pour empêcher qu'il ne perde de vue un avenir possible, un avenir sain, un avenir à deux. Il ne serait pas, je m'y refusais, un pourvoyeur de soins, comme si j'avais 85 ans et étais à jamais malade. Sa présence m'obligea à feindre l'optimisme. Et cela suffit parfois à ce que l'on demeure à flot physiquement, et à planter une réelle semence d'optimisme, même si l'on est soi-même fortement imprégné d'ombre et de paradoxe.

Un an et demi plus tard, Ted et moi survivons. Nous survivons, et nous nous battons pour continuer à survivre, physiquement et émotionnellement, parce que c'est là notre seule option. Nous voulons partager un avenir et toutes les possibilités qu'il comporte. Nous avons vécu plusieurs moments, comprenez-vous, pendant lesquels toutes les philosophies de l'amour et de l'espoir et de la survie ont semblé faiblardes et impuissantes, de simples châteaux en Espagne dans lesquels vivre uniquement le moment présent. Nous nous sentons claustrophobes; ma maladie est omniprésente en tout temps, que nous soyons éveillés ou endormis. Nos conversations portent sur des états de crise continuels, et non sur les projets apparemment frivoles de nos pairs. À certains moments, nous leur en voulons. Nous ressentons parfois de la colère à l'idée que la vie m'a une fois de plus fait ce sale coup. N'ai-je pas assez souffert? Il n'y a aucun sermon, aucune homélie à glaner ici. Mais, d'une certaine manière, miraculeusement, un espoir demeure. Je tombe, mais il y a en comparaison de la joie lorsque je me relève. Je crois à l'avenir, et donc à la vie, encore. Je peux encore lire et y trouver du bonheur. Cela en soi suffit à me rendre apte à régler son compte au destin. Malgré la routine quotidienne de la dialyse, je peux apercevoir au-delà de cette vallée un avenir plein de signification, de rire et de joie.

Bruce Kinsella, un homme âgé de 66 ans, entreprit l'hémodialyse il y a six ans.

Je souffre d'une maladie appelée «maladie des reins polykystiques», une affection dont la progression est lente. J'ai découvert l'existence de cette maladie vers l'âge de 40 ans par le biais de mon fils qui n'avait que sept ans à l'époque. Un jour, il a passé du sang dans son urine, ce qui nous a mis dans un état de panique complet. Nous nous sommes empressés de l'emmener à l'hôpital, où on l'a gardé en observation pendant deux semaines avant de lui donner son congé. Lorsqu'on lui a donné son congé, il ne semblait pas malade et son urine était redevenue normale, mais son médecin soupçonnait qu'il devait s'agir de la maladie des reins polykystiques. Par conséquent, il a demandé à toute la famille de se présenter pour des analyses. Or, il s'est trouvé que nos cinq enfants en sont affligés, ainsi que moi-même.

On m'a prescrit des médicaments antihypertenseurs et j'ai mené une vie relativement normale jusqu'à l'âge de 60 ans, alors que l'on m'a informé que je devais sous peu commencer des traitements en dialyse, étant donné que ma fonction rénale avait baissé jusqu'à environ 17 pour cent de ce qu'elle aurait dû être. On a pris des dispositions pour créer une fistule. Je pensais que cela serait très douloureux, mais ce ne fut pas trop pénible. Le chirurgien a anesthésié mon bras en insérant une aiguille dans mon cou et en y injectant un liquide, ce qui a complètement paralysé mon bras. Je n'ai donc rien ressenti, pas plus qu'il n'y a eu de douleur après l'intervention. Au début, je craignais vraiment beaucoup cette intervention parce que je n'en avais jamais subi auparavant dans ma vie.

Et bien, cela fait maintenant six ans que je suis en dialyse et j'ai subi plusieurs interventions dans l'intervalle. L'une de ces interventions les plus graves a consisté en un quadruple pontage coronarien, qui s'est révélé une réussite totale, bien que j'ai bien mis quatre mois à m'en remettre. J'ai l'impression que la dialyse a été à l'origine du problème cardiaque. Les autres interventions que j'ai subies ont eu à voir avec la création de fistules. La première fistule a tenu le coup pendant environ quatre ans, puis j'ai subi deux autres opérations au bras gauche, lesquelles se sont éventuellement révélées un échec. Lorsqu'une fistule n'est plus fonctionnelle, on doit introduire un cathéter dans la poitrine ou dans l'aine pour que la dialyse se poursuive jusqu'à ce qu'une nouvelle fistule puisse être créée. Récemment, une nouvelle fistule a été créée dans la partie supérieure de mon bras droit, ce qui a bien fonctionné et a permis les ponctions nécessaires. On a aussi retiré le cathéter de ma poitrine.

Peu de temps après avoir commencé la dialyse, j'ai cessé de travailler. L'une de mes préoccupations principales était de savoir d'où proviendraient mes revenus. La compagnie pour laquelle je travaillais m'a proposé de me remettre ma pension en un paiement unique, ou par paiements mensuels. J'ai opté pour le paiement unique et j'ai placé mon argent dans un REÉR auquel je n'avais pas accès. À cette époque, les taux d'intérêts étaient pas mal élevés, et en deux ans ma pension s'était accrue de 20 000 $. Mais j'avais quand même besoin d'argent. J'ai pu recevoir une pension d'invalidité provinciale, ce qui était déjà pas mal, puis j'ai décidé de transformer mon REÉR en une rente viagère, et j'ai commencé à en percevoir les revenus. Mon père était décédé, ainsi que ma tante, et ils m'avaient tous les deux laissé de l'argent, ce qui m'a aidé. Puis, lorsque j'ai eu 65 ans, j'ai demandé ma pension fédérale. Alors avec les trois je me débrouille. Cela me préoccupe beaucoup. Je me souviens d'un nouveau patient qui est arrivé ici, de sa femme qui s'est assise à mes côtés et qui m'a posé toutes sortes de questions d'ordre financier. Elle était très inquiète, son mari venait de perdre son emploi, et elle était sans travail. Je lui ai expliqué comment je m'étais organisé, cela l'a beaucoup aidée.

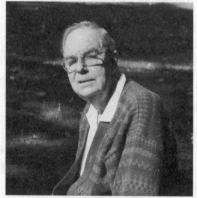

J'ai simplement accepté la dialyse, je ne me suis pas fait de souci à ce sujet. Je me suis récemment mis à réfléchir à l'éventualité d'une greffe. Je me suis informé à ce propos mais mon nom n'est pas encore sur la liste, je ne sais pas si je vais me décider à en subir une ou non. Je me sens beaucoup mieux maintenant que je suis en dialyse, cela ne me fait pas peur.

Il y a beaucoup de choses que je ne peux plus faire à présent. Cette année, étant donné toutes les interventions que j'ai subies, je n'ai pas pu jouer au golf... ce sera peut-être possible l'an prochain, et je n'ai pas pu faire de voyages, vu les problèmes que j'ai eus avec mon cathéter, j'ai peur de voyager. Je me rendais habituellement à l'Île-du-Prince-Édouard à chaque année, ma femme est originaire de là-bas. Et bien, si tout continue à bien aller, je m'y rendrai peut-être l'an prochain.

Ma femme et mes enfants m'aident beaucoup. Ma femme est merveilleuse. Pendant un moment je ne pouvais même pas changer de vêtements, m'habiller, prendre un bain, et elle m'était d'un grand secours. Lorsque j'étais à l'hôpital, pour mon pontage, mes enfants et ma femme m'ont rendu visite à tous les jours. Ce soutien rend la vie beaucoup plus agréable.

82

Elaine Ashton, une femme âgée de 51 ans, entreprit il y a cinq ans un traitement dont les modalités ont été la dialyse péritonéale et deux greffes rénales.

On diagnostiqua en octobre 1986 que je souffrais de glomérulonéphrite. Il s'agit d'une maladie auto-immune au cours de laquelle un mécanisme immunitaire entre en jeu mais n'est pas supprimé au moment opportun. Mon corps ne reconnaissait pas mes reins comme étant «les siens», si bien qu'ils devinrent la cible d'anticorps. À ce moment-là, environ 40 pour cent de ma fonction rénale avait été compromise. Le seul moyen d'arrêter les dommages consistait à administrer des doses massives de cortisone pour rétablir la fonction rénale et des immunosuppresseurs pour faire cesser l'activité immunitaire. Même si ce traitement se révélait efficace, le pronostic indiquait qu'une récurrence de la maladie était quasiment inévitable et que la dialyse deviendrait éventuellement nécessaire dans les 10 années à venir.

Cette nouvelle fut pour moi un choc complet car jusqu'alors j'avais toujours joui d'une excellente santé. Malheureusement, tout cela changea au jour de l'An cette année-là (mon 41e anniversaire de naissance). C'est le jour au cours duquel je fus admise à l'urgence de l'hôpital. J'étais malade depuis une semaine, souffrant de ce que je croyais être une mauvaise grippe. La cause véritable s'est en fin de compte révélée être un gros kyste à l'ovaire. L'intervention chirurgicale visant à enlever le kyste comprenait une hystérectomie. Bien que la présence d'un cancer demeurait très possible et que ma famille était prête au pire, cela ne fut heureusement pas le cas. Ma «grippe» de la semaine précédente se caractérisait par tous les symptômes habituels de la grippe. J'ai souffert d'une forte fièvre pendant des jours, sans la soigner. C'était la période des Fêtes et ma fille était sortie la plupart du temps. Ma mère et ma sœur me donnaient chaque jour un coup de téléphone pour voir comment je me portais mais en gros je me consumais toute seule. Puisque les fortes fièvres ont un impact véritable sur le système immunitaire, je fais remonter l'origine de mes problèmes rénaux à cet incident.

L'administration de doses massives de cortisone s'est révélée efficace sur le plan médical mais les effets secondaires des médicaments ont fait de l'année qui a suivi un véritable enfer. Deux ans plus tard, on m'a annoncé la nouvelle que je craignais tant d'entendre, soit qu'une récurrence de la maladie était en cours. Je suis rentrée à la maison, je me suis couchée en position fœtale et j'ai pleuré pour la première fois parce que je savais que, quoi qu'il arrive ensuite, je ne serais jamais plus «normale».

J'ai beaucoup de chance d'avoir une famille dont je suis proche et qui m'aime, dont tous les membres partagent un vif sens de l'humour (nos racines celtiques) et une attitude générale d'optimisme face à la vie. Ce sont là des choses que l'on ne peut acheter.

Au fil des ans, on surveilla étroitement la progression de ma maladie et je me présentais régulièrement à l'hôpital pour des bilans de santé. Plusieurs des patients à qui j'ai parlé ont été brusquement confrontés à l'insuffisance rénale et la réalité de la dialyse leur a été «jetée en pleine face», alors que le déclin graduel que j'ai connu a été, j'en suis sûre, plus facile à vivre.

Mon niveau d'énergie décroissait au fur et à mesure que décroissait ma fonction rénale. Mon sommeil était constamment troublé par des crampes violentes dans les jambes et des démangeaisons incommodantes et persistantes. À un moment donné, la dialyse a commencé à devenir une possibilité «attrayante» et j'ai commencé à m'interroger sérieusement sur les deux techniques disponibles. La façon qu'ont les patients dialysés d'opter pour l'une ou l'autre des techniques (hémodialyse ou dialyse péritonéale) en fonction de leur personnalité et de leur situation personnelle m'a semblé un phénomène intéressant. Lorsque l'on m'a parlé de la fistule et des aiguilles utilisées en hémodialyse, je dois avouer qu'un certain dédain et ma forte aversion pour les aiguilles ont rendu inévitable le choix que j'ai fait de la dialyse péritonéale. La nécessité d'avoir à me rendre à l'hôpital trois fois par semaine pendant l'hiver a contribué en dernière analyse à me «vendre» l'idée de la dialyse péritonéale.

Voici une liste de remarques relativement à mon expérience de la DPCA :

■ Une fois la dialyse commencée, je me suis sentie mieux. Les nausées fréquentes et les crampes dans les jambes devinrent chose du passé.

■ L'équipe soignante de la clinique de DPCA apporte un soutien réel et dispose d'une vaste expérience auprès d'autres patients dont on peut tirer des leçons. Si vous éprouvez certains problèmes, il est important de les en informer.

■ Il faut prévoir un espace suffisamment grand pour entreposer les liquides servant à la dialyse qui sont livrés une fois par mois.

■ Au cours de mes trois premières années en dialyse, je n'avais à subir que trois séances, ou traitements, par jour. Cela peut sembler énorme mais on s'adapte rapidement et cela devient en quelque sorte une seconde nature. Le processus demande environ 25 minutes mais je profitais de cette période pour me livrer à des activités qui faisaient partie de ma routine habituelle. Pendant la séance, le matin, je me coiffais et me maquillais, après le travail je lisais le journal, et avant le coucher je regardais les nouvelles.

■ Lorsqu'une quatrième séance quotidienne de dialyse est devenue nécessaire, cela a posé un problème parce que je travaillais à temps plein. On m'a donné un «cycleur» qui me permettait de me brancher à la machine pendant la nuit alors que les échanges s'effectuaient automatiquement. Puisque la dialyse péritonéale n'entraîne aucune douleur, je n'ai pas eu vraiment de mal à dormir. Cette technique me permettait d'avoir les journées libres.

■ La compagnie qui livre les liquides servant à la dialyse peut s'organiser pour livrer le matériel là où vous séjournez lorsque vous êtes en voyage. Je me rends souvent à Vancouver mais j'ai aussi fait livrer le matériel à des endroits moins faciles d'accès tels qu'une auberge de campagne située près de Sherbrooke et ma maison de campagne dans les Laurentides. La DPCA permet une plus grande flexibilité que l'hémodialyse, laquelle exige du patient qu'il demeure relativement près d'un hôpital afin d'effectuer trois séances par semaine. Avec l'hémodialyse, faire des voyages «hors des sentiers battus» pose un défi de taille.

J'ai travaillé à temps plein jusqu'à il y a deux ans, alors que j'ai commencé à ressentir une certaine lassitude. Un jour, impulsivement, je suis allée me renseigner auprès du service du personnel sur les critères d'admissibilité relatifs au congé pour invalidité à long terme. À ma grande surprise, on m'envoya à la maison ce même jour, mise à la retraite pour invalidité! Je dois avouer que j'ai apprécié cette libération.

En novembre 1995, j'ai reçu un appel m'annonçant que l'on m'avait trouvé un rein. Plusieurs jours après l'intervention, il est devenu évident qu'il y avait un problème. Malheureusement, le rein dont on m'avait fait don présentait dans l'artère une anomalie qui empêchait l'apport adéquat de sang à l'organe. Dix jours après l'intervention j'en ai subi une deuxième pour faire l'ablation du rein. Toutes ces misères pour rien!

Le 29 janvier 1997, un autre rein compatible m'a été offert. Cette fois l'intervention a été un succès. Dans la semaine suivant la greffe, j'ai souffert de faibles fièvres persistantes. Étant donné la première greffe, cela a suscité une certaine anxiété mais le problème a été résolu par la réduction des doses de médicaments administrés. Depuis, je vis une véritable métamorphose! Mon regain d'énergie est étonnant. Pour la première fois depuis longtemps je peux me permettre de faire des projets d'avenir. J'ai à nouveau une vie devant moi!

83

Zopito Mariotti, un homme âgé de 70 ans, subit des traitements d'hémodialyse depuis trois ans.

J'ai commencé à me sentir très malade et je vomissais tout le temps. Le médecin m'a opéré immédiatement et m'a enlevé un rein. Cela fait maintenant trois ans que je suis en hémodialyse. À présent je m'alimente normalement et je bois, mais je dois faire attention aux quantités de liquides que je consomme. Si bien que souvent je consomme trop de liquides et dois me rendre à l'urgence pendant la nuit. À l'urgence on me donne de l'oxygène et ensuite je vais en dialyse. Je me suis rendu à l'urgence à près de 15 reprises. Je consomme trop de liquides et j'ai l'impression de ne plus pouvoir respirer. Je ne veux plus jamais me retrouver dans cette situation critique. Ma femme a perdu un peu de courage à cause de cela. Il est important que je consomme moins de liquides, alors j'ai appris comment ajuster ma consommation.

Lorsque j'arrive à la maison après une séance de dialyse de quatre heures, je me sens très fatigué. Je mange quelque chose et puis je vais me coucher à huit heures. Le lendemain je me sens en forme parce que je me suis reposé et que j'ai dormi. Je ne ressens aucune douleur et je mange et bois tout ce que ma femme me donne. Elle s'assure cependant de ne pas me donner des aliments tels que des oranges, du chocolat et des bananes. J'ai beaucoup de médicaments à prendre. J'ai demandé une greffe rénale et j'attends maintenant un rein, ce qui je pense prendra deux ans. Je veux aider les autres, et la recommandation que j'aimerais faire aux nouveaux patients, c'est de ne pas avoir peur.

Le médecin m'a demandé ce qui m'a incité à demander une greffe rénale. Je lui ai répondu que j'étais âgé de près de 70 ans et que je ne voulais pas mourir. Je sors encore danser avec ma femme. Ma femme, ma famille et mes amis m'apportent du soutien. J'ai un fils et une fille qui sont tous deux mariés mais lorsque j'ai besoin de quelque chose ils viennent tout de suite et cela me rend très heureux. J'ai un petit-fils et deux petites-filles de cinq, huit et 12 ans. Ma petite-fille de cinq ans sait quels jours je suis à l'hôpital. Elle demande à sa mère si elle peut appeler «Nono» et puis, lorsqu'elle vient me voir, elle m'embrasse et me fait une grosse caresse et me demande comment ça va. Lorsque je me suis rendu en Italie, ma petite-fille m'a même appelé de Montréal pour demander de mes nouvelles. Ma famille et mes amis qui résident en Italie et à Montréal ont été très contents lorsqu'ils ont appris que j'avais demandé une greffe rénale. Depuis que je suis en dialyse, je me suis fait de nouveaux amis italiens qui reçoivent aussi des traitements d'hémodialyse, et nous avons du plaisir à jaser et à rire ensemble.

84

Giovanni Vigorito, un homme âgé de 50 ans, a commencé à recevoir des traitements il y a 22 ans. Les traitements reçus comprennent l'hémodialyse et deux greffes rénales.

Mon insuffisance rénale s'est manifestée en 1974 et a été causée par l'hypertension artérielle. Le premier traitement reçu était l'hémodialyse. Les médecins ont mis mon nom sur une liste d'attente pour une greffe rénale, et 14 mois plus tard ce fut mon tour. Ma greffe rénale a tenu bon pendant environ 16 ans mais, malheureusement, une tumeur se développa sur le rein greffé et je dus retourner en hémodialyse pendant quatre années additionnelles. Heureusement, j'eus à nouveau la chance de subir une greffe rénale en mai 1996.

J'avais 28 ans lorsque l'on diagnostiqua que je souffrais d'insuffisance rénale. Cette nouvelle ne m'affecta pas vraiment parce que j'ai toujours eu le courage de faire face aux obstacles quels qu'ils soient. Cela fait maintenant plus de 20 ans que je subis un traitement pour mon insuffisance rénale et j'ai encore le courage de composer avec ce qui m'attends, quoi que cela puisse être.

Il y a une grande différence entre l'hémodialyse et la greffe rénale. Avec cette dernière, je suis capable de vivre une vie normale. Je peux me rendre où je le veux quand je le veux. Lorsque j'étais en hémodialyse, je ne pouvais me rendre à l'extérieur parce que je devais «être branché» au rein artificiel trois fois par semaine. Avec un rein greffé, je pouvais manger tout ce qui me plaisait, et il n'y a aucune limite à respecter en ce qui concerne la quantité de liquides que je peux consommer. Je dois encore surveiller ma consommation de sel, mais cela ne me dérange pas. Aujourd'hui, j'ai tellement l'air d'être en santé que personne ne se doute que j'ai subi une greffe du rein. La greffe du rein a fait une grande différence dans ma vie car elle m'a permis d'avoir plus d'énergie et, de ce fait, d'avoir deux enfants.

Seize ans après ma première greffe, le médecin m'a dit que je devais reprendre l'hémodialyse parce que le rein greffé était cancéreux. À ce moment-là, j'ai refusé de le faire car je me sentais bien, et je me suis enfui de l'hôpital. Je n'ai donné aucun signe de vie à mon médecin pendant les 14 mois suivants, jusqu'à ce que finalement je consente à faire

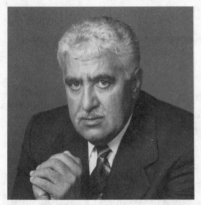 enlever le rein parce que la tumeur grossissait et que je commençais à éprouver de la fatigue. J'avais déjà subi l'hémodialyse et la transition se déroula en douceur. Lorsque les médecins découvrirent que la tumeur venait du rein du donneur, je pus à nouveau mettre mon nom sur la liste des patients en attente d'une greffe rénale. À chaque fois que je voyais mon médecin, je lui disais que j'étais impatient qu'on me greffe un nouveau rein et je lui demandais de ne pas m'oublier. Des semaines, des mois, des années s'écoulèrent, et finalement je subis ma seconde greffe.

J'ai une bonne relation avec ma famille. Ma femme m'a encouragé et m'a soutenu tout au cours de ma maladie. Dans les premiers temps, elle m'accompagnait à l'hôpital. Puis elle cessa de le faire car elle se rendit compte que j'étais capable de m'y rendre seul pour subir l'hémodialyse. Je suis heureux en compagnie de mes enfants. Je les accompagne à l'école et je m'amuse avec eux au parc. Mes deux enfants me donnent la force de vivre.

Je sais que j'ai subi une greffe du rein et que je dois prendre des médicaments mais je ne m'attarde pas à penser à ma maladie. Je suis toujours de bonne humeur et je ne parle pas de ma maladie. Il me suffit de tourner la tête pour voir autour de moi des gens qui ont bien plus besoin d'aide que moi, et je remercie le Bon Dieu d'être en meilleure forme. Certaines personnes ne se sentent pas bien parce qu'elles ne font que penser à leurs problèmes de santé. Elles restent à la maison toute la journée et ce n'est pas bon pour leur moral. Ces personnes devraient rendre visite à d'autres personnes et jaser un peu. Moi, je vis ma vie au jour le jour, et je compte continuer à le faire jusqu'à la fin. Je ne me fais pas de souci au sujet du lendemain. Demain est un autre jour et la vie continue.

85

Une femme âgée de 80 ans qui souhaite garder l'anonymat entreprit l'hémodialyse il y a trois ans.

J'ai eu une crise cardiaque, et je pensais que c'était l'angine, mais c'était en fait une crise cardiaque. J'avais eu une obstruction, et pour la traiter il fallait m'injecter une sorte d'encre teintée, mais cette encre teintée allait affecter ma fonction rénale. Le médecin m'a parlé tranquillement, et m'a dit que, si l'encre teintée n'était pas injectée, j'aurais une autre crise cardiaque et je mourrais. Si bien que j'avais le choix, soit d'opter pour la dialyse, soit de ne pas opter pour la dialyse et de mourir. On m'a injecté cette encre teintée pour que l'on puisse distinguer l'emplacement de l'obstruction, et cela a eu raison de mes reins, comme on me l'avait prédit. Et c'est ainsi que l'on a commencé la dialyse. C'était il y a trois ans et depuis je vais bien.

Au début c'était difficile, je ne savais rien à ce sujet, mais au fur et à mesure des séances, je me sentais de mieux en mieux. Cela ne me fait pas peur, rien de tout cela. Je savais ce qu'il en était d'une certaine façon, parce que ma sœur était en dialyse. Sans la dialyse, où serions-nous? Au début c'est difficile, je ne savais pas comment l'on pouvait avoir une aiguille dans le bras, mais ils trouvent le moyen. Les infirmières anesthésient mon bras et je ne sens plus rien. Si l'on ne m'anesthésiait pas, je ne pourrais pas le supporter. Certaines personnes préfèrent se dialyser elles-mêmes, mais je préfère venir à l'hôpital où sont les appareils et les médecins, parce que ceux-ci savent ce qu'ils font.

Voici mon appareil de dialyse, je ne sais pas comment le dire, si je ne l'avais pas, je ne serais pas là. La dialyse n'a pas vraiment changé ma vie sociale. Je peux aller nager si je le veux et si je le peux, je peux aller faire du ski, et je peux tout faire. Parfois, je pense que je peux beaucoup mieux faire les choses, parce qu'auparavant j'étais fatiguée. En fait, depuis que j'ai commencé la dialyse, je sors plus souvent. Si je n'avais pas à venir à l'hôpital, je resterais probablement davantage à la maison. Les personnes de l'hôpital sont très gentilles avec moi, elles sont comme mes amies. C'est une routine maintenant, alors il n'y a rien dont il faille s'inquiéter ou qui fasse peur. La science a fait des progrès, peut-être que dans le passé on mourait de maladie rénale, mais on dispose maintenant d'outils qui permettent de sauver des vies. De nos jours, jeunes ou vieux, on peut vous sauver. Nous sommes chanceux d'avoir accès à tout cela.

J'ai été coincée à l'hôpital une fois pendant une tempête de neige. J'ai dû me rendre à l'urgence après la dialyse, et j'ai demandé au préposé : «Qu'est-ce que je vais faire?» Il m'a répondu : «Qu'est-ce que vous croyez que c'est ici, un motel?» Je lui ai dit : «Je m'excuse, mais ici c'est l'urgence, et lorsqu'une personne ne peut rentrer à la maison et est coincée, est-ce qu'on n'appelle pas cela une urgence?» Je suis donc revenue à l'unité de dialyse, mais elle est fermée en soirée, et les infirmières m'ont envoyée dans une chambre située à un étage supérieur dans l'hôpital. La chambre était froide, et on m'a apporté une couverture, mais je n'ai pas réussi à dormir parce qu'il faisait trop froid. J'avais hâte de rentrer à la maison lorsque la tempête serait terminée. Une femme est venue me voir et m'a apporté un café. J'ai dit : «Est-ce que j'ai l'air gelée?» et elle m'a répondu : «Et bien, vous ne semblez pas trop confortable» Je me suis rendue en bas à l'unité de dialyse avant de partir et j'ai vu l'une des infirmières. Elle m'a demandé où j'avais dormi, et j'ai dit : «Je me demande s'il ne s'agissait pas de l'endroit où l'on garde les corps.» C'est cela, ça a été comme une petite aventure, j'ai trouvé cela très drôle. J'étais tellement heureuse de revenir à la maison. Ce jour-là je n'ai pas eu à aller en dialyse, et je vous le dis, lorsque je suis revenue à la maison je suis allée me mettre tout droit au lit et j'ai dormi.

86

Kenneth Mah, un homme âgé de 29 ans, entreprit il y a neuf ans et demi un traitement dont les modalités ont été l'hémodialyse et une greffe du rein.

Lorsque j'ai appris en 1987 que je serais obligé d'aller en dialyse, cela ne m'a pas plu, et en fait, cette idée me faisait très peur même si je m'y attendais depuis un moment. Je pense que le pire c'était les aiguilles. Ces affaires-là sont énormes. Lorsqu'on les aperçoit pour la première fois, on se demande : «On va m'installer ces trucs-là? Pas question.» En outre, il faut pratiquer une chirurgie pour créer la fistule. Il m'est venu à l'esprit que mon bras serait couvert de pas mal de cicatrices. Il y avait l'aspect cosmétique, des questions telles que : «Comment vais-je expliquer cela aux gens s'ils voient mon bras?» Je me demandais encore comment j'allais faire pour remettre tout cela à plus tard, comment j'allais pouvoir m'organiser pour me rendre à l'école et à l'hôpital en même temps. L'une de mes préoccupations premières c'était de savoir comment j'allais garder le secret. Je ne voulais pas que cela perturbe ma vie normale. Je pense que j'ai en fait réussi en plus grande part à garder le secret sur ma maladie. Personne n'était au courant jusqu'au moment où j'ai subi la greffe. En fait, je n'en ai même pas informé mon père avant de commencer les traitements. Je ne voulais pas l'inquiéter parce que je savais qu'il en ferait toute une histoire. J'ai réussi à m'en tirer encore pendant quelques séances et puis il a finalement insisté pour m'accompagner là où je me rendais pour mon traitement, dont il pensait qu'il serait temporaire. C'était en fait assez comique. Une sorte de honte était rattachée à tout cela, et je ne voulais pas que mes parents assistent à la dialyse.

J'ai été ravi d'apprendre que je subirais une greffe du rein. C'était le «billet» qui me permettait d'échapper à la dialyse. Après trois ans et demi d'attente je l'ai finalement obtenu. Mon médecin m'avait prévenu que cela risquait d'être compliqué pour moi car je souffrais de toute une gamme d'autres problèmes de santé. Je suis allé de l'avant de toute manière. Je pense que je n'ai pas vraiment pris conscience des difficultés qui pourraient survenir, je m'attendais à ce que tout soit parfait après la greffe. Après la greffe, ma vie a été plus facile en ce qui concerne ma liberté d'action, mais le rein m'a causé des problèmes dès le début, particulièrement pendant les premiers six mois au cours desquels j'entrais et sortais de l'hôpital. Quand le rein a cessé de fonctionner il y a trois ans et demi, cela a eu un effet dévastateur. Me remémorant cette période, je note avec intérêt à quel point je niais ce qui m'arrivait, car je croyais que les médecins avaient tort et que le problème serait résolu si je prenais davantage de médicaments.

J'ai vécu une période de dépression pas mal grave. Le temps seul m'a permis de m'en sortir. Je n'ai pas retrouvé le bonheur même après que la dépression eut fait son temps. Je n'étais à coup sûr pas heureux de devoir revenir à l'hôpital. Cela me faisait horreur. À un moment donné, j'ai vécu une seconde dépression quelque temps après avoir repris les traitements. Je crois que c'était une dépression encore plus grave. Je ne sais pas si les choses vont s'améliorer. Je viens d'apprendre que l'on remettra probablement très prochainement mon nom sur la liste des personnes en attente d'une greffe, car on m'a fait passer des tests et tout va apparemment bien ou assez bien. Si l'on m'avait posé la question au moment de la première greffe, j'aurais répondu par l'affirmative en dépit de tous les problèmes. À l'heure actuelle, je n'en suis plus aussi sûr après avoir vécu le rejet et éprouvé la douleur, deux expériences dévastatrices. J'ai toujours pas mal de questions et de préoccupations dont j'aimerais discuter avec le médecin responsable des greffes. Je suppose que je suis aux prises avec un certain sentiment de désespoir. Pourquoi se donner tant de mal? Pourquoi devrais-je tant en supporter si le tout se solde par une série de problèmes? Je peux considérer ma qualité de vie en termes absolus ou relatifs. En termes absolus, le tableau n'est pas si sombre bien que des problèmes ne cessent de survenir, particulièrement en ce qui me concerne puisque je présente tous ces autres problèmes associés. En termes relatifs, si je me compare à mes collègues de classe, je continue à les envier. Ils peuvent prendre leur vie «pour acquis»; pas moi. Ils peuvent voyager partout où ça leur chante; pas moi. Ils n'ont pas à se préoccuper des questions de régimes alimentaires; moi si. Ils n'ont pas à se rendre dans un hôpital trois fois par semaine et y perdre cinq à six heures de leur vie. Je les envie beaucoup. Cela a toujours été le cas. Je trouve qu'il est de plus en plus difficile d'arriver à paraître aussi «normal» que possible dans un monde «normal» parce que j'ai vu assez de médecins, d'infirmières et d'hôpitaux pour cent personnes. Tout cela vous abat. Vous devez faire partie intégrante du système. Ou vous venez ici et subissez tout ce que vous avez à subir, ou vous mourez. Je dois dire que je n'ai pas peur de la mort. Je suppose que c'est un sentiment de désespoir qui m'envahit. L'avenir ne me semble pas très prometteur.

Les gens se disent impressionnés par ma détermination à obtenir mon doctorat. J'ai envie de leur dire de ne pas me féliciter à ce sujet. C'est comme si j'essaie encore de mener une vie normale mais parfois l'impression que le tout n'est qu'une façade m'envahit insidieusement. J'aime ma vie d'étudiant mais je l'apprécierais davantage si je n'avais pas tous ces problèmes en tête. Quel que soit le sentiment de normalité que je ressente, et quelles que soient mes visions d'avenir, il y a un conflit entre eux et ma vie à l'hôpital ou mon rôle à titre de patient, si vous voulez. Le fait que je sois un patient a eu un effet sur mon estime et mon image de moi-même. Cela vous revient à l'esprit à cause de subtils rappels des personnes de votre entourage dit «normal» lorsqu'elles vous demandent : «Comment ça va?» d'un ton plein d'empathie. Depuis que je suis arrivé à Montréal, j'ai l'esprit beaucoup plus ouvert. Les gens semblent bien accepter ma situation, ce qui est très gentil. Cela me procure un réconfort et atténue mon sentiment de honte. Lorsque j'ai traversé une période particulièrement difficile et que je ressens le besoin de «relâcher un peu la vapeur», il y a toujours quelqu'un prêt à m'écouter, mais je ne pense pas être trop souvent dans cette situation. Je suis encore quelqu'un qui tient à son intimité. En fait, je le suis à un point tel que je suis le premier étonné d'avoir consenti à participer au présent entretien, mais c'est pour une bonne cause.

Sur le plan social, je ne crois pas que la dialyse m'ait beaucoup nui sauf si l'on prend en compte le temps que j'ai passé à l'hôpital plutôt qu'ailleurs. Avant de subir le premier traitement de dialyse et de découvrir que ma fonction rénale était compromise, j'étais devenu totalement fanatique en ce qui concerne la fidélité aux restrictions alimentaires. Une fois la dialyse commencée, j'ai fait comme un virage à 180 pour cent; je suis revenu à mes habitudes normales. Lorsque je sortais manger avec des amis, il me semblait que, si je demandais des plats «sans sel» ou limitais ma consommation de breuvages, cela leur semblerait étrange et qu'ils commenceraient à poser des questions. À Winnipeg, j'étais un petit patient pas mal «désobéissant». La diététiste et le médecin me demandaient : «As-tu encore mangé des Big Mac?», ce à quoi je répondais : «Non», et on riait un bon coup.

Je déteste me faire appeler un héros. Les personnes qui n'ont jamais eu à vivre ce genre d'expériences ressentent le besoin d'idéaliser les choses ou de placer les personnes sur un piédestal pour les encourager à poursuivre le combat.

C'est comme si ces personnes leur disaient de faire face à la situation dans le meilleur des mondes, en fonction de leurs attentes. Ce que je raconte là se rapporte à mon affirmation précédente selon laquelle les gens sont impressionnés par le fait que j'essaie de continuer à vivre une vie normale alors que je dois composer avec tout ceci. Prière de ne pas me féliciter à ce sujet car je ne veux rien entendre. Les gens croient que de maintenir une vie normale demande une sorte d'effort surhumain, mais ce n'est pas le cas. Le fait de donner à cette question une aura d'idéalisme me semble être de la propagande. Savez-vous vraiment ce à quoi les dialysés doivent faire face? Quelle est votre conception de ce qu'est un héros? J'aimerais bien le savoir car au premier abord elle ne semble pas correspondre à ma conception, du moins en ce qui concerne ma situation. Il me semble que ce concept ne tient pas compte des différents styles qu'adoptent les personnes lorsqu'elles doivent composer avec cette situation. Il est évident qu'il y a des aspects négatifs et je suis convaincu que la plupart des dialysés, sinon tous les dialysés, traversent des périodes difficiles, et qu'ils ne s'en tirent pas tous sans séquelles. Si le but recherché est d'encourager les nouveaux patients, il vaudrait mieux laisser mon témoignage de côté et n'inclure que les «jolies histoires» pleines d'entrain, mais je crois que cela ne rendra pas service aux patients éventuels. Certains patients pourraient croire que le tout n'est après tout pas si pénible, et pour certains d'entre eux c'est peut-être le cas, mais certaines autres personnes pourraient être désagréablement surprises. Il y a toute une gamme de façons de faire face à la situation.

87

Léo Tavormina, un homme âgé de 34 ans, a commencé la dialyse il y a un an.

Mon histoire en est une sans histoire, c'est simplement arrivé. Un matin je me suis levé et j'étais tout enflé et tout. La veille au soir j'avais joué deux parties de football alors j'étais en santé et je pouvais courir et tout. Auparavant j'avais souffert de fatigue générale, mais j'avais mis cela sur le compte d'une sorte de grippe parce que je n'avais jamais été malade

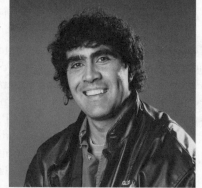

un seul jour dans ma vie. Je me maintenais en très bonne forme si bien que je n'arrivais pas à vraiment concevoir que quelque chose de semblable puisse arriver, surtout lorsque ce n'est pas dans la famille. Personne dans la famille immédiate ou étendue n'avait souffert d'une maladie telle que celle-ci. Je ne savais même pas ce qu'était l'insuffisance rénale.

Je me souviens, je me suis juste réveillé et j'étais tout enflé et je ne pouvais respirer et mes pieds n'entraient plus dans mes souliers. Nous nous trouvions en fait à Toronto pour un tournoi de football alors mes coéquipiers m'ont dit : «Oh, c'est probablement quelque chose que tu as mangé hier soir, les restaurants ici ne sont pas très bons!» Alors j'ai mis mon uniforme parce que je me suis dit qu'après un tour de piste je me sentirais peut-être mieux. J'ai commencé à courir mais je n'avais tout simplement pas l'énergie nécessaire. Je ne pouvais tout simplement pas respirer alors j'ai décidé de m'asseoir et de regarder la partie. La dernière partie devait avoir lieu le lendemain alors je me suis dit que j'allais assister à cette dernière partie plutôt que de me rendre à un hôpital de Toronto, au cas où je devrais y rester un moment. Je reviendrais à Montréal et me présenterais pour des examens parce qu'au moins alors je serais à Montréal. J'ai une femme et des enfants et je ne voulais pas d'ennuis. Alors on est revenu à Montréal et je suis venu ici et en fait c'était l'an passé à l'Action de grâce. Simplement en fonction des symptômes, ils ont comme soupçonné ce dont il s'agissait mais ils ont fait des tests et les tests l'ont confirmé — alors ça a été vraiment un choc.

Naturellement j'ai commencé par être dans une sorte d'état de dénégation, me disant qu'il devait s'agir d'une sorte d'infection. Mais je suis resté à l'hôpital pendant environ cinq à six semaines. Ils n'arrivaient pas à croire que j'avais participé à une partie de football le soir d'avant, car selon eux mes taux de potassium et tout et tout étaient si élevés qu'il était même difficile de croire que je pouvais marcher. On me disait que j'aurais dû être mort depuis longtemps.

On n'est pas arrivé à faire diminuer mes taux après une seule séance de dialyse parce que selon eux ceux-ci étaient incroyablement élevés. Alors ils ont dû le faire sur une période de quelques semaines. Au cours de ces quelques semaines mon état ne s'améliorait vraiment pas en ce qui concerne la fatigue et le niveau d'énergie. Je ne me sentais pas vraiment malade dans le sens de «mentalement déconnecté» ou «ressentant une douleur». Après environ deux semaines on m'a laissé aller à la maison pour une fin de semaine. Là où j'habite il y a quatre marches et je ne pouvais même pas les monter, pour moi c'était incroyable.

Pendant mon séjour à l'hôpital j'ai beaucoup appris sur ma maladie. Le terme familier c'est «maladie de Berger», et le terme médical correct c'est «néphropathie à immunoglobulines IgA». Et j'ai appris qu'il n'y a pas vraiment de véritables symptômes ou de signes et que c'est bénin dans 99,9 pour cent des cas, mais qu'à l'occasion ça s'attaque à un individu et à ses reins. Après les deux premières semaines à l'hôpital pendant lesquelles je me suis senti terriblement déprimé et j'ai beaucoup pleuré et toute la patente, je me suis repris en mains et me suis convaincu que j'allais devoir vivre avec la maladie, j'allais m'en accommoder le mieux possible. C'est alors que mon moral a commencé à remonter, si bien qu'au moment où j'ai quitté l'hôpital mon moral était bon. Je me suis dit : «Si j'ai cette maladie, je vais juste vivre avec la dialyse.» Entretemps j'ai choisi l'hémodialyse. La raison pour laquelle j'ai fait ce choix c'est mon mode de vie. J'aimais toujours courir. J'aimais encore jouer au football et si j'avais quelque autre mode de traitement je ne pourrais pas faire cela.

L'hémodialyse demande environ un total de 15 heures par semaine pour le reste de vos jours. Le reste de vos jours pourraient être pas mal agréables si vous les rendez agréables alors c'est ce que je me suis dit. Je me suis dit que j'allais améliorer les choses, alors j'ai commencé à courir. J'ai retrouvé la forme en janvier. C'est arrivé en octobre et en janvier je pouvais à nouveau courir pendant 45 minutes par jour. Les médecins m'ont dit de prendre les choses doucement mais j'ai répondu que je connaissais mon corps et que je le saurais si je lui en demandais trop.

À ce moment-là j'avais une seule fille et maintenant j'en ai deux. Nous avions prévu d'avoir un second ou un troisième enfant et lorsque l'on m'a dit que l'insuffisance rénale affectait la fertilité, j'ai dit : «Oh non, c'est horrible.» J'étais plus inquiet à ce sujet qu'à propos de n'importe quoi d'autre. Et puis nous avons eu un second enfant après que j'ai commencé la dialyse alors je me suis dit, formidable! Sans ma femme et mon enfant, je ne sais pas si j'aurais pu tenir le coup. Ils étaient mon soutien émotionnel, mon soutien spirituel et ils étaient à mes côtés à 100 pour cent.

Lorsque les gens me demandent comment je me sens, je leur dis que, si je n'avais pas à me présenter à l'hôpital trois fois par semaine pour recevoir la dialyse, je ne saurais même pas que je suis malade. Il y a deux choses qui me rappellent que je suis malade, le fait de venir ici, et lorsque je palpe ma fistule. La dialyse fait ce qu'elle a à faire et je fais le reste avec mon corps. Je m'alimente bien, je surveille mon alimentation, je me maintiens en forme, je m'entraîne avec des poids légers et je fais pas mal de course. La première chose que j'ai faite en sortant de l'hôpital, parce que notre saison de football commence en avril, a été de fabriquer un «protecteur» pour mon bras, et je me suis rendu directement au camp d'entraînement. J'ai joué et la saison s'est tout juste terminée la semaine dernière. La seule chose qui a changé c'est que je ne peux pas boire autant qu'avant mais c'est tout. Je fais tout ce que je faisais auparavant. Je travaille, je fais tout.

Les infirmières et les médecins ici sont formidables, ils font tout ce que je leur demande et je fais le reste. Je vous dirais de regarder à l'intérieur de vous-même pour trouver des réponses et vous organiser pour que les choses fonctionnent pour vous. Ne comptez pas nécessairement sur le domaine médical pour vous donner toutes les réponses. Si vous regardez en vous-même et puis demandez beaucoup à votre corps, votre corps répondra. C'est là ma philosophie, pas dans le sens religieux mais dans une perspective de confiance en soi, d'attitude positive, en ce sens-là. Vous vous organisez pour influencer le cours des choses. Et je n'étais pas censé aller courir deux mois plus tard mais je savais que j'y arriverais ou du moins je pensais que j'y arriverais, et je me suis prouvé à moi-même que j'avais raison. Alors maintenant je commence la dialyse à 7 heures et demie. Je me rends à l'hôpital en vélo pour 5 heures du matin et je vais courir sur la montagne, après quoi je m'assois — voilà comment je réussis à tout inclure dans mon emploi du temps.

Je ne me considère pas comme un héros. Je suis simplement fier de moi-même en ce sens que je ne laisse pas les obstacles m'arrêter. Je le ferais sans doute de toute manière, en tant qu'individu, parce que c'est tout simplement dans ma nature, mais le courage de continuer me vient de ma famille. Je veux dire que mes petites filles font que tout cela vaut la peine.

88

Annette Spunt, une femme âgée de 73 ans, a entrepris l'hémodialyse il y a cinq mois.

Je ne savais pas que je souffrais d'insuffisance rénale. Je voyais un médecin, il me faisait passer des analyses sanguines et c'est ainsi qu'il a mis cela au jour. Inutile de dire que j'étais atterrée, mais progressivement je me suis comme habituée à l'idée. J'avais une idée de ce qu'était la dialyse parce que la mère de ma belle-fille recevait des traitements de dialyse. Je ne savais pas comment cela se passait, mais j'avais une bonne idée de ce que c'était. Je dois me rendre ici trois fois par semaine, alors cela a changé ma vie. Je ne travaille pas, mais mon mari a eu deux accidents cérébraux vasculaires, alors je dois m'occuper de lui. Ce n'est pas facile.

Je ne tolère pas très bien la diète spécialisée. J'avais l'habitude de boire six à huit verres d'eau froide par jour, maintenant je trouve très difficile de réduire ma consommation de liquides. J'ai dû renoncer à plusieurs des aliments que j'aimais. J'aimais croquer une carotte ou un morceau de céleri, mais je ne peux plus le faire. Ce n'est pas facile, et parfois je triche. Les bananes me sont interdites, mais je les adore, alors on me permet d'en manger une le matin. Après le déjeuner j'en mange une juste avant la séance de dialyse, sinon je ne peux en manger du tout. Je suis aussi diabétique, alors je dois m'abstenir de toute sucrerie. Depuis que j'ai commencé la dialyse j'ai pris du poids, mon appétit a augmenté. Je dois recommencer à surveiller mon poids.

Tous les ans nous séjournions en Floride pendant deux mois. Étant donné la dialyse je ne suis pas trop pressée d'y aller. Le médecin m'a dit que la dialyse se pratique en plusieurs endroits et que cela ne pose pas problème, mais mon mari ne semble pas vouloir y aller. Aller là-bas et se déplacer, ce n'est pas facile pour lui non plus. Nous allons devoir rester emprisonnés à l'intérieur de la maison cet hiver.

Les membres de ma famille m'ont donné un soutien, ils font ce qu'ils peuvent, mais ils ont leur propre vie, je ne peux pas trop en demander. Mes enfants ne cessent de me dire que les choses pourraient être pires : «La dialyse n'est pas la pire chose qui puisse t'arriver.» Alors cela me permet en quelque sorte de prendre ça comme ça vient.

J'ai parlé de greffe avec le médecin, mais j'ai subi une opération au cœur il y a quelques années, et il m'a dit que ce n'était pas une bonne idée.

Mon mari et moi sommes à la maison la plupart du temps. Nous sortons pendant la journée quand nous le pouvons, lorsque le temps le permet, mais nous n'avons pas tellement de vie sociale. Je me suis jointe à un groupe de personnes de mon âge au centre commercial. On se rencontre tous les mercredis. J'essaie de me rendre là-bas et de sortir de la maison pour voir des gens et jaser.

Le conseil que je donnerais aux personnes qui commencent la dialyse c'est de ne pas se laisser paralyser par la peur. À la première séance c'est pas mal terrifiant. On s'assoit et les aiguilles sont mises en place, on a un peu peur, mais ensuite on en prend en quelque sorte l'habitude. Ce n'est pas parfait, mais c'est une chose avec laquelle on doit vivre, et c'est cela ou la mort. Je ne suis pas prête à mourir, j'ai des petits-enfants et je veux profiter de leur présence.

89

M. Nguyen, un homme âgé de 68 ans, entreprit l'hémodialyse il y a quatre ans.

Un jour, je suis allé voir le médecin et, après des analyses sanguines, il m'a avisé qu'il était temps que je commence la dialyse. Quand mon médecin m'a dit cela, je croyais qu'il fallait que je fasse de la dialyse deux ou trois fois seulement, et que je n'aurais plus de problèmes ensuite. J'ai été réellement surpris d'apprendre que c'était pour la vie. Au début, quand j'ai appris que mes reins étaient «en phase terminale», j'ai cru aussi que tout était terminé pour moi. J'ai pensé que j'étais fini. J'ai eu une autre surprise quand j'ai commencé la dialyse et réalisé que je me sentais beaucoup mieux qu'avant, et que la dialyse allait me permettre de vivre plus longtemps.

Il y a 21 ans, je suis venu au Canada du Vietnam, mon pays natal. Dans mon pays, je faisais du commerce, mais quand je suis venu ici, le seul travail que j'ai trouvé était celui de gardien de sécurité. Comme le Vietnam était une colonie française, je parlais le français avant de venir ici. J'avais aussi appris l'anglais pendant la Seconde Guerre mondiale, et je parle également le chinois et, bien sûr, le vietnamien. À un certain moment, je parlais aussi le japonais, mais j'ai tout oublié maintenant. Présentement, je suis retraité et je vis seul, donc la dialyse n'a pas perturbé mon horaire. Également, je vis séparé de ma femme car je préfère ce mode de vie. J'ai souvent des difficultés à dormir la nuit, alors je me lève et je fais plein de choses. Je regarde la télévision, je vais chercher de la glace et je fais du bruit. Cela pose un problème pour les autres, parce que chacun veut dormir la nuit pour pouvoir se lever le matin. Par conséquent, c'est plus facile pour moi de vivre seul. Mais ma femme, mes enfants et mes quatre petits-enfants trouvent tous que la dialyse me fait beaucoup de bien.

Une autre chose qui est arrivée depuis que j'ai commencé la dialyse est que j'ai retrouvé mon appétit. Malheureusement, j'ai dû dès le début des traitements voir une diététiste qui m'a interdit de manger plusieurs aliments que j'aime beaucoup. Souvent, je ne peux tout simplement pas résister à la tentation et je consomme des aliments interdits. Je sais que ce n'est pas bon pour moi, mais c'est parfois difficile de résister.

Je trouve que la dialyse est une très bonne chose, et j'aime cela parce que maintenant je me sens vraiment bien. Au début, je n'étais pas inquiet parce que j'avais visité l'unité de dialyse avant de commencer, et que les autres patients m'avaient dit que cela n'était pas douloureux. Avant la dialyse, je faisais des cauchemars et il y avait des bruits dans ma tête. Mais maintenant que mon sang est bien «nettoyé» par la machine, cela s'est arrêté et j'en suis très content. Quand les reins ne fonctionnent pas, la dialyse nettoie tout très bien et ensuite on se sent très bien.

Anneliese Rabe, une femme âgée de 74 ans, entreprit l'hémodialyse il y a six ans.

Chaque personne est censée naître avec des reins en bonne santé. Les reins sont aussi importants pour la vie que le sont votre cœur ou vos poumons, mais parfois ils cessent de fonctionner à cause d'une maladie des reins. C'est ce qui m'est arrivé, bien que je n'ai jamais pris conscience que j'avais développé une maladie rénale, étant donné que je ne ressentais ni malaises, ni douleurs. J'essayais autrefois de demeurer aussi éloignée que possible des médecins. Puis, il y a à peu près 15 ans, j'ai subi un accident cérébro-vasculaire. On m'a envoyé consulter un neurologue qui m'a fait passer un bilan de santé et m'a dirigée vers une clinique externe de médecine interne. On m'y a fait passer un autre bilan général, et on m'a appris que j'avais des problèmes avec mes reins. On a aussi diagnostiqué différents autres problèmes, tels que le diabète et l'hypercholestérolémie. On m'a ensuite dirigé vers un néphrologue, qui a confirmé que je souffrais d'une maladie rénale et m'a suivi pendant les quelques années suivantes. Il a été témoin de la baisse de ma fonction rénale au fil des ans, et a surveillé le pourcentage fonctionnel de mes reins. Il m'a expliqué comment certains des symptômes que j'éprouvais, tels que le fait d'avoir un mauvais goût dans la bouche, étaient dus à la diminution de ma fonction rénale. Éventuellement, il m'a dit qu'il était temps de créer une fistule, et c'est à ce moment-là que j'ai commencé la dialyse.

En fait, je ne disposais pas de nombreuses sources de soutien à cette époque. Je dois dire que j'ai aussi eu un cancer du sein il y a quelques années, et que j'ai dû subir une mastectomie radicale du sein droit.

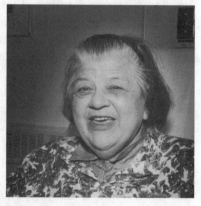

C'est là une des choses qui m'ont véritablement préparée à la dialyse, et qui m'ont aidée à composer avec la situation. Et puis, je suis très forte quand il vient temps de montrer de la volonté. C'est ce qui m'a finalement permis de faire face à ce qui m'arrivait.

Je pense que l'on doit prendre la dialyse un jour à la fois. Lorsque je me présente à l'unité de dialyse et que j'y rencontre des personnes qui se plaignent constamment, elles me font pitié. Je ne pense pas qu'il doive en être ainsi. Dans des situations comme celle-ci, je pense que l'on doit s'aider soi-même et faire face à ses problèmes. Je pense que l'on devrait d'abord être branché à la machine, et voir comment on s'arrange. Il est vrai que la dialyse n'est pas parfaite, et elle m'a posé des problèmes aussi. À l'occasion, ma fistule s'obstrue, ou bien il est difficile d'installer les aiguilles. À d'autres occasions, ma tension artérielle chute brusquement, ce qui fait que je m'évanouis. J'éprouve aussi une grande fatigue et j'ai des problèmes avec mes jambes. Mais c'est ainsi que va la vie, on se sent mal un jour, et le lendemain on se sent mieux.

Selon moi, ce qui importe c'est d'écouter les médecins et de suivre leurs recommandations, alors je m'assure de toujours le faire. C'est vrai que les médecins ne sont pas des dieux, mais ils ont fait des études et ils sont supposés faire tout leur possible pour leurs patients. Je pense qu'il est important de suivre leurs conseils, et lorsqu'un problème survient, c'est à eux qu'il faut en parler.

91

Un homme âgé de 47 ans qui souhaite garder l'anonymat entreprit il y a 17 ans un traitement dont les modalités ont été l'hémodialyse et deux greffes rénales.

J'ai appris que je souffrais d'insuffisance rénale en mai 1979. À ce moment-là, je croyais qu'il s'agissait d'une quelconque faiblesse, une douleur quelconque dans les os et dans le dos. Comme médecin, je ne voulais pas vraiment savoir ce que j'avais. J'ai décidé de passer une radiographie du dos parce que j'éprouvais une douleur dans le dos. Les résultats ont indiqué que mes reins étaient atrophiés. J'ai pratiqué des analyses du taux d'urée sanguine et de créatinine, et ces taux se sont révélés très élevés, si bien que j'ai compris que je souffrais d'insuffisance rénale. À ce moment-là, je me trouvais au Moyen-Orient et j'ai décidé d'obtenir une seconde opinion. J'ai été examiné en Grande-Bretagne et on m'a fait savoir que je devrais prévoir de subir l'hémodialyse. À l'époque, la dialyse péritonéale n'était pas envisageable. On a créé un site de ponction dans mon bras droit en vue de l'hémodialyse mais cela a été un échec. Je suis retourné au Moyen-Orient alors qu'un centre de greffes venait récemment d'être aménagé au Koweit. Tous les membres de ma famille étaient prêts à me faire don de l'un de leurs reins. Finalement, une compatibilité avec l'une de mes sœurs fut mise au jour. Avant la greffe, on a temporairement aménagé un shunt et j'ai subi des traitements d'hémodialyse pendant environ six semaines. L'hémodialyse a été une expérience terrible. Ça a été vraiment pénible en ce sens que l'on se sent vraiment handicapé. On se sent étourdi, malade, affaibli et on a envie de vomir.

Finalement, en octobre 1979, une greffe a été pratiquée et j'ai été hospitalisé pendant approximativement un mois, après quoi je me suis senti beaucoup mieux et les mesures de ma fonction rénale sont revenues à la normale. J'ai recommencé à mener une vie normale. À l'époque, je terminais mon internat en pédiatrie et j'ai ensuite entrepris ma formation en génétique. En ce qui concerne ma vie professionnelle, ce ne fut pas un obstacle majeur parce que cela se passa vers la fin de mon internat. J'étais marié et père d'un enfant. La réaction de mon épouse en a été une de sympathie et d'amour. Il est possible que la maladie ait été présente pendant six à sept ans avant que j'en prenne conscience. En tant que médecin vous détenez pas mal d'informations et à cause de cela vous ne voulez pas poser de questions. Il arrive que vous ne vouliez tout simplement pas être au courant. Ainsi, lorsque vous vous présentez pour une greffe, vous savez qu'il en résultera soit une réussite, soit un échec. Parfois le rein est rejeté. Pour faire face à la situation, il faut faire preuve de patience et de courage, ainsi que d'une confiance profonde.

Ma relation avec tous les membres de ma famille était vraiment excellente. Après la greffe, ma relation avec ma sœur est devenue encore plus spéciale. Après environ 15 ans, en 1994, ma fonction rénale a commencé à nouveau à se détériorer à un point tel que l'insuffisance rénale est survenue. Le médecin a décidé qu'il fallait retourner en dialyse. On pouvait envisager la dialyse péritonéale pratiquée à la maison. L'accès a été inséré dans mon abdomen. J'ai commencé la dialyse en juin 1994. Mon nom était sur la liste des patients attendant une greffe. Je n'ai pas cessé de travailler. Personne ne savait que j'étais en dialyse. Je me rendais à l'hôpital simplement pour des bilans de santé. Après la greffe, j'avais eu trois autres enfants. L'un de mes fils étudiait au cégep, un second fils et ma fille, à l'école secondaire, et une autre de mes filles, à l'école élémentaire. Ils ont accepté la situation. Ils ont compris que la dialyse était une nécessité et ont sympathisé avec moi. La dialyse avait lieu quatre fois par jour. Cela prenait une demi-heure ou 45 minutes à chaque fois. C'était fatiguant mais j'ai décidé que j'allais y faire face et continuer à travailler et que je ne prendrais pas de congé de maladie. J'ai continué à remplir mes obligations professionnelles à l'hôpital et à enseigner.

En août 1995, après environ 15 mois en attente d'un rein, je me suis rendu à l'hôpital et on m'a appris que l'on avait trouvé un rein compatible. Avant l'intervention, mes sentiments étaient mitigés. J'étais heureux mais j'avais peur. Il m'arrivait de me demander si je devais même subir la greffe. Mais je me rappelais alors que la greffe m'éviterait la dialyse quatre fois par jour et me faciliterait la vie. Même lorsque j'étais en dialyse, j'assistais à des conférences et je faisais des voyages. J'ai «passé à travers» avec l'aide de Dieu et de mon épouse qui m'a beaucoup soutenu. J'ai eu pas mal de problèmes après la greffe. J'ai eu un épisode de rejet aigu du greffon. Je suis passé à deux doigts de la mort. Après environ deux mois, mon état s'est amélioré et j'ai quitté l'hôpital. Un mois plus tard je suis revenu au travail. À l'heure actuelle, je suis en pleine forme. Je me suis toujours considéré comme normal parce que selon moi c'est la santé mentale qui fait toute la différence. Tout ce qui m'est arrivé m'est tout bonnement arrivé sans que j'aie eu le choix.

92

Gerda Farkas, une femme âgée de 82 ans, entreprit l'hémodialyse il y a six ans.

Cela fait six ans que je suis en dialyse. Tout le monde à l'hôpital est très gentil. J'ai de très bons médecins. Mais il y a une infirmière qui est très «méchante» avec moi. Par exemple, chaque matin, je dispose sur une table les aiguilles dont les infirmières ont besoin, dans le but de leur donner un coup de main, et elles l'apprécient. Si je peux faire quelque chose pour aider, alors je le fais. Mais cette infirmière n'aime pas que je prépare la table et elle me demande de ne pas le faire. Elle trouve chaque jour une nouvelle raison de se plaindre.

Lorsque l'on m'a informée que je devais subir la dialyse, cela m'a fait peur. Lorsque pour la première fois les aiguilles ont été fixées à mon bras, j'ai poussé des cris de douleur. À présent, tout va bien. Je dois le faire, et je le fais. La dialyse m'a sauvé la vie et j'en suis très heureuse. Ma famille en est également très heureuse. Avant la dialyse j'étais très malade et maintenant je me sens beaucoup mieux.

Je vis avec ma petite-fille. Elle m'aide pour tout. Elle s'assure que tout va bien. Elle me dit toujours d'aller me reposer parce qu'elle sait que la dialyse me fatigue beaucoup. À l'hôpital, je mange seulement du dessert et, lorsque je rentre à la maison, je mange mon lunch. Ma petite-fille prépare des plats sans sel. J'ai un arrière-petit-fils âgé de un an. Je le garde parfois, ce qui est très fatiguant car il est plein d'énergie! Il me donne beaucoup de bonheur et de plaisir!

93

Marcel Brunet, un homme âgé de 70 ans, entreprit l'hémodialyse il y a six ans.

Je suis en dialyse depuis six ans. J'ai été hospitalisé pour plusieurs raisons. J'ai des problèmes cardiaques et un anévrisme sur une artère principale. L'intervention chirurgicale n'est pas possible parce que mon cœur et mes poumons sont trop faibles. Il y a six ans je vomissais des trucs verdâtres. Je ne savais pas ce que j'avais. Je ne voulais pas me rendre à l'hôpital pour cette raison mais ma femme et mon gendre m'ont dit que je devais le faire, alors je l'ai fait. On n'a pas tout de suite trouvé ce que j'avais. Trois jours plus tard on m'a envoyé ici pour essayer la

dialyse et ça a marché. On m'a dit que mes reins étaient finis. Lorsque j'ai appris que je devais me rendre en dialyse, je n'y ai pas pensé deux fois. J'étais à ce point malade qu'il me fallait faire quelque chose. Lorsque j'ai commencé la dialyse, je suis demeuré à l'hôpital pendant deux nuits, entouré de médecins qui me surveillaient sans relâche. Au matin on m'a inséré des tubes dans la gorge. Ma famille croyait préférable que je subisse la dialyse, sans quoi je serais mort.

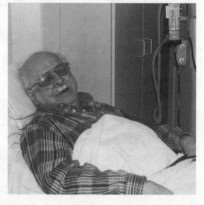

Lorsque je travaillais je sablais des planchers, et le vernis dont on les enduisait était très concentré, ce qui ne m'a guère aidé. J'ai commencé à fumer lorsque j'étais très jeune. Lorsque j'avais sept ans, nous avions l'habitude de voler des cigarettes à mon père et d'aller les fumer dans le bois. J'ai cessé de fumer il y a 12 ou 13 ans à cause de mes problèmes cardiaques et je suis passé à deux doigts de la mort. J'ai voulu recommencer à travailler mais le médecin me l'a interdit parce que mon cœur était trop faible. La seule chose qui ne me plaît pas c'est que mon cœur est trop faible.

Ma femme est à la maison. Elle aussi est malade. Elle souffre de troubles cardiaques mais elle accomplit plus de tâches domestiques que je ne le fais. Mon frère plus jeune me donne un coup de main. Je ne voulais plus installer de lumières de Noël autour de la maison mais mon frère plus jeune s'en est chargé. Ma maison est décorée d'au moins 500 lumières. Tout le monde vient la voir. Les gens emmènent leurs jeunes enfants la voir.

Je ne peux plus travailler. De temps en temps je m'étouffe lorsque je bois trop d'eau. Je dois me coucher souvent. Ma vie n'est plus la même. Mais j'aide ma femme à faire la vaisselle et je mets la vaisselle dans le lave-vaisselle. Au printemps et pendant l'été, j'essaie de jardiner un peu. J'ai un grand jardin. Ma femme m'aide. Cela nous demande plus de temps maintenant. Ce que nous faisions autrefois en une journée nous demande maintenant trois jours. Je ne suis pas sûr de pouvoir y arriver l'an prochain parce que je souffre d'essoufflement à chaque fois. Je dois m'arrêter à toutes les cinq minutes, me reposer pendant une demi-heure et retourner jardiner pendant cinq autres minutes. Je vais essayer de trouver quelqu'un pour le faire à ma place parce que j'aime mon jardin. J'aime le voir pousser. C'est joli.

J'aimerais dire aux nouveaux patients que la dialyse n'est pas douloureuse et qu'elle peut leur sauver la vie. Sans la dialyse je pourrais mourir en deux semaines. Faites de la dialyse une partie de votre vie et ensuite menez une vie agréable. C'est ce que j'essaie de faire à présent. Je prends soin de moi-même, et c'est aussi ce que font ma femme et ma fille, si bien que j'ai de l'aide. Jadis la dialyse n'existait pas et les gens atteints d'insuffisance rénale mouraient. Aujourd'hui on peut survivre 20 ans ou plus. N'abandonnez pas. Il y avait un homme qui se déplaçait avec deux cannes et il avait l'habitude de siffler pour nous. Je ne sais pas pourquoi il a signé les papiers mais il a décidé de renoncer à la dialyse et il est mort. Je ne sais pas pourquoi parce qu'il était heureux ici avec nous. Je me sens un peu mal en point à l'heure actuelle mais je suis toujours en vie et entouré de ma famille.

94

Un homme âgé de 81 ans qui souhaite garder l'anonymat a entrepris l'hémodialyse il y a quatre mois.

Il y a quatre mois, un examen de routine au bureau du médecin mit en évidence le fait que ma fonction rénale s'était détériorée à un point tel que je devais commencer l'hémodialyse. Ça a été une surprise, car je ne m'étais pas rendu compte que ma fonction rénale se détériorait. Il m'était arrivé de me sentir légèrement étourdi à l'occasion, mais je ne savais pas que mes reins avaient en fait cessé de fonctionner. J'appris le jour même où l'on posa le diagnostic que je devais commencer l'hémodialyse.

L'hôpital où ont lieu mes séances d'hémodialyse est celui où j'ai reçu des soins depuis ma tendre enfance. C'était en 1927, mais je ne me suis pas rendu à un autre hôpital depuis. J'ai maintenant 81 ans, mais je me sens jeune! Pour moi, le chiffre 81 c'est simplement le chiffre 18 à l'envers, si l'on s'amuse avec les chiffres. Avec le temps, cet hôpital est devenu comme mon second domicile, et j'y ai établi de bons «contacts».

J'ai pris ma retraite en 1978, et deux ans plus tard je suis devenu veuf. J'ai trois fils, et deux d'entre eux vivent dans différentes villes. L'un d'entre eux vit en Caroline du Sud, et l'autre vit en Nouvelle-Écosse. Ils travaillent, et cela les tient occupés. Depuis que j'ai commencé la dialyse, je ne peux plus voyager comme je le faisais auparavant, et par conséquent je ne peux plus rendre visite à mes fils. Ils vivent tous les deux dans des banlieues où il n'est pas possible de recevoir des traitements de dialyse. Alors je suis « branché » à cet hôpital par le «cordon électrique» de la dialyse, et malheureusement le cordon n'est pas assez long pour que l'on puisse l'«étirer» jusqu'à leur domicile!

Autrement la dialyse n'a pas changé ma vie. Elle y a simplement ajouté quelque chose, en me contraignant à un plan de traitement qui nécessite que je m'en tienne à un certain emploi du temps. Je pratique encore toutes mes activités habituelles, mais maintenant je m'organise en fonction des trois séances par semaine qui doivent avoir lieu à l'hôpital. Hier, je suis allé jouer au curling sur tapis. C'est comme le curling, sauf que l'on y joue sur un tapis. Mon équipe c'est les «Bobcats», et nous sommes les champions de la ligue. Au cours de la partie d'hier, nous avons gagné les deux premiers «sets» avant d'avoir à prendre une pause. C'est mon activité principale, mais je fais aussi pas mal de marche. Je ne marche pas aussi rapidement que je le faisais auparavant, mais je réussis quand même à prendre mes marches habituelles. Au début, m'en tenir à mon nouvel horaire constituait un changement, mais c'est devenu ni plus ni moins une routine.

Je ne me fais pas de souci au sujet de la dialyse. Je sais que ça me fait du bien, et que ça purifie mon sang. Le seul problème c'est que la dialyse me fatigue. Parfois, je ne veux tout simplement plus rien faire.

Si quelqu'un vient de débuter ses traitements de dialyse, je lui recommande de ne pas se faire de souci à ce sujet. Le fait d'être en dialyse n'est pas très éprouvant pour les nerfs, et ce n'est pas sensationnel. On doit simplement se présenter et être branché à l'appareil. Et puis, ce qui importe surtout c'est de s'assurer que l'emploi du temps est modifié en fonction des trois séances par semaine à l'hôpital.

95

Juanito Lopez, un homme âgé de 33 ans, a entrepris l'hémodialyse il y a cinq ans.

Mes problèmes de reins ont commencé alors que je travaillais sur un bateau comme steward. J'ai commencé à souffrir de maux d'estomac, de maux de tête, et je vomissais tout le temps. Je n'ai pas fait attention à ces symptômes parce que je croyais que ces malaises étaient normaux et temporaires. Plus tard, mes paupières ont commencé à enfler, ainsi que mes chevilles et mon visage, j'ai commencé à avoir un mauvais goût dans la bouche. J'ai aussi commencé à avoir des crampes dans les jambes. Je me suis dit en moi-même que cela ne pouvait pas être normal mais à ce moment-là le bateau devait faire escale dans un port de l'ex-Yougoslavie et la situation n'était pas suffisamment sécuritaire pour que j'aille consulter un médecin là-bas. J'ai décidé d'attendre que le bateau s'arrête au Canada, notre prochaine escale. Aussitôt arrivé au Canada, je suis allé voir un médecin qui a fait plusieurs prélèvements de sang et d'urine. Le médecin a finalement décidé de me dialyser. La semaine suivante, les médecins ont pratiqué une biopsie de mes reins et se sont rendu compte que ma fonction rénale était totalement compromise. Pendant mes deux premières semaines en dialyse, j'étais tellement malade que je n'ai senti aucune différence dans mon état. Mes maux de tête et mes vomissements ont persisté et j'étais très faible, et j'avais encore un mauvais goût dans la bouche. À l'heure actuelle, mon état de santé s'est amélioré bien que je souffre encore de maux de tête occasionnels, ce que je crois cependant être normal.

Avant de commencer la dialyse, je ne savais pas ce que cela voulait dire. J'avais entendu le mot «dialyse» auparavant parce que notre président des Philippines, Ferdinand Marcos, devait subir des traitements de dialyse. Je pensais que je n'aurais à subir que deux ou trois traitements dans ma vie, et qu'ensuite je serais en pleine forme. Je ne savais pas que je devrais subir ces traitements pour le reste de mes jours. Lorsque les médecins m'ont appris que je devais commencer les traitements et que je ne pourrais plus travailler, j'ai été atterré et j'ai commencé à pleurer. Je me souviens que mon premier jour en dialyse était le vendredi 13 septembre 1991 et que j'avais pas mal peur. J'ai commencé à me demander ce qui allait m'arriver. J'étais seul et je ne connaissais personne ici. Tous mes amis étaient sur le bateau et le bateau était reparti depuis longtemps. J'avais seulement 28 ans et j'étais alors le plus jeune patient en dialyse, et je trouvais extrêmement pénible d'être malade à un si jeune âge.

J'ai été très chanceux parce que l'infirmière-chef de la clinique de dialyse était originaire des Philippines, et elle et les autres infirmières m'ont tout donné. Par exemple, six mois après le début des traitements de dialyse, ma couverture d'assurance s'est terminée et je me suis trouvé sans ressources financières pour payer mes dépenses. Les infirmières de l'unité d'hémodialyse m'ont trouvé un endroit où habiter et un moyen de transport pour me déplacer de l'hôpital à la maison et vice-versa. Les infirmières ont même organisé une levée de fonds pour moi et je n'oublierai jamais cela. L'hôpital a également mis à ma disposition les services d'une travailleuse sociale et cela m'a aussi aidé à vaincre mon anxiété. Je suis toujours en communication avec ma famille, là-bas aux Phillipines, et ils font tout leur possible pour m'aider à garder le moral, y compris m'envoyer des mets de mon pays.

En 1992, pendant une fête organisée par une infirmière originaire des Phillipines qui travaille à l'unité d'hémodialyse, j'ai rencontré une jeune fille originaire des Phillipines, et plus tard nous nous sommes mariés et à présent nous avons un fils de deux ans et demi. À l'hôpital, les médecins me citaient en exemple aux jeunes patients dialysés qui s'inquiétaient de ne pouvoir avoir d'enfants une fois en dialyse.

Bien que la dialyse m'ait imposé certaines contraintes, si ce n'était de ce traitement je ne serais plus de ce monde depuis un long moment. Je considère que la dialyse m'a donné une seconde vie et que l'appareil de dialyse est mon partenaire. Une fois la séance de dialyse terminée, j'essaie de ne plus y penser et cela m'aide à garder le moral. J'étais autrefois un gros mangeur mais à présent je n'ai plus beaucoup d'appétit et j'ai perdu le sommeil. Cependant mon manque de sommeil et d'appétit sont également dus à quelques-uns de mes problèmes personnels. La dialyse a eu un impact sur ma vie sexuelle, mais une fois que les médecins m'ont eu prescrit le médicament «X», j'ai eu un regain d'énergie et je me suis senti beaucoup mieux.

Un conseil donc à l'intention de quiconque veut m'écouter : ne pensez jamais que vous êtes trop jeunes ou trop forts pour tomber malades. Ne vous «cachez pas» de la maladie si vous ne vous sentez pas bien. Recherchez un avis médical. En ce qui me concerne, j'ai toujours prié Dieu et cela m'aide grandement à garder le moral. Il y a mon tout jeune fils que je veux voir grandir. À l'heure actuelle, je passe beaucoup de temps en sa compagnie. Je l'emmène au parc lorsqu'il fait chaud et on joue ensemble. Il y a probablement des personnes qui vous sont chères et que vous souhaitez voir, et seule la dialyse va vous permettre de vivre et de continuer à voir ces personnes.

96

Grace Patone, une femme âgée de 78 ans, commença l'hémodialyse il y a 13 ans et demi.

À l'exception du fait que je doive me rendre trois fois par semaine à l'hôpital, la dialyse n'a pas vraiment d'impact sur ma vie. J'étais femme au foyer lorsque l'insuffisance rénale se manifesta si bien que je n'eus pas à souffrir de la perte d'un emploi comme c'est le cas pour certaines personnes. Une fois la dialyse commencée, je pouvais encore cuisiner et m'occuper de ma maison et de mon mari. Cependant, un an après le début de la dialyse, mon mari mourut et cela fut difficile pour moi. Je vécus seule pendant environ quatre mois après quoi ma fille et sa famille vinrent habiter avec moi. Je me sentis un peu mieux parce que ma fille était là pour me tenir compagnie et venir à mon aide si je tombais malade.

Il est difficile de ne pas penser à la dialyse car, le jour pendant lequel je ne suis pas en dialyse, je pense au lendemain, pendant lequel je devrai l'être. Mais je ne m'en plains pas car je considère que la dialyse fait partie de ma vie. La dialyse, c'est devenu en quelque sorte comme le fait de devoir se rendre au travail. Les gens vont travailler pour gagner leur vie, et je me rends en dialyse pour rester en vie. Les jours de dialyse passent vite parce qu'il y a en hémo- 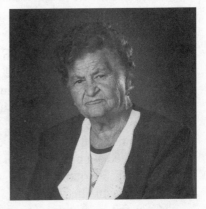 dialyse un groupe de patients d'origine italienne qui sont en dialyse en même temps, et on jase et on jase et on jase jusqu'à ce que la dialyse soit finie.

Je pense à l'avenir mais de façon positive. Je veux voir mes arrières-petits-enfants grandir et mes petits-enfants se marier. C'est Noël maintenant et, vienne le printemps, je vais planter mon jardin et faire quelques réparations dans la maison. Je ne pense pas à la mort et c'est cela qui m'a permis de tenir le coup depuis 13 ans et demi.

À ceux qui sont sur le point d'entreprendre la dialyse, je recommande d'être patients car il peut s'écouler quelques mois avant qu'ils ne commencent à se sentir mieux. Ils ne devraient pas se faire trop de souci relativement à ce que l'avenir leur réserve, et devraient composer avec la dialyse un jour à la fois. Éventuellement, la dialyse leur paraîtra moins insupportable qu'elle ne leur apparaissait initialement, et ils ne regretteront pas leur décision. Il faut faire preuve de courage pour faire face à la dialyse et ils doivent pouvoir compter sur eux-mêmes parce qu'ils sont les seuls à pouvoir s'aider.

97

Stefan Krawczuk, un homme âgé de 78 ans, a entrepris il y a deux ans un traitement dont les modalités ont été l'hémodialyse et la dialyse péritonéale.

Je ne me considère pas comme un héros. Je crois que le titre de «héros» est un titre qui peut être conféré à des personnes uniquement par ces personnes elles-mêmes, et à l'heure actuelle je ne crois pas mériter ce titre. Lorsque j'ai gravi les Alpes avec quelques-uns des meilleurs alpinistes allemands, je me suis considéré comme un héros. On m'administre maintenant des traitements de dialyse parce que je souffre d'insuffisance rénale, ce qui présente aussi certaines difficultés. Cependant, je ne crois pas avoir fait quoi que ce soit, dans cette situation, qui justifie que l'on m'appelle un «héros».

Cela fait maintenant deux ans que je reçois des traitements de dialyse, et ces traitements ont inclus tant l'hémodialyse que la dialyse péritonéale. Lorsque j'ai appris pour la première fois que je souffrais d'insuffisance rénale, j'ai réagi en différentes étapes. Je pense que ces étapes ont été très semblables à celles qui sont décrites dans certains livres que l'on remet à des fins de consultation aux patients sur le point d'entreprendre la dialyse. Ces étapes sont la révolte, le marchandage et l'acceptation. Je les ai vécues dans cet ordre, mais lorsque je traversais l'une d'entre elles, je n'ai jamais pensé que j'en arriverais un jour à l'étape de l'acceptation. Mais j'ai fini par y arriver, ce qui montre que l'on ne peut toujours prédire ce qui va se passer.

Pendant cette période, si ce n'eut été de ma femme, je ne crois pas que j'aurais survécu. Elle était à mes côtés en tout temps, et je ne sais pas comment elle a fait. Elle restait avec moi habituellement jusqu'à 11 heures du soir, et revenait à 3 heures du matin. Cela a fait pour moi toute la différence. En outre, les infirmières, toujours prêtes à donner un coup de main, ont constitué aussi une importante source de soutien. Même à l'heure actuelle, je les considère comme des anges. Elles ont toujours été là pour apporter de l'aide, et n'ont jamais hésité à répondre à mes questions.

Depuis que j'ai commencé la dialyse, certains changements importants ont eu lieu en ce qui concerne certains aspects de ma vie, et cela s'applique particulièrement à la gamme de mes activités. Je suis un skieur, et je pratiquais autrefois tant le ski alpin que le ski de fond. J'ai dû maintenant arrêter, car je ne veux pas prendre le risque de me trouver seul sur une pente au cas où des problèmes surviendraient. Bien que je sois physiquement encore capable de faire du ski, je n'ai pas voulu prendre ce risque. Par ailleurs, je pratiquais aussi les arts martiaux, notamment le kung-fu, le plus ancien et le plus exigeant des arts martiaux. J'ai dû cesser aussi de pratiquer ce sport, car le kung-fu est un sport rude et je ne pouvais pas m'attendre à ce que l'on soit plus «délicat» avec moi parce que j'étais en dialyse. Finalement, j'avais l'habitude de nager dans le lac situé à proximité de ma maison de campagne, mais j'ai dû arrêter pour prévenir toutes sortes d'infections.

Le principal conseil que je donnerais aux personnes qui commencent les séances de dialyse serait de ne pas rester seul avec les dépliants informatifs qu'on leur remet. Je pense que l'on doit éviter de le faire parce que l'on est à ce moment-là bouleversé et que l'on ne peut se concentrer sur les dépliants en question. Voilà pourquoi je pense qu'il est important de trouver des personnes qui peuvent dans la mesure du possible nous apporter un soutien à ce moment-là. Je pense qu'il est important de poser des questions sur les options offertes, et s'assurer de bien comprendre les faits. Je pense aussi qu'il peut être utile d'échanger avec d'autres patients qui vivent les mêmes expériences. Il ne s'agit pas d'obtenir des conseils particuliers, mais de discuter et de partager des opinions. Cependant, l'un des aspects peut-être les plus importants du processus de confrontation à la situation est celui qui se déroule à l'intérieur de la personne. Pour moi, l'étape cruciale est celle consistant à sonder profondément ses pensées et à faire face aux événements. Je n'ai rien d'un philosophe, mais je suis convaincu qu'il y a un horizon pour chacun d'entre nous. Lorsque j'ai appris que je souffrais d'insuffisance rénale, j'ai senti mes horizons changer. Je devais dès lors mener une vie différente, et il me revenait de composer avec cette situation. En dernière analyse, c'était quelque chose que personne d'autre ne pouvait m'aider à accomplir. Mais je suis un «batailleur», et cette approche s'est appliquée à toutes les situations de ma vie.

J'ai de fortes convictions religieuses, et je crois que la santé est le cadeau le plus important que Dieu puisse nous faire. Chacun est donc responsable de la protéger et d'en prendre soin. Je pense que c'est là l'aspect qui est véritablement difficile et requiert réellement du courage. À la lumière de mes convictions religieuses, je crois que si quelqu'un est placé dans une situation difficile, telle que celle consistant à avoir perdu un rein, c'est parce qu'il ou elle a reçu un fardeau à supporter. Ma réaction a consisté à prier Dieu de me donner le courage de supporter ce fardeau. Toutefois, quelle que soit la source de la force dont une personne fait preuve, c'est une qualité importante dans cette situation. Car chacun doit combattre pour constamment surmonter l'obstacle, chaque jour et chaque nuit. Si l'on ne s'entraîne pas dans ce but, on n'y arrivera pas. La chose la plus importante que l'on doit apprendre, c'est comment s'aider soi-même.

98

Gloria Saragossi (1948-1996) a reçu un traitement pendant 22 ans. Il s'agissait d'une greffe rénale et d'une hémodialyse. Albert Saragossi, son mari, nous raconte son histoire.

Gloria donna naissance à Karyn le 5 décembre 1973. Gloria était à l'époque la mère de Michael, âgé de trois ans. Pendant les quelques mois qui suivirent la naissance, Gloria ne se sentait pas bien, elle se sentait vraiment fatiguée. Éventuellement, elle fut confiée aux soins de Vic Hymovitch, un ami et médecin, qui lui fit passer quelques tests, et prit conscience à ce moment-là qu'il y avait un grave problème. À un moment donné, le médecin déclara à Gloria qu'elle devait être capable de faire face à sa propre mortalité, et elle m'appela au bureau, en larmes. J'accourus à l'hôpital, et ce fut là notre première crise. Elle perdit ses deux reins, et on lui apprit qu'elle souffrait d'une maladie appelée «insuffisance rénale post-partum».

On lui enleva ses deux reins, et elle demeura à l'hôpital un moment. Un shunt (pontage artério-veineux) fut créé dans sa jambe et ce fut notre introduction à l'hémodialyse. Encore une fois, c'étaient là des mots peu familiers, des expériences étranges et, pour nous qui étions fondamentalement des enfants — nous avions respectivement 25 et 26 ans, de nouveaux mariés avec deux bébés sur les bras — on était pas mal bousculés. Pour une raison quelconque Gloria était déterminée à passer pardessus, en essayant de comprendre sa maladie, les causes de sa maladie, où elle pouvait obtenir de l'aide, ce qu'elle pouvait faire, ce qu'elle ne pouvait pas faire. Elle était incroyablement forte et a surmonté un bon nombre de problèmes médicaux.

On a demandé à Gloria de se présenter pour la greffe. Tout alla bien pendant six heures et puis le rein fut rejeté. Ce qui avait à l'origine causé la perte des reins a dû en quelque sorte «attaquer» le rein greffé et entraîner une réjection massive. Gloria en arriva à accepter la dialyse et se rendit à l'hôpital trois jours par semaine. Dans les premiers temps, la dialyse durait six heures. C'est une expérience très pénible, comme si «on passe dans une machine à laver». Si vous arrivez à accepter l'idée que c'est pour vous le seul moyen de survivre, cela ne rend pas la chose plus facile, mais je suis convaincu que cela aide à croire qu'il vaut la peine de tout supporter. Gloria se persuada qu'il valait la peine de tout supporter, quelles que soient les difficultés entraînées par la dialyse dans les premiers temps.

Au fur et à mesure que les années passaient, des progrès technologiques étaient réalisés mais elle devait toujours vivre avec le fait de devoir se rendre à l'hôpital trois fois par semaine.

On s'adapta à la dialyse qui avait lieu à l'hôpital, l'unité de soins devint fondamentalement sa famille. Les patients, les infirmières et le reste du personnel en vinrent à faire partie du quotidien de Gloria, et à faire partie du quotidien de toute notre famille. À un point tel que j'étais son mari, son ami, son amant, et que je ne la percevais plus comme une malade. Plusieurs de mes amis et clients me dirent en différentes occasions : «Ça doit être un gros fardeau pour toi d'avoir une femme malade.» Je leur répondais : «Au contraire, c'est elle la source de mon énergie et c'est elle qui m'inspire dans tout ce que j'entreprends.» Et c'était vrai, ce n'était pas une formule toute faite, c'était la pure vérité.

Gloria était une inspiration non seulement pour nous, mais aussi pour plusieurs des autres patients, et elle était à coup sûr un vrai bâton de dynamite au sein de l'unité de dialyse. Les médecins la respectaient, la craignaient aussi, mais la respectaient surtout car elle faisait tout un boucan autour d'elle. Elle le faisait dans son propre intérêt, et aussi dans l'intérêt des autres patients et des infirmières de l'unité, pour assurer de meilleurs soins et une meilleure qualité de vie à toutes les personnes ayant à voir avec l'unité de dialyse. Elle essaya de faire participer le plus grand nombre de personnes possible à des collectes de fonds, de faire connaître l'unité, et de sensibiliser les gens aux maladies des reins. Gloria fut l'un des membres fondateurs du Fonds du rein de l'Hôpital Royal Victoria, et un véritable petit génie en ce qui concernait les collectes de fonds et le recrutement de tout et chacun pour collecter des fonds. Elle fut aussi l'une des personnes qui contribuèrent à la création du poste de «coordonnatrice des Services de soutien aux patients souffrant de maladies rénales». Un programme de soutien par les pairs fut mis en place il y a trois ans et Gloria se montra très enthousiaste, elle suivit des cours de formation et on l'envoya auprès de plusieurs patients. Elle entrait en communication avec des gens qui commençaient une dialyse et chez qui cela causait pas mal d'anxiété. Une patiente nommée Suzanne surnomma Gloria son «ange».

En 1990, Gloria découvrit en quelque sorte par accident qu'elle souffrait d'hépatite C, à cause de sang contaminé reçu pendant l'une de ces transfusions. Recevoir du sang contaminé était l'une des plus grandes craintes qu'elle éprouvait depuis plusieurs années, mais c'est un des risques inhérents aux nombreuses transfusions nécessaires lors des dialyses. Lorsqu'elle obtint la confirmation qu'il n'y avait pas de risques de contagion pour les autres membres de la famille, elle décida de n'en parler à personne. C'était une incroyable preuve de courage et de dévouement, vraiment un sacrifice. Je fus certes bouleversé lorsque j'appris la nouvelle. Je l'appris le 21 décembre 1995 à mon retour d'un voyage en Orient. Je savais que quelque chose n'allait pas parce que son état se détériorait. On en discuta ce soir-là. Je lui demandai pourquoi elle ne m'en avait pas parlé, et elle me demanda ce que j'aurais fait si j'avais été au courant. Je répondis : «Et bien, je serais rentré de mon voyage en Orient.» «Mais c'est précisément ce que je ne voulais pas que tu fasses», me répondit-elle, «je voulais que tu continues à vivre et à faire ce que tu as à faire, tu dois continuer.» C'était là fondamentalement le crédo de Gloria, tu dois continuer à vivre, tu dois vivre pleinement ta vie.

Dans la soirée du 21 février, on l'emmena à la salle d'opération, avec un véritable «carrousel de solutés». Karyn lui demanda si elle avait peur, et Gloria répondit : «Non» C'était une grande dame, une grande amie. Bien que Gloria ne soit plus avec nous physiquement, elle sera toujours avec nous, nous ressentons fortement sa présence.

99

Henri Perron, un homme âgé de 28 ans, a fait don d'un rein à son père Michel Perron.

Tout a commencé à l'été 1993, mon père a convoqué un conseil de famille dans notre maison dans le Nord. C'était la première fois qu'il informait la famille de ses problèmes rénaux. Il avait l'intention de commencer des traitements de dialyse. À ce moment-là, je lui ai dit : «Hé, tu veux un rein, j'en ai deux et je n'ai besoin que de l'un d'entre eux, et tu sais, tu peux en avoir un.» Alors il m'a répondu : «Ouais, et bien je ne vais pas hypothéquer ta vie pour ma vieille carcasse.» J'ai été étonné quand il m'a dit cela.

J'ai seulement vu mon père en dialyse qu'une seule fois, et je ne souhaiterais pas cela à mon pire ennemi. Ça m'a fait vraiment beaucoup de peine de le voir là. Je pense que la dialyse est une bonne chose parce que cela permet aux personnes de prolonger leur vie, mais je ne crois pas que cela aide vraiment les gens, c'est seulement une salle d'attente en attendant de recevoir un autre rein, parce que la solution ultime c'est un rein.

Pour en revenir aux raisons pour lesquelles je voulais lui faire don de l'un de mes reins... je n'avais pas été un enfant modèle. J'ai eu un passé difficile. J'ai été impliqué dans la consommation de cocaïne et de drogues. J'ai été très chanceux de pouvoir m'en sortir, je devrais être mort aujourd'hui, et l'un de mes frères en est mort. Une fois que l'on entre dans cette sorte de monde, c'est très difficile de s'en sortir. La plupart du temps, les parents des enfants impliqués dans ces situations ne fournissent pas vraiment de soutien, mais mes parents se sont montrés très compréhensifs et mon père, il n'a jamais perdu l'espoir. J'ai pu renverser la situation. Quand j'y pense, j'ai très honte. Je n'avais aucun sens moral à cette époque-là de ma vie. Plus tard, je me disais constamment en moi-même : «Comment puis-je rembourser mon père pour ce qu'il a fait pour moi, comment rembourser ma famille?» J'éprouvais constamment un sentiment de culpabilité, ce sentiment était toujours présent.

À chaque fois que j'assistais à une réunion de famille, je n'arrivais pas à regarder mon père ou ma mère dans les yeux, j'avais toujours le sentiment de les avoir trahis. Lorsque l'occasion s'est présentée de pouvoir lui faire don d'un rein, j'ai pensé en mon for intérieur : «Wow, ça c'est l'occasion où jamais d'être quittes». Je n'ai pas immédiatement eu cette pensée, mais le jour de l'intervention, lorsque j'ai aperçu le sac d'urine suspendu au lit de mon père, je lui ai dit : «Maintenant on est quittes.» Maintenant, je ne ressens plus aucune culpabilité, il m'a sauvé la vie et j'ai sauvé la sienne. À présent on peut prendre un nouveau départ.

Après avoir pris la décision de faire don d'un rein à mon père, ma relation avec ma famille a changé du jour au lendemain. Mon père et moi sommes devenus très proches. Je pense que cela a causé un peu de friction entre mon frère Claude et moi, car Claude était à peu près le seul d'entre les fils qui ait été près de mon père, et il avait consacré beaucoup de temps à développer cette relation. Et voilà que je «surgissais du champ gauche» pour offrir un rein à mon père. C'était particulièrement difficile parce que j'étais le fils prodigue, et la dernière personne de laquelle il ait pensé pouvoir être proche.

Je n'avais pas peur de la chirurgie, mais ce dont j'avais le plus peur c'était de ce qui arriverait à mon père si le rein était rejeté. Cela m'aurait donné l'impression d'être vraiment rejeté. Si je tentais de le sauver, mais n'y arrivais pas. Je pense que cela aurait été la pire chose pour moi. J'aurais eu le sentiment d'être un raté. Mais j'ai toujours pensé en mon for intérieur que tout finirait par s'arranger.

Mon père a subi une opération avant la greffe, ce qui a retardé l'intervention. Ça a été très dur pour moi sur le plan mental. J'attendais et j'attendais, et je me disais qu'il me fallait passer à l'action avant de changer d'idée. Il faut vraiment se préparer mentalement pour une opération telle que celle-ci. Je suis entré à l'hôpital en pleine santé, et lorsque j'en suis sorti je n'arrivais même plus à marcher. Je pense que la personne qui était la plus inquiète, de nous tous, était ma mère. Son mari et son fils étaient sur la table d'opération, et donc elle avait plus à perdre que qui que ce soit. Elle n'avait plus aucun contrôle, et elle ne pouvait prendre de décisions. J'avais décidé que je ferais don d'un rein et mon père avait décidé de l'accepter, mais elle ne pouvait rien faire sauf rester à nos côtés et attendre.

Aujourd'hui je fais du bénévolat deux heures par jour, et je ne le fais pas pour moi, je le fais pour les autres, mais en réalité je pense que je le fais pour moi, parce qu'à la fin de la journée je me sens en pleine forme. Je suis impliqué avec la Fondation canadienne du rein et avec la Maison des greffes du Québec, une maison ici à Montréal pour les personnes qui attendent de recevoir des greffes d'organes. Nous fournissons à ces personnes beaucoup de services utiles à un coût minime, pour leur permettre de concentrer leurs efforts sur leur guérison et de penser à autre chose qu'à des questions de finances personnelles. Je fais aussi du bénévolat à la Fondation Jean-Lapointe, laquelle intervient auprès des personnes qui ont un problème d'alcool et de drogues. La plupart des personnes qui font du bénévolat choisissent quelque chose qui les a affectés personnellement. Je travaille à tous les jours à démystifier les greffes d'organes. Bon nombre de personnes sont contre les greffes d'organes et le don d'organes après la mort. Les gens ne réalisent pas qu'une fois mort, on n'a plus besoin de ses organes, et que, lorsque l'on en fait don, on ne sauve peut-être pas une vie, mais on améliore la qualité de vie d'une personne qui en a vraiment besoin.

J'aime le fait d'avoir pu me rapprocher de mon père, surtout dans le contexte de l'entreprise familiale. Je me sens privilégié d'être dans une situation où les deux parties veulent travailler ensemble. Alors c'est pas mal «le fun». S'il était encore malade, je ne crois pas que nous pourrions faire ce que nous faisons aujourd'hui. Nous sommes fiers de ce que nous avons construit et de notre contribution à la société.

100

Michel Perron a entrepris il y a quatre ans, alors qu'il était âgé de 60 ans, un traitement dont les modalités ont été l'hémodialyse et une greffe rénale.

Lorsque j'ai commencé la dialyse en novembre 1992, j'étais très faible, j'avais perdu beaucoup de poids. Je me suis toujours demandé pourquoi les médecins ne m'avaient pas fait commencer la dialyse plus tôt, au lieu d'attendre que je me sente vraiment malade. Peut-être qu'ils vous font attendre jusqu'à la dernière minute si bien que lorsque l'on commence la

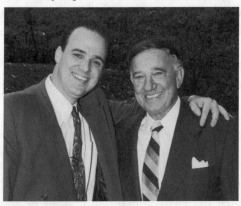

dialyse on se sent mieux, de sorte que l'on ressent comme une sorte de libération. Au début de la dialyse l'insertion de l'aiguille est passablement douloureuse, mais après avoir reçu le traitement on se sent beaucoup mieux, pas immédiatement mais le lendemain. On extrait de votre corps un peu d'eau et des déchets. Je me sentais en pleine forme, je sentais mes forces me revenir, je pouvais mieux marcher. Lorsque j'ai commencé la dialyse, à mon avis, ma vie s'est améliorée. Je n'aimais pas les aiguilles, ou le fait d'être en dialyse, mais d'un autre côté c'était toujours pour le mieux. Je devais me rendre régulièrement à l'hôpital, j'avais toujours hâte d'y aller, parce que cela me faisait du bien. Particulièrement à ce moment de ma vie alors que mon rein me laissait tomber, j'urinais très peu, alors je souffrais davantage de l'enflure, ce que la dialyse pouvait améliorer.

Peu de temps après le début de la dialyse, la saison de ski a commencé, et je pouvais faire du ski même en dialyse, mais pas comme auparavant, je skiais quelques heures le matin. Comme je fais du ski dans la région de Québec, j'avais un problème parce que les jours pendant lesquels la dialyse étaient prévus étaient les lundi, mercredi et vendredi, et mes séances de dialyse étaient prévues pour tard dans la journée. On ne choisit pas l'heure de la séance et c'était la seule heure possible. Lorsque je subissais la dialyse, me rendre à Québec me posait problème. Je devais attendre jusqu'au lendemain, mais alors j'arrivais trop tard au centre de ski, parce que c'est difficile de s'y rendre par voie d'air ou de terre. Alors je me suis organisé pour trouver dans la ville de Québec un endroit où je pouvais me rendre pour subir la dialyse le samedi après-midi. Je pouvais faire du ski le samedi matin et recevoir le traitement de dialyse à 12 h 30, puis faire du ski le dimanche, et puis revenir à Montréal. Cela me remontait le moral, parce que je me sentais malade, mais malgré cela je pouvais encore faire les choses que je faisais auparavant, comme faire du ski avec mes amis.

Lorsque mes enfants sont venus me voir en dialyse, certains d'entre eux ont été choqués et étonnés. Lorsque les gens voient tous ces tubes qui vous sortent de partout, cela crée une forte impression. Lorsque mon plus jeune fils Henri est venu me voir, je l'ai vu pâlir, et il m'a dit : «Ça n'a pas de sens, papa, je sais que l'on peut greffer un rein à un patient recevant la dialyse, et j'aimerais te donner un rein pour te permettre d'en finir avec la dialyse.»

Alors c'est ainsi que la discussion portant sur la greffe s'est déroulée. Vous voyez, mon plus jeune fils Henri a exprimé le désir de me donner un rein. Dans l'intervalle, j'avais lu des ouvrages sur la greffe. J'ai lu des témoignages de personnes recevant un rein et de personnes faisant don d'un rein, et il y avait bien sûr bien des avantages pour le patient recevant un rein, mais aussi pour les donneurs. Quelle que soit la raison pour laquelle une personne fait don d'un rein, c'est un vrai geste d'amour. Selon un vieil adage, on ressent plus de plaisir à donner qu'à recevoir. J'étais encore hésitant à accepter un rein de mon fils, parce que je ne savais pas encore avec certitude ce que seraient les conséquences pour sa santé. À l'époque, lorsqu'il me parlait, il me disait : «Papa, je veux le faire.» et je lui répondais : «Prends ton temps, Henri, je veux analyser la situation, je ne veux pas hypothéquer ta santé pour ma vieille carcasse.» Henri avait l'habitude de rire lorsque je lui disais cela.

Il s'est révélé que mes deux enfants étaient des donneurs compatibles, à peu près également. C'était peu de temps avant Noël, à la fin de 1992. La famille s'est réunie, et j'avais un problème, j'avais deux donneurs, mais je ne pouvais recevoir qu'un seul rein. Mon médecin, un homme très sage, me dit : «Si vous recevez un cadeau de vos enfants, et que deux d'entre eux vous font le même cadeau, vous devriez leur laisser le soin de prendre eux-mêmes la décision à savoir lequel des deux vous fera don d'un rein, parce que c'est vous qui allez recevoir le cadeau.» J'ai pensé que cela était très sensé, alors j'en ai informé mes enfants, et ils m'ont répondu qu'ils me feraient connaître leur réponse lors de notre rencontre du temps des Fêtes. À ce moment-là, ils décidèrent que le donneur serait Henri, qui avait été le premier à se porter volontaire. Mon autre fils était marié et père, et avait pas mal de responsabilités professionnelles. Alors nous avons entrepris de nous préparer à la greffe.

Nous avons été hospitalisés dans la même chambre deux jours avant la greffe. Ça a été une expérience pas mal unique. Ça a été quelque chose que j'ai apprécié. Ça a en quelque sorte rapproché deux humains. On est devenu plus près l'un de l'autre, on s'est assis l'un à côté de l'autre, l'un de nous en parfaite santé, prêt à me donner une partie de lui-même, et moi assis là parce que j'avais besoin de cette partie, et c'était une relation père-fils. Il y avait là beaucoup d'émotion, de belle émotion, c'était comme un rêve. Deux jours plus tard, nous nous sommes rendus en salle d'opération, Henri est parti environ une demi-heure avant moi, et on s'est serré la main avant de descendre, nous souhaitant l'un à l'autre la meilleure des chances. J'espérais que rien ne lui arriverait. Après l'intervention on m'a emmené à ma chambre alors que j'étais à peine réveillé. J'ai levé les yeux et j'ai dit : «Allo Henri, comment c'est allé?» «Très bien. Papa, le rein que je t'ai donné fonctionne.» J'ai répondu : «Comment le sais-tu?» Il me dit : «Il y a un sac à côté de ton lit, dans lequel de l'urine tombe goutte à goutte.»

Il importe de garder une chose en tête, c'est que lorsque quelqu'un vous donne un rein, après l'intervention, cette personne souffre davantage que la personne qui reçoit le rein. J'ai reçu le rein par le devant, par l'abdomen. Chez le donneur, on doit faire une incision dans le dos, dans une côte, afin d'extraire le rein. C'est une plus grosse opération pour le donneur. Pour moi ce n'était qu'une incision de 12 pouces, et il y a moins de tissu dans l'abdomen que dans le dos. De sorte qu'après l'opération, Henri ne pouvait bouger. J'étais sur pied le lendemain, faisant quelques pas, marchant jusqu'à la salle de bains, mais Henri a mis trois bons jours à pouvoir se lever, à cause de la douleur. La douleur a persisté chez lui plus longtemps que chez moi.

Je suis retourné chez moi le jour de Pâques, j'étais très heureux de revenir à la maison. Je me souviens que le lendemain j'étais très fier de pouvoir marcher un peu, j'ai commencé à me rendre au bureau pour une demi-heure. Bien entendu il est arrivé que, alors que je me trouvais là, certains de mes amis m'ont appelé pour savoir à quel hôpital je me trouvais, car ils voulaient me rendre visite. La réceptionniste a répondu au téléphone et a dit : «Bien, si vous voulez lui parler, il est justement ici dans son bureau.» Ce à quoi ils répondaient : «Comment, son bureau?» Elle leur répondait alors : «C'est exact, vous n'avez pas à vous rendre à l'hôpital pour lui rendre visite, venez le voir à son bureau, cela ne le dérangera pas.» C'est en quelque sorte amusant de laisser savoir à ses amis que l'on est sorti de l'hôpital et que l'on est en bone voie de rétablissement.

Après quelques semaines j'ai été capable de marcher davantage, et petit à petit j'ai pu faire à pied la moitié du parcours pour me rendre à mon bureau. Mon énergie et mon goût pour le travail sont revenus. Après deux mois j'en étais presque revenu à une vie normale. Je me sentais réconcilié avec la vie, et j'avais vraiment envie d'accomplir quelque chose. Les gens s'étonnaient de me voir en si bonne forme, et j'étais heureux de pouvoir leur parler des avantages d'une greffe, parce que je voulais que certains de mes amis ajoutent leur nom à une liste de donneurs et d'avoir une idée positive des avantages d'une greffe.

Six mois après l'opération, j'ai été invité à assister à un exposé au cours duquel deux explorateurs ont projeté un film relatant une expédition de ski qu'ils avaient faite à travers l'océan Arctique jusqu'au Pôle Nord. Lorsque j'ai vu l'exposé j'ai pensé : «Quel beau défi, les belles couleurs de l'Arctique, la glace, la tempête et tout ce qui accompagne une expédition comme celle-là.» Les présentateurs m'ont dit qu'ils organisaient une courte expédition pour l'année d'après. Lorsque j'ai pris cette nuit-là la décision de participer à l'expédition, j'ai oublié que j'étais malade, je me suis vu comme un explorateur. Après avoir discuté avec les explorateurs, je me suis rendu compte que j'avais oublié de leur mentionner que j'avais subi une greffe. Lorsque je l'ai fait ils se sont montrés très sceptiques. Après un certain temps ils ont suggéré que j'en parle à mon propre médecins. Les médecins canadiens auxquels j'ai parlé n'étaient pas libres pour le voyage (surtout après avoir vu le film relatant l'expédition!) Il s'est avéré que l'un des explorateurs, un Russe, était médecin, et je lui ai demandé de venir à Montréal rencontrer l'un de mes médecins, de manière à nous assurer qu'ils comprennent bien la maladie dont je souffrais, et qu'il pourrait me donner les soins nécessaires si un rejet survenait. Cela a convaincu ma femme que je pouvais participer à l'expédition.

L'expédition au Pôle a duré deux semaines. Nous avons d'abord pris l'avion vers l'ancienne Union soviétique, et y avons passé trois jours à informer les membres de notre groupe et à faire leur connaissance. Nous nous sommes ensuite déplacés vers le Nord par avion et hélicoptère. Nous avons atterri au 89e parallèle, un degré avant d'atteindre le Pôle Nord. Le voyage a été difficile pour moi, mais j'ai tenu le coup. J'ai suivi le groupe. Ça a été agréable. Ça a été un défi important pour moi. J'ai dû transporter un sac à dos de 30 livres sur mes épaules et un sac de 20 livres sur mon traîneau.

Le voyage m'a donné l'occasion de m'entraîner. Si je n'avais pas eu un objectif à atteindre, je ne me serais jamais entraîné aussi sérieusement. Je me suis entraîné presque quotidiennement pendant les six mois précédant l'expédition. Je marchais, montais des escaliers, faisais de l'exercice au gymnase, ainsi que du ski de fond. Je m'étais prouvé à moi-même que j'avais retrouvé ma forme. J'ai impressionné mes amis qui se trouvaient en dialyse. Lorsque je suis revenu je suis allé rendre visite à mes amis en dialyse, et je pouvais lire leur envie dans leurs yeux, ce qui était justement ce que je cherchais à provoquer. Je voulais leur faire prendre conscience que l'on peut être malade, comme c'était mon cas un an plus tôt, et un an plus tard je me tenais debout au sommet du Pôle Nord avec un drapeau de la Fondation du rein. Ça a été un moment formidable. Lorsque je leur ai montré des photos, certains d'entre eux étaient sceptiques, et je ne l'ai pas fait pour leur faire du mal, je voulais seulement les stimuler, et leur prouver qu'avec un peu de chance et de la volonté on peut en finir avec la dialyse et venir à bout de défis importants. Mais cela n'a pas été un épisode unique. L'année d'après j'ai participé à une seconde expédition de huit jours au Pôle Sud.

Pour moi cela a été le début d'une seconde vie. Avant de me rendre au Pôle, j'avais lancé une entreprise, et la possibilité de prendre de l'expansion s'était présentée, mais j'avais alors décidé que je prendrais une décision à mon retour seulement. Si ma santé me permettait de me rendre au Pôle, je savais que je pouvais surmonter de nouveaux défis. Depuis cette époque, j'ai mis sur pied une entreprise qui compte maintenant 1700 employés. J'ai accompli davantage dans ma seconde vie que dans ma première. J'avais vendu mon entreprise lorsque j'étais malade, mais en 1994 je me suis à nouveau lancé en affaires et j'ai mis sur pied une entreprise plus importante que celle que j'avais mis auparavant toute une vie à mettre sur pied. Voilà quelque chose dont je suis fier. Je peux seulement remercier Dieu de cette occasion qui m'a été donnée, d'abord d'avoir de généreux enfants, et puis de disposer de soins médicaux qui ont rendu tout cela possible.

D'une certaine manière c'est grâce à la Fondation du rein, parce qu'à l'heure actuelle la recherche permettant la pratique de greffes existe. Cela date de seulement 30 ans, le fait que les personnes peuvent recevoir des greffes, et sans la recherche je n'aurais pas survécu. La dialyse date d'il y a seulement 30 à 40 ans, et auparavant les traitements offerts étaient vraiment primitifs. La dialyse peut maintenant être pratiquée en une séance de quatre heures, c'est plus efficace, on se sent mieux, et la science a fait des progrès. Je crois donc que la Fondation des maladies du rein a beaucoup fait pour les personnes souffrant de maladies du rein, et je voulais faire quelque chose pour la Fondation et pour les personnes souffrant de cette maladie. C'est ma façon de remercier ces personnes pour ce que j'ai accompli. Je me suis impliqué avec la Fondation canadienne des maladies du rein. Je contribue chaque année à des collectes de fonds par le biais de ces expéditions en Arctique, et j'y participe le plus possible.

Je prends conscience que la santé nous est uniquement prêtée, ce n'est pas quelque chose que l'on nous donne, c'est quelque chose que l'on nous prête. Je crois que la vie, et particulièrement la maladie, nous arrête, nous donne le temps de devenir un peu plus sage et meilleur. Alors on a le temps de réfléchir à pas mal de choses, à sa vie, à sa famille, à son avenir. Si l'on n'a jamais été malade auparavant, lorsque la santé flanche et qu'ensuite elle vous est rendue, on l'apprécie encore plus. C'est la raison pour laquelle on devient une meilleure personne après une intervention ou une maladie. On ne peut demander à une personne en bonne santé de comprendre ce que c'est que d'être malade, mais après avoir été malade, si on la chance de revenir à la santé, on est une meilleure personne que l'on ne l'était auparavant.

Glossaire

Cathéter : Une tubulure Silastic® (marque de commerce d'un plastique souple, flexible) placée dans une veine ou l'abdomen du patient afin de pratiquer la dialyse.

Cathéter permanent : Un type de cathéter placé de façon permanente dans une veine de grande taille afin de pratiquer l'hémodialyse.

Compatibilité de greffe : Une condition nécessaire à la réussite d'une greffe rénale. Le patient recevant le rein ne doit pas manifester une réponse immunitaire (ou rejet) trop marquée. Les risques que survienne une telle réponse sont moindres lorsque la personne qui fait don d'un rein et le patient qui reçoit le rein sont compatibles — c'est-à-dire lorsque l'on trouve chez l'un et l'autre des marqueurs (éléments immunologiques caractéristiques) similaires à la surface de leurs cellules.

Dialyse : Un procédé par lequel sont extraites les substances qui s'accumulent dans le sang lorsque les reins ne fonctionnent pas.

Dialyse péritonéale : Un type de dialyse au cours de laquelle le sang est purifié en irriguant l'abdomen du patient et en permettant à la membrane tapissant l'intérieur de la paroi abdominale (appelée le «péritoine») d'agir comme un filtre «nettoyant».

Donneur : Une personne qui fait don d'un rein à une autre personne.

DPCA : Abréviation de «dialyse péritonéale chronique ambulatoire». C'est une forme de dialyse pratiquée par le patient à son domicile et au cours de laquelle le sang est purifié en irriguant l'abdomen du patient et en permettant à la membrane tapissant l'intérieur de la paroi abdominale (appelée le «péritoine») d'agir comme un filtre «nettoyant».

Échographie : Une technique de visualisation des organes au moyen d'ultrasons.

Fistule : Un canal artificiel faisant communiquer une artère et une veine créé dans le but d'élargir la veine pour permettre l'hémodialyse.

Greffe rénale : Une intervention chirurgicale (ou opération) au cours de laquelle un rein donné par une personne (une personne décédée dont les reins étaient sains, ou un donneur vivant qui fait don de l'un de ses reins à un membre de sa famille) est placé dans la cavité abdominale postérieure du patient afin de rétablir la fonction rénale de ce dernier.

Hémodialyse : Dialyse pratiquée au moyen d'un appareil qui purifie le sang au moyen d'un filtre conçu à cette fin.

Kyste : Une cavité contenant un liquide que l'on trouve dans le rein ou un autre organe.

Maladie des reins polykystiques : Une maladie des reins héréditaire dans laquelle les reins sont «endommagés» par de multiples cavités contenant du liquide (appelées «kystes»).

Médicaments immunosuppresseurs : Médicaments qui aident à prévenir le rejet d'un organe en bloquant le système de défense immunitaire du patient.

Néphrologue : Un médecin spécialiste en médecine interne dont la «sous-spécialité» est l'étude de la pathologie du rein.

Rejet : Un processus au cours duquel le système immunitaire d'un patient «s'attaque» au rein greffé qu'il reconnaît comme «étranger».

Soins ambula-toires (ou auto-nomes) : Un type de dialyse au cours de laquelle le patient exécute lui-même la plus grande part des opérations techniques.

Si vous avez apprécié *Héros : Vivre avec l'insuffisance rénale : 100 témoignages*, pourquoi ne pas en offrir un exemplaire à un(e) ami(e)? Des exemplaires sont disponibles auprès de *l'équipe du projet Héros*.

Un formulaire de commande est offert ci-dessous.

☐ Oui, j'aimerais commander :

_____ (10,00 $)
(exemplaires)

Prière d'inclure 3,50 $ par exemplaire pour les frais de transport et de manutention.

Ci-inclus _____ *$.*

Joindre un chèque ou un mandat-poste à l'ordre de : **Héros**

Verna Dottin
Hôpital Royal Victoria – R2.38
687, avenue des Pins Ouest
Montréal, Québec H3A 1A1
Canada

Nom : _____

Adresse : _____

_____

Province: _____ Code postal : _____

Pays : _____

Numéro de téléphone : (   )_____

Ou : visitez notre site Internet au www.clinepi.mcgill.ca/heroes

À l'intention des : Lecteurs et lectrices de *Héros, Vivre avec l'insuffisance rénale : 100 témoignages*

Émis par : L'équipe du projet *Héros*

Chère lectrice, cher lecteur,

Nous aimerions savoir quel effet ce livre a eu sur vous. Si les témoignages colligés dans ce livre vous ont inspiré, aidé, ou influencé de quelque manière, bonne ou mauvaise, nous aimerions connaître vos remarques, prises de conscience ou idées, ainsi que toute réaction personnelle.

Si vous êtes d'accord, partagez cette information avec nous, faites-nous savoir si vous êtes un patient ou un membre de la famille d'un patient, *en entourant d'un cercle la réponse appropriée* :

Patient   Membre de la famille

Autre (*précisez*) ———————————————————————

Combien de récits avez-vous lus? (*entourez d'un cercle la réponse appropriée*) :   De 0 à 10   De 11 à 50   De 51 à 100

Veuillez noter vos remarques ci-dessous : ———————————

———————————————————————————————

———————————————————————————————

———————————————————————————————

Nous apprécions chacune de vos réponses bien que nous ne pourrons y répondre personnellement. Nous en tiendrons compte dans l'élaboration d'un projet qui bénéficiera aux patients atteints d'insuffisance rénale.

En vous remerciant, nous vous prions de recevoir l'assurance de nos sentiments les meilleurs.

L'équipe du projet *Héros*

Une fois vos remarques notées, vous pouvez poster ce document à l'adresse suivante :

Sandra McCallum
Bureau R238, Hôpital Royal Victoria
687, avenue des Pins Ouest
Montréal, Québec H3A 1A1
Canada

Vous pouvez aussi le transmettre par télécopieur au : (514) 982-0897.